普通高等教育案例版系列教材

供护理学类专业使用
案例版

护理教育学

主　　编　崔香淑　李　强
副 主 编　尹　兵　王丽芳　崔巧玲　袁　娟
编　　者　（按姓氏笔画排序）
　　　　　于海静（海南医学院）
　　　　　王　湘（遵义医学院珠海校区）
　　　　　王冰飞（河北医科大学）
　　　　　王丽芳（广州医科大学）
　　　　　王莉莉（牡丹江医学院）
　　　　　尹　兵（大连医科大学）
　　　　　孔祥颖（佳木斯大学）
　　　　　李　强（齐齐哈尔医学院）
　　　　　沈晓颖（哈尔滨医科大学）
　　　　　孟庆慧（潍坊医学院）
　　　　　胡　燕（天津中医药大学）
　　　　　袁　娟（安徽中医药大学）
　　　　　崔巧玲（甘肃医学院）
　　　　　崔香淑（延边大学）
秘　　书　李　铮（延边大学）

科学出版社

北　京

郑 重 声 明

为顺应教学改革潮流和改进现有的教学模式，适应目前高等医学院校的教育现状，提高医学教育质量，培养具有创新精神和创新能力的医学人才，科学出版社在充分调研的基础上，首创案例与教学内容相结合的编写形式，组织编写了案例版系列教材。案例教学在医学教育中，是培养高素质、创新型和实用型医学人才的有效途径。

案例版教材版权所有，其内容和引用案例的编写模式受法律保护，一切抄袭、模仿和盗版等侵权行为及不正当竞争行为，将被追究法律责任。

图书在版编目（CIP）数据

护理教育学 / 崔香淑，李强主编. —北京：科学出版社，2018.1
ISBN 978-7-03-055183-2

Ⅰ. ①护… Ⅱ. ①崔… ②李… Ⅲ. ①护理学-教育学-医学院校-教材 Ⅳ. ①R47-4

中国版本图书馆 CIP 数据核字（2017）第 270167 号

责任编辑：周 园 / 责任校对：张凤琴
责任印制：李 彤 / 封面设计：陈 敬

科学出版社 出版
北京东黄城根北街 16 号
邮政编码：100717
http://www.sciencep.com

北京虎彩文化传播有限公司 印刷
科学出版社发行 各地新华书店经销
*

2018 年 1 月第 一 版　开本：787×1092　1/16
2022 年 7 月第五次印刷　印张：13 1/2
字数：408 000
定价：55.00 元
（如有印装质量问题，我社负责调换）

前　言

本教材是依据《全国护理事业发展规划（2016—2020 年）》《国家中长期教育改革和发展规划纲要（2010—2020 年）》《国家中长期人才发展规划纲要（2010—2020 年）》等文件的精神，本着推陈出新、优化护理学专业学生培养模式与教学方法的宗旨，在借鉴国外先进案例教学模式基础上，编写的适应我国国情的全新案例版教材。

护理教育学的形成与发展对于培养护理学专业人才、提高护理教育教学质量、办好护理院校、推动护理教育事业发展均具有极其重要的现实意义。通过护理教育学课程学习，旨在使学生认识护理教育的客观规律，指导护理教育实践，打好从事研究性、创造性护理教育活动的基础。长期以来，我国高等教育教学活动中存在着"教"与"学"分离现象、单向传输的师生关系，导致护理学专业学生学习主动性不够、创新思维不强，影响了人才培养质量。为打破枯燥的"填鸭式"教学模式，改变"灌输式"的教材结构，顺应教育部改革大潮，我们精心编写了《护理教育学（案例版）》，其主要特点有以下几个方面。

1. 前瞻性　本次编写的教材最大特点在于案例主导，强调以"学"为中心，以学生的主动学习为主，打破了传统教学中强调的以"教"为主，将教学改革落到实处。此外，章节中所附知识拓展均为编写者查阅文献资料，选择与护理教育最贴切、最前沿的内容。

2. 启发性　护理教育学知识多生硬抽象，我们寄望于通过相关案例帮助学生化繁为简。以案例引导教学，选用灵活生动的案例将其融合于护理教育学知识中，引导学生独立思考、发散思维，培养学生评判性思维能力，从根本上改变理论脱离实际的学习过程。

3. 实用性　章节均以学习目标作为伊始，既方便教师把控教学内容熟悉章节脉络，又使学生知晓章节学习重难点，进而提高学生预习、上课、复习三阶段的学习效率。教师在使用本教材组织教学时，既可按传统模式讲授，以案例作为补充，供学生阅读使用，也可以案例为先导引导教学，丰富教学内容进行教学。

本教材共分十章，第一章从宏观层面，对教育、教育学、护理教育学及其体系结构、管理进行阐述；第二～第五章从中观层面，阐述了护理教育的目标和课程、心理学基础及护理教育的师生及其相互关系等理论问题；第六～第九章从微观层面叙述护理教学过程、原则、组织形式、方法媒介、评价及护理教学实践过程包括的知识与技能；第十章着重叙述护理教育主体即学生的全面发展及各育之间的关系等。

本教材是全新的案例版教材，作为案例教学的推动者，我们深感肩负重任，限于水平和编写经验，书中难免有不当之处，敬请广大师生和同行批评指正，在此谨致真诚的感谢。

崔香淑　李　强
2017 年 6 月

目 录

第一章 绪论 1
    第一节 教育与教育学概述 2
    第二节 护理教育学概述 9
    第三节 护理教育体系的结构 12
    第四节 护理教育管理 14
    第五节 护理教育的历史、现状与发展 18

第二章 护理学专业的教师与学生 28
    第一节 护理学专业的学生 28
    第二节 护理学专业的教师 30
    第三节 护理学专业的师生关系 38

第三章 护理教育的目标体系 42
    第一节 教育目的 42
    第二节 护理教育的培养目标 49
    第三节 护理教学目标 52

第四章 护理教育的课程 59
    第一节 护理课程的概述 59
    第二节 护理学的课程计划 66
    第三节 护理学的课程标准与教材 68

第五章 护理教学的心理学基础 70
    第一节 学习理论在护理教育中的应用 70
    第二节 学习的分类与教学策略 82
    第三节 影响学习的内部因素 94
    第四节 影响学习的外部因素 98

第六章 护理教学过程和原则 104
    第一节 护理教学过程 104
    第二节 护理教学原则 109

第七章 护理教学的组织形式 116
    第一节 概述 116
    第二节 课堂教学 118
    第三节 实训室教学 122
    第四节 临床教学 124

第八章 护理教学的方法与媒体 133
    第一节 护理教学方法 134
    第二节 护理教学媒体 150

第三节　信息化教学 156
第九章　护理教学评价 168
　　第一节　教学评价概述 168
　　第二节　学生学业的评价 172
　　第三节　学生临床护理能力的评价 183
　　第四节　教师课堂授课质量的评价 186
第十章　护理教育与学生的全面发展 191
　　第一节　护理教育中的德育 191
　　第二节　护理教育中的体育 199
　　第三节　护理教育中的美育 201
　　第四节　个性化教育 205
参考文献 210

第一章 绪 论

【学习目标】

识记
1. 能正确描述教育的基本要素及其相互关系。
2. 能正确复述护理教育的任务与基本特点。
3. 能正确概述我国护理教育的层次结构和形式结构。
4. 能简要描述中外护理教育发展的大致历程。

理解
1. 对以下概念能用自己的语言进行解释：教育、教育学、护理教育学、护理管理。
2. 能够分析教育与社会物质生产、政治、文化的关系。
3. 能够论述教育对个体身心发展的影响。
4. 能够分析护理教育学与其他学科的关系。
5. 能够阐述教学质量管理的意义。

运用
1. 能够运用教育学的基本理论与知识，分析教育对于社会发展和个人发展的功能和影响，分析护理教育对护理学科发展、医疗卫生事业进步及学生个人发展的功能与影响。
2. 通过对中外护理教育发展史的梳理，分析西方护理教育对我国护理教育发生发展的影响，并尝试寻找历史对现代护理教育有哪些启示与借鉴；能够结合现状，论述现代护理教育的发展趋势。

案例 1-1

中国护理教育的发展历程

1860 年，南丁格尔在英国圣托马斯医院创办世界上第一所护士学校——南丁格尔护士训练学校，开启了护理教育的近代化进程。

1887 年，美国耶稣会传教士伊丽莎白·麦克奇尼在中国率先开办了护士训练班。虽然没有系统的课程设置，也没有教材，更没有供学生练习的设备和实验器材，教学模式是"带徒式"，但她在中国开创了正式的护理教育形式，麦克奇尼因此被后人誉为"中国近代护理的先驱"。

1913 年，中华护士会教育委员会制订出护士教育课程大纲；1921 年，护士会制订了护士学校的课程体系。

1920 年 9 月，协和高级护士学校正式开学，教育水平的完备达到了我国近代护理教育的巅峰。

1933 年国民政府颁布了《职业学校法》，正式在学制上认可了护理教育。

1914 年护士学校注册制度确立，到 1949 年注册的护士学校达到 183 所。

1949 年后，政府对各项事业的发展做出了新的调整和规划，针对医护人员十分短缺的局面，国家对护理教育做出了调整，停办高等护理教育，大力开展中等护理教育事业。从 1949 年到 1978 年间，护理教育事业虽然走过一些弯路，但毕竟被纳入到了国家统一计划，确立了教育制度。中等护理教育对扩大我国卫生队伍也起了积极的作用。学校由大城市逐步伸向中、小城市；同时结合我国的实际，制订了教学计划，编写了教材，使我国的护理教育开始具有了本土化的特色。

1979年，卫生部颁布了《卫生部关于加强护理教育工作的意见》；1980年第一次护理教育学术大会召开并成立了中华护理学会全国教育委员会，护理教育从此揭开了新的历史篇章。经过三十多年的发展，我国形成了中专、大专、本科、研究生等多层次的护理教育体系。

问题：
1. 护理教育与社会发展之间存在什么样的关系？二者是如何互相影响的？
2. 从我国护理教育发展的历程来看，教育活动包括哪些基本要素？护理教育活动呈现出哪些规律？
3. 了解护理教育的发展历史对开展现代护理教育有何意义？

护理教育学是一门将教育学、教育心理学理论和方法技术应用于护理教育领域，以研究护理教育现象与规律的学科，是护理学科体系中一门交叉性学科。了解和掌握教育学有关的基本概念和相关知识是学习护理教育学的前提；同时，正确理解护理教育的学科性质和任务，认识护理教育的发展历史、现状与发展趋势，对掌握护理教育学的学科内容，理解护理教育学与交叉学科之间的关系，运用教育原理指导护理教育实践有着积极的现实意义。

第一节　教育与教育学概述

一、教育的概念与本质功能

（一）教育的概念

自有人类社会出现，教育作为一种社会现象就存在了，且日益成为社会生活中不可或缺的重要组成部分，成为社会成员生存和发展的重要基础和条件，是人们生活最为密切的终身性社会活动之一。关于"教育是什么"，中外著名教育家对其有不同的阐述。

"教育"一词始见于《孟子·尽心上》："得天下英才而教育之，三乐也"；《中庸》中说"修道之谓教"；《荀子·修身》中说"以善先人者谓之教"；《说文解字》中说"教，上所施，下所效也；育，养子使作善也"。

英国19世纪的社会学家和教育家斯宾塞认为教育应该"为美好的生活做准备"；美国20世纪的哲学和教育家杜威则认为，教育不是为生活做准备，"教育即生活"。

由此看出，不同时代下对教育有不同的关注视角与诠释，展现了教育活动本身的复杂性和含义的丰富性。

教育作为一个特定的科学概念，有广义和狭义之分。

广义的教育：教育是有意识的，是以影响人的身心发展为首要和直接目标的社会活动。此定义中的"人"是指各种年龄的受教育者；"有意识"是为把教育与其他不是有意识但在客观上可能对人身心发展产生影响的社会活动区别开来。人参加的任何社会活动均会在不同程度上对其身心发展产生一定的影响，但不是所有的这些活动都可以称为教育。"首要"的意思是明确凡是不以影响人身心发展为首要目标的活动均不应属于教育活动。例如，虽然医疗行为与活动的结果也能起到促进人身心发展的作用，但它是以治病救人为首要目的的，因此它不属于教育活动。"直接"是进一步说明促进人的身心发展是教育的直接目标，教育过程还会产生其他间接目标，如推动社会发展等。广义教育的外延包括学校教育和学校以外的机构性或非机构性的教育活动。

狭义的教育：专指学校教育，是由专职人员和专门机构承担的，有目的、有系统、有组织的以影响学生的身心发展为首要和直接目标的教育活动。与其他教育形式相比，学校教育活动更为专门化、系统性、目的性与组织性更加鲜明。

(二) 教育的本质和功能

教育本质上是一种培养人的社会活动。这一本质属性决定了教育具有两大功能——促进人的发展和促进社会的发展。二者是统一的，教育能够提高人的素质，人又能推动社会的进步，社会的发展在最大限度地满足人的物质和精神需要的基础上，最终实现人的全面发展。因此，教育的功能就是根据社会的发展需要，通过对人的培养来促进社会的发展。其中，培养人是教育的根本立足点，是教育的本体功能。理解教育的本质和功能对开展护理教育活动、发挥护理教育功能有重要意义。

二、教育的基本要素及其相互关系

在教育活动中，承担教任务的人称为教育者，承担学任务的人称为受教育者，双方使用的内容及其载体被称为教育中介。在不同时间、空间和社会条件下的教育，尽管表现形态各异，但均不能缺少这三个基本要素。

(一) 受教育者

在整个教育活动中，受教育者始终是第一位的。对于受教育者，可以从三个方面理解认识。

1. 人的可教性 人是需要教育的，也是完全可以接受教育的。使人能发挥出内在的巨大潜力，实现超生物性的转变，正确塑造自我，关键的一个手段就是教育。正如18世纪英国教育家洛克所说："人类之所以千差万别，便是由于教育之故。"

2. 人何时开始受教育 发展心理学认为，只有当儿童出现了自我意识以后，才能对自身及外界事物有较为明确的认识，才能在自身与外界事物之间建立起一定的联系，"教"与"学"双方的活动才能真正展开。所以，对1岁前婴儿的教育更多是一种模仿，还不能称为真正意义上的教育。

3. 受教育者的地位 受教育者在教育活动中所处的地位是不断变化的。在婴幼儿时期，自我意识较弱，对外界各种信息的反应多为被动的；随着身心的成熟发展，个体在教育活动中的自主性将占据越来越重要的地位，主观能动性成为实施教育的基本前提。尽管如此，受教育者在教育活动中自主性的发挥始终是受到限制的，如何调整教育活动中主客体之间的关系，一直是教育改革中的重要课题。

(二) 教育者

从广义上讲，凡是有意图向他人施教的人都可以称为教育者。在学校教育中，一般教师就是教育者。然而，在教育活动中，学生的言行态度亦会对教师产生影响。我国传统文化中的"教学相长"教育观在一定程度上说明了二者之间的相互影响。随着教育理念的不断更新，"受教育者"与"教育者"位置的变化会越来越多地发生在教育活动中。

(三) 教育中介

教育中介是教育者与受教育者进行教育活动时所依赖的一切事物的总和。可分为几个方面：①教育内容，指根据教育目标选择的知识、经验、技能；②教育方法、手段，是指传递教育信息的载体；③教育组织形式，指教育活动方式，即正规化教育和非正规化教育；④教育环境，指开展教育活动的物理环境，即学校或是其他教育机构所提供的教育硬件设施，包括各种教育技术、课堂教学设备等；⑤人文环境，即学校或教育机构为教育活动创造的文化氛围，包括师生关系、课堂气氛、教职人员的教学意识与教学态度等。

教育要素之间相辅相成，缺一不可，其中受教育者与教育者是能动要素，教育中介是非能动要素。在教育活动中，需充分发挥教育者的主观能动性，把握受教育者的学习态度、知识基础及能力水平，调控中介要素，协调三者关系，以达到最佳的教育效果。

三、教育学的概念和发展

(一)教育学的概念

"教育学"(pedagogy)一词来源于希腊文"pedagogue",本意为"教仆",意为照顾儿童的学问,后来被引申为关注教育过程的应用艺术。《辞海》中说"教育学主要探讨教育的本质、目的、制度,各项教育工作的任务、内容、过程、方法、组织形式、教师、学校管理"等;《教育大辞典》中的定义是"研究人类教育现象及一般规律的学科。其任务是研究培养人的社会教育活动,揭示教育的客观规律,论述适应社会需要、符合教育规律的教育理论以指导教育实践"。基于此,教育学是研究教育现象和教育问题,揭示教育规律的一门科学。

(二)教育学的发展

了解教育学的发展历史对理解教育过程中所遇到的问题及展望未来教育的发展趋势有重要的借鉴意义。教育学的发展历程相当漫长,一般分为四个阶段。

1. 教育学的萌芽期 这一时期教育学还孕育在哲学、政治学、伦理学之中。此阶段虽然关于教育现象与问题的研究已经开始,但多是一些对经验的总结或教育过程的记述,研究成果散见于哲学、政治学和伦理学等学说中。《论语》中关于教育的论说可以反映出当时中国对教育学的认识。在古希腊和古罗马的文明中,也有不少关于教育的文化遗产,古希腊哲学家柏拉图在《理想国》中就阐述了丰富的教育思想。

2. 教育学的雏形期 这一时期教育学已具有了独立学科的原始形态,一些论述教育学的专门著作问世,这标志着教育学已开始从其他学科中独立出来。我国的《礼记·学记》就对先秦儒家教育思想、教育经验做了较为系统的总结,并对教育的作用、教育制度、教学过程中的问题做了阐述,被认为是世界上最早的教育著作。夸美纽斯是捷克著名教育家,享有"教育学之父"的称誉,他的《大教学论》受到后世的高度赞誉。在该书中他提出了系统的教育目的论、方法论、教育原则体系、课程与教学论、德育论及一些学科教育思想。《大教学论》被公认为近代第一本教育学专著。

3. 教育学的发展期 这一阶段教育学的学科特征已趋于完整。在西方,继夸美纽斯之后,出现了不同的教育学派,涌现出了许多的教育家,创作出了丰富的教育理论和教育思想著作,如英国教育家洛克的《教育漫话》、法国教育家卢梭的《爱弥儿》、英国教育家斯宾塞的《教育论》等,都在这一时期问世。将教育理论提高到学科水平并为后人所公认的是德国教育家赫尔巴特,在他的《普通教育学》中,构建了教育的逻辑体系,形成了一系列教育的基本概念与范畴。《普通教育学》被誉为教育史上第一部科学形态的教育学。自此之后,教育学的学科地位被正式确立起来。

4. 教育学的科学化期 在经历了上述的三个阶段后,教育学逐渐步入科学化的进程。此阶段,教育学开始以心理学和生理学的发展为基础,为教育学的研究对象奠定科学基础;以现代科学的分化发展为依据,为教育学分支学科的建立奠定学科基础;以研究手段、方法的科学性为依据,为教育学研究提供方法论基础;以科学的理论为指导,为教育学提供科学的思想基础。当代教育学已形成立体、交叉的学科网络结构和多维的研究格局,随着科学化进程的推进,教育学的理论深度和学科体系将会更加成熟与完善。

四、教育与社会发展

教育是社会系统中的一个子系统,其发展水平和功能作用受到社会诸方面因素的综合影响。

(一)教育与社会物质生产

1. 社会物质生产是发展教育的基础

(1)制约教育发展的规模与速度:开办教育需要一定的人力、物力和财力作为基础性条件。这些条件依赖于社会物质生产的发展水平。

（2）制约人才培养的规格和教育结构：随着社会物质生产的进步，生产规模的扩大、现代高新技术、工具等的开发，要求学校培养的人才不仅应具有扎实的科学知识基础和实用的专业技能，还应具有独立学习能力和创造精神。社会物质生产水平还制约着教育内部结构的变化，包括设立什么样的学校、开设哪些专业、各级各类学校间和各种专业间的比例等。

（3）促进教学内容、设备和手段的发展：社会物质生产的发展必然推动科学技术的发展，使得人们对世界及人类自身的认识日益丰富，教学的内容也必然随之不断更新。社会物质生产发展对教育的作用，还反映在为教育提供的物资设备数量与现代化水平上，如进入20世纪后，电视、录像、计算机等现代化教学手段被广泛应用于教学，就是以社会物质生产和现代科学技术发展为前提条件的。

2. 教育对社会物质生产具有促进作用

（1）实现劳动力再生产和提高劳动能力：人的劳动能力不是与生俱来的，而是通过教育和训练而成的。自近代资本主义社会起，随着劳动过程的复杂化、知识化，学校教育就成为培养和训练劳动者，提高其劳动能力，使之适应社会生产发展需要的重要手段。

（2）实现科学文化知识再生产和产生新的科学技术：科学知识也是生产力，但在未用于生产实践之前，还只是潜在的生产力。只有通过教育，培养出掌握科学技术的生产者，才能使潜在生产力转化为现实的生产力。人类必须通过教育才能把科学理论和技术体系继承和发展下去，而且通过教育进行的科学知识的再生产，是一种扩大性、高效率、创造性和发展性的再生产。通过有效的教育组织形式与方法，缩短了生产科学的必要时间，扩大了科学知识的传播范围，并利用学校所具有的资源优势，开展科学研究，发展和创造新的科学理论与技术。

3. 教育与社会物质生产关系的性质 社会物质生产是人类最基本的社会活动，是其他一切社会活动的基础和决定性因素。因此，社会物质生产是教育的基础，并起决定性作用。社会物质生产发展的需要决定教育发展的需要。教育对社会的物质生产亦具有一定的反作用，它为社会物质生产的发展创造条件。随着现代科学技术与生产的发展，教育对经济发展的巨大推动作用已日益为人们所认识。

（二）教育与社会政治

1. 政治决定教育的性质

（1）决定教育的领导权：任何在政治上占统治地位的阶级为了使教育能够体现本阶级的利益，都必然利用政治来控制教育的领导权。这种控制主要是通过组织手段对教育机构直接领导，颁布教育方针、政策和法令，派遣和任免学校的管理人员和教师等强制性手段来实现的。

（2）决定受教育的权利：什么人接受什么样的教育、进入不同教育系列的标准如何确定，是由社会的政治制度决定的，以此实现原有社会政治关系的延续、发展和加速改变。

（3）制约教育的目的与内容：教育的根本任务是培养人。在一定社会中，培养具有什么样的政治方向和思想意识的人是由政治决定的。

2. 教育为政治服务

（1）宣传一定政治观点、路线、方针，造成舆论：社会舆论对社会政治的巩固和动摇有着重要的作用，而任何一种教育都可以成为宣传社会思想、形成社会政治舆论的工具。

（2）培养合格的公民和所需人才：任何时代、任何国家都要通过教育造就具有相应世界观、人生观、思想品德、知识技能的人才和公民。通过各种形式的教育，促进年轻一代的政治社会化，以维持社会政治的稳固。

3. 教育与社会政治关系的性质 社会政治与教育之间的关系的性质是决定与被决定的关系，即社会政治的性质决定教育的性质。政治对教育的决定作用具有双向性，即积极促进和消极破坏。但是社会政治对教育的决定作用是有限度的，社会政治不能违背教育自身的发展规律，也不能用政治的要求去替代社会其他方面（如经济、文化方面）对教育的要求。

(三) 教育与文化的关系

1. 文化推动教育的发展　文化是指人类社会在一定物质资料生产方式基础上进行的创造精神财富的活动及其成果,包括传播这些精神财富的活动及其手段,还包含了一定的时代与社会中各民族和阶级在长期的社会实践中形成的全体特性、传统、风俗习惯、行为方式等。文化对教育的推动作用主要表现在以下几个方面。

(1) 构成并不断丰富教育的内容：文化是教育内容的最基本构成,但教育内容不是社会文化的简单复制,而是根据教育的目的和学生的特点,从文化整体中进行选择加工,组成教育的课程体系,并随着文化的发展而不断丰富更新。

(2) 更新教育的方法、手段和组织形式：文化传播手段和途径的多样化使得每个受教育的个体获得知识的独立性和自主性大大提高,这些为教育的改革和教学效率的提高创造了条件。

(3) 改变教师在教学中的地位和作用：传播信息手段和途径的多样化,使得教师在传统教学中所处的中心位置和控制作用被削弱,而组织者和指导者的职能被强化。

(4) 提高人们对教育的需求,加强教育与社会的联系：全社会文化水平的提高,必然提高人们对教育的要求,产生多种文化教育的需求。这些需求促使教育不仅要培养人的劳动能力,而且要为提高人的整体素质、提高人的生活质量服务。

(5) 影响教育的目的：文化的发展不仅是知识量的增加,还会影响学生的价值观、思维方式和由此而产生的行为方式,最终将影响教育的目的,使得每个时代文化的内在气质在每一代新人身上得到体现和发扬。

2. 教育传播和普及文化

(1) 延续和更新文化：科学知识作为人类文化的组成部分,可通过以物为载体和以人为载体延续,但这两种方式都离不开人对这部分文化的掌握,因而也都离不开教育,如果没有人运用科学知识,就不可能创造新的科学知识。

(2) 普及文化：普及教育是提高全民族文化水平的重要手段。从当前社会发展看,教育普及的问题还包括形成科学健康的生活方式,提升国民的精神文明品质。这就要通过教育,使每个公民懂得科学,运用科学知识和技能进行工作、学习和生活。

3. 教育与文化关系的性质　文化与教育是相互包含、相互作用,并互为目的与手段的交融关系。文化中的部分内容构成教育的内容,而教育活动又是传播一定文化的手段,是文化活动的构成部分。但教育与文化之间各有自己的相对独立性。表现：①文化的内容与教育的内容在范围和形式上有区别,作为教育内容的文化仅是整个文化中的一部分,且需根据教育的目的和对象特点,进行选择、加工,使之真正成为滋养新生一代的文化精品。②文化与教育之间还存在对象与功能的区别,教育是以人为对象的社会活动,主要功能是为人和社会的发展服务；文化是以人的精神活动产品为对象的活动,主要功能是丰富社会和人的精神生活。

教育除了与上述社会子系统之间有密切联系外,还有其自身的特点。由于教育系统内部是一个相对稳定的系统,培养人的周期较长,同时教育又是以已有的社会发展水平为基础,因此教育发展与社会发展需求之间总是存在着矛盾,并成为推动教育改革发展的动力。

五、教育与个体的发展

(一) 身心发展的基本概念

1. 生长 (growth)　指机体或细胞从小到大的过程,包括数量的增多、体积的增大,重量的增加。

2. 发育 (development)　指机体及其组成的各个系统器官形态的改变与功能的逐步完善的过程,表现为一系列由遗传因素控制的程序。

3. 成熟（maturity） 指机体及其组成的各个系统器官在形态功能上达到完善的状态。

4. 身心发展（physical and mental development） 指个体从胚胎、出生、成熟到死亡的整个生命过程中，在生理和心理两个方面连续不断变化的过程，这些变化是有顺序的、不可逆的，而且能保持相当长的时间。身体的发展包括机体的正常发育和体质增强两个方面。心理的发展也包括两个方面：认识的发展，如感觉、知觉及思维等；个性的发展，如需要、兴趣、情感及意志等。

个体的生理和心理的发展是密切相关的。身体的健康发展是心理发展的自然基础，而认识、情感及意志等心理过程和特征也会影响身体发展。

（二）影响个体身心发展的基本因素及作用

影响个体身心发展的因素有遗传因素、个体后天因素、环境、个体实践活动和教育五个因素。

1. 遗传因素（heredity factor） 是指通过某种遗传物质所传递的父母和种系发展过程中所形成的一些解剖生理特点。遗传因素决定着人的主要形态特征、机体的组织结构和功能及某些心理特征。遗传因素是人身心发展的物质前提。

2. 个体后天因素（individual acquired factor） 指个体出生后在发展过程中逐渐形成的身心特征，包括身体生长的健康状态、知识经验的积累水平、对外界倾向性的情感态度等。就个体而言，后天因素具有显著的差异性。个体后天因素赋予个体发展的主观能动性，是护理教育工作者应特别关注的因素之一。个体后天因素对人发展的影响主要表现在影响个体对环境的选择与作用方式，以及影响个体对自身发展的自觉自控能力等方面。

3. 环境（environment） 是指直接或间接影响个体形成和发展的一切外部因素。按照性质划分，环境可分为自然环境和社会环境；按照范围划分，可分为大环境和小环境。大环境指个体所处的总体的自然与社会环境；小环境是指与个体直接发生联系的自然与社会环境。环境是任何个体生存和发展必不可少的条件，就人类而言，社会环境又是使人从自然人发展为社会人的基本条件。环境为个体的发展提供了多种可能性，但对个体的发展又具有一定的限制性，而且对个体发展的影响在性质上可以是积极的，也可以是消极的。

4. 个体实践活动（individual practical activities） 是人作为社会成员为满足社会、群体和自己发展需要所从事的各种活动。随着社会实践活动范围的不断扩大，内容不断丰富，人的身心发展水平则不断提高。因此，从个体发展的各种可能性变为现实性这一意义上而言，个体实践活动是个体发展的决定性因素。

5. 教育 对个体的发展来说，是一种包含着特殊个体与特殊环境相互作用的特殊活动。这种活动的特点是它为实现教育目的，完成教学任务而服务，为影响受教育者成长而精心设计，充满着科学文化和道德规范的气息。因此，教育对参与教育活动的个体发展起引导作用。

（1）教育在人身心发展中的作用

1）教育是对个体发展与方向的引导：教育是根据一定的社会需要，按照一定培养目标来进行的，是有计划有组织的影响活动，并有通过专门训练的专职教育工作者负责进行，因此对个体的影响力更加集中持久，对受教育者更是发生作用，它能够帮助个体对发展的多种可能性，做出判断与价值选择。

2）教育是影响个体发展的各种因素的综合：教育能为环境加以一定的控制和利用，利用其中个体发展有积极意义的因素，克服和排除不利于个体发展的消极因素，教育可以为遗传素质的充分发展提供最大可能性，教育还可以根据不同个体已有的发展水平，组织多种形式的活动，加快个体的发展。

3）教育可使受教育者在短期内达到当代社会对人的要求：由于教育者是受过专门训练的，他们了解人身心发展的规律，教育的内容是经过精心选择的教育过程是经过科学组织的，因此教育促进人身心发展的速度与效果是其他活动不可比拟的。

4）教育为人的终身发展奠定基础：教育不仅传授给个体知识，而且培养个体一定品质与能力的形成，如自我教育能力、自我控制和选择能力，这些品质与能力是个体可持续发展的基础和条件。

（2）教育对身心发展作用的限度：教育对人发展的引导作用，要受到以下因素的影响。

1）环境的影响：一方面，不同的时代，教育发展的程度不同，对人的影响也不同；另一方面，当社会大环境与学校小环境有对受教育者要求不一致时，教育的作用就会被削弱，甚至被抵消。

2）年龄阶段的影响：一般表现为两头小、中间大，即童年期以受家庭影响为大，而青年后期自我意识形成并成熟后，自主选择能力增强，也会影响个体对教育内容的接受和排斥。

3）个体发展的不同方面的影响：一般表现为对智力的影响较大，对身体、思想品德方面影响相对较小。

4）教育本身水平的影响：学校的教学设施、师资的教学水平、学校的科研与发展水平等都会影响受教育者的发展水平。

（三）教育要遵循个体身心发展的规律

在以上因素的综合作用下，个体的身心发展呈现出某些共同规律，教育者必须了解并遵循这些规律才能有效地开展教育教学工作。

1. 身心发展的顺序性与阶段性 个体的身心发展是一个由低级到高级，由量变到质变的连续不断的发展过程，这个发展过程，具有一定的顺序，如身体发展是从中心到边缘，记忆的发展是从机械记忆到意义记忆，思维的发展是从具体到抽象。

个体的身心发展又是有阶段性的。表现为在不同的年龄阶段，个体身心发展的总体特征、主要矛盾和面临的发展任务不同。前一阶段准备了向后一阶段的过度，进而有规律的更替。

个体发展的顺序性决定了教育与教学工作必须按照由具体到抽象、由浅入深、由简到繁、由低级到高级的顺序进行。个体发展的阶段性要求教育者在确定教育的具体任务、内容和方法时，既要从受教育者的实际情况出发，又要着眼于发展，不迁就学生的现有水平。苏联心理学家维果茨基认为个体有两种发展水平：一种是已经达到的发展水平，表现为个体能独立理解智力任务；另一种是个体可能完成的发展水平，表现为个体借助他人的指导和帮助所能达到的解决智力任务的水平。在这两个水平之间的过渡阶段，称"最近发展区"。他认为教学的要求只有落在"最近发展区"内，才能走在发展的前面。根据这一观点，教育者应研究学生的"最近发展区"。不断向学生提出高于其原有发展水平，而又是他们经过努力可以达到的要求，以促进他们的发展。

2. 身心发展速度的不均衡性 主要表现在两个方面：一是同一方面的发展，在不同的年龄阶段中发展的速度是不均衡的。例如，个体的身高、体重有两个增长高峰期，即出生后第一年和青春发育期。在这两个时期个体身高、体重的发展较其他年龄阶段更为迅速。二是不同方面的发展成熟速度是不同的。有的方面较早成熟，而有的方面则较晚成熟。例如，人体的神经系统成熟在前，骨骼系统居中，生殖系统最后成熟。

认识个体发展的不均衡性，对于教育、教学工作有十分重要的意义。心理学家提出发展的关键期或最佳期的概念，即身体和心理的某一方面功能和能力最适宜形成和发展的时期。教育实践已经证明，在学生智力、品德发展的关键期，给予合理的教育和良好的环境影响，可取得事半功倍的效果。

3. 身心发展的稳定性和可变性 表现为在一定的社会和教育条件下个体的发展和变化过程大体是相同的。但由于社会和教育条件不完全相同，在每个个体身上作用大小不同、性质不同及个体主观努力的不同，身心发展的速度、水平是有差异的。例如，在不同的社会制度中个体的个性、品德会有很大的差异。新的、先进的教学方法和手段可以在一定程度上加速个体的发展。

教育者既要注意受教育者发展的稳定性，掌握每一阶段那些比较稳定的共同特征，确定适合的教育教学内容与方法。同时又要重视受教育者发展的可变性，通过教育、教学工作，充分利用发展的可变性，促使其更好更快地发展。

4. 身心发展的共同性和差异性 共同性是指同一年龄阶段的个体在发展过程中,必须经历基本相同的变化过程，具体有某些典型的、本质的一般特征。但由于遗传、环境与教育及其主观能动性不同，同一年龄阶段的个体在身心发展上又存在个体差异。这种个体差异主要表现为以下几点。

（1）不同个体的同一方面发展的速度和水平不同：如两个同为8岁的儿童，一个儿童的抽象思维已有了很好的发展，已经掌握数的概念并利用概念进行运算，而另一个却不能脱离实物进行运算。

（2）不同个体的不同方面发展的相互关系不同：如有的学生计算能力很强，但文字表达能力却很差，而另一些学生则相反。

（3）不同个体具有不同的个性、心理倾向：如相同年龄的个体具有不同的兴趣和爱好。

教育工作者不仅要认识个体发展的共同特征，遵循共同的发展规律，面向大多数施教，还应充分重视每个学生的个体差异，做到因材施教、有的放矢，最大限度地发挥个人的潜力和积极因素，弥补短处与不足，选择有效的教育途径，使得具有各种个体差异的学生，都能各尽所能地获得最大限度的发展。

第二节 护理教育学概述

一、护理教育学的概念

在教育学科的发展过程中，不断与其他学科交叉融合，探索其他学科领域的教育规律，呈现教育功能，解决教育问题，并逐渐与交叉学科的教育需求产生更密切的结合，不仅促进了两学科的共同发展，而且孕育了新的学科增长点，护理教育学就是这样的结合产物，它的诞生既承载了教育学的发展使命，又体现了护理学的发展需求。

护理教育学（nursing pedagogy）是护理学与教育学相结合而形成的一门交叉学科，是研究护理领域内教育现象和教育问题，揭示教育规律的应用学科。

二、护理教育学与其他学科的关系

正确认识护理教育学与相关学科间的关系，清楚护理教育学发展的基础和条件，对把握护理教育学发展方向及实现学科任务有重要的影响作用。

（一）教育学与护理教育学

教育学关注教育活动中一般的、共同的规律，对教育实践活动具有普遍的指导意义。护理教育学是以护理教育现象与活动作为研究对象，揭示护理领域中教育的特殊规律。因此，教育学与护理教育学的关系是一般与特殊的关系。在研究护理领域中特殊教育活动及寻求其规律时，必须以教育学的基本原理为指导，结合护理学的学科特点，根据医疗卫生事业发展与改革对护理人才的要求，探索护理教育的课程结构、课程内容与组织形式、课程实施方案与评价方法，以及课程管理与改革中的特殊规律与原则。护理教育学的发展过程不仅促进了自身的成长与完善，同时也为教育学的发展寻找到了新的学科增长点和应用空间。

（二）护理学与护理教育学

护理教育学是教育学原理与方法在护理学领域中实践的结果和产物，因此，护理学是护理教育学生长的土壤，二者的关系也可以形容为母学科与子学科的关系。护理学是研究促进人的健康、减轻病患痛苦、维护生命尊严的护理理论与技术的应用学科。护理学科的发展为护理教育学的成长提供了空间和条件，护理学的理论和技术构成护理教学的基本内容，现在及未来的护理学专业人员是护理教育的主要对象，护理学实践领域中的某些现象和问题亦能够成为护理教育学的研究内容。护理学的发展会为护理教育学创造新的契机和提出更高的要求，因此，对护理教育现象及规律的研究过程和结果，在不断丰富护理学科理论体系、拓展护理学研究领域的同时，也极大促进了护理教学从经验教学向科学化教学的转变。

（三）心理学与护理教育学

心理学是人类对自身的探求，它是一门严格应用自然科学的方法研究人的心理和行为的科学。教育是心理学学科实践和应用的重要领域。心理学为人的培养工作提供了理论依据和实践指导。对于护理教育学而言，它在研究护理领域中各类教育问题时，必须借助于心理学的原理和方法认识和分析教与学双方的心理活动规律，以此选择恰当的教育时机和适宜的教育方法，从而达到护理教育的目的。在进行护理教育研究和教学实践过程中，心理学可以帮助其不偏离科学的轨道，协助其及时发现存在或潜在的教育问题，选择有效的解决方法处理教育教学环节上的各类难点和疑点，促进护理教育教学改革不断深化。可以说，心理学的理论与方法是完成护理教育任务的保障。

三、护理教育的性质和任务

（一）护理教育的性质

就社会系统而言，护理教育的性质与教育的性质是一致的，属于社会意识的传递系统。就整个教育系统而言，护理教育是一种培养护理人才的专门教育活动，学生接受这种教育的直接目的是为今后从事护理工作做好准备。护理教育是具有很强实践性的教育，是一种护理院校与医院临床密切结合、共同完成的教育。

（二）护理教育的任务

根据国家对高校提出的"教学、科研、服务"三大任务要求，结合护理学专业的特点、发展现状及未来发展趋势，归纳护理教育当前的主要任务。

1. 教学任务　为国家培养合格的护理人才是现阶段护理教育最迫切和最主要的任务。根据现代护理学科的发展方向，面对未来和国际护理教育的发展趋势，科学地规划护理教育的规模、层次和规格，发挥现有护理教育资源的作用，挖掘护理教育的潜力，搭建现代护理教育平台是完成护理教育任务的先决条件。

（1）扎实的护理学专业基础教学：注重护理学专业学生的基本理论、基本知识、基本技能的"三基"教育，只有具备宽厚而扎实的专业基础知识，才能较好地适应医疗卫生事业发展改革的需要，才能有一个较好的个人专业发展基础。学校教育是护理学生获得专业培养的关键时期，无论学制、课程结构及教学手段如何变革，夯实专业基础的教育原则是始终应该坚持的。

（2）教学内容与学科发展研究紧密结合：高校护理教育应该逐步改变以教材为依据的传统教学模式，护理教学内容必须反映现代医学科学和护理学科的最新成就和进展，引导学生接近护理学科发展的前沿，培养学生评判性思维能力和循证实践能力，使学校教育内容始终与学科发展和临床护理实践紧密结合。

（3）重视学生综合能力的培养：为使学生能够适应社会对复合型人才的要求，就必须重视培养学生自主获取知识的能力、自我管理的能力、交流与合作的能力等，特别是要激发学生敢于质疑、勇于探索、不断创新的精神，使其能够适应社会文明不断进步的要求。

（4）注重学生专业精神的教育：为帮助学生树立对护理工作的职业理想与信念，在护理教学中必须重视政治思想教育、职业道德教育和医学人文教育，通过理论与实践教学等显性、隐性课程，培养学生的专业态度和敬业精神，促进学生人文素养的提升。

2. 研究任务　护理院校是实施护理教育的主要场所，也是开展护理研究的主要力量。护理院校的研究任务可以体现在以下三个方面：一是护理院校教师直接参与护理研究项目或课题，积极发挥高校在科研工作中的优势，促进护理科研成果向临床护理实践的转化与应用，并将研究成果与护理教育内容相结合。二是高校教师积极开展护理教育研究，用先进的教育理念指导护理教育实践，用科学的教育手段完善护理教育过程，提高教育质量。三是指导学生投入到各级各类科研创新项目中。教师的指导或教师本身的科研经历，能够影响或启发学生的科研意识，激发学生对护理科研的兴趣，训练和培养学生的科研思维，增强挑战困难的自信与勇气，有助于形成校园浓厚的科研氛围。

3. 服务社会的任务 护理院校依托自身的教育资源，面向社会开展各种服务。例如，护理咨询活动、护理技能培训、健康知识讲座、护理科研成果推广与应用等。通过向社会输出教育资源，护理的社会价值得以体现，有助于人们正确认识护理在健康中的作用，转变传统观念对护理学专业的偏见。通过社会服务，也有助于护理学专业充分认识社会人群对护理需求的变化，为人才培养和教育目标的调整提供现实依据。此外，社会服务还能够为学生提供更多接触社会的机会，使学生能够运用专业知识解决服务对象的实际健康问题，促进学生理论联系实际和社交能力的提升。

四、护理教育的基本特点

护理教育是建立在国家普通教育基础上，为培养护理专门人才而进行的专业教育过程，它具有教育的一般属性特点；同时，又由于护理学专业性质、教育任务及教育对象的特殊性，使护理教育与其他专业相比形成了自身的特点。

（一）护理教育的专业特点

护理不仅是一个理论与实践紧密结合的专业，更是需要付出真诚和爱心的专业。护理人员能够在服务对象有健康需求的时候，提供专业帮助和人文关怀。因此，护理教育不仅要提供专业知识和技能，还必须利用课程尤其是隐性课程，帮助学生建立正确的职业情感和专业态度，客观地理解护理工作的现实价值，矢志不渝地为人类健康事业奉献终生，这是专业性质所决定的护理教育特点。

（二）护理教育的对象特点

护理教育对象主要是护理院校的学生，其中女性占据绝大多数，男性比例很低。因此，在护理教育活动中学生性别元素相对单一，这一特点对学习氛围的营造、学生学习积极性的调动策略及师生关系的处理等方面形成了护理教育的性别特色。另外，在终身护理教育体系中，由于女性社会角色的多重性，特别是家庭角色与职业角色之间的矛盾对她们学业过程所带来的影响也向护理教育提出了特殊要求。因此，在护理教育的总体安排上，教育对象的性别特点不可忽视。

（三）护理教育的内容特点

护理学科是自然科学与社会科学相交叉的学科，护理的工作对象是健康人群、患者及其家庭，护理工作不仅要根据人在其生、老、病、死各生命周期所遇到的健康问题提供针对性的护理措施，同时还需要清楚人的心理、社会特点及这些特点与疾病发生发展及治疗效果之间的关系。护士必须既有专业知识又有人文关怀能力，才能够提出满足护理对象整体需要的护理方案。因此，护理教学内容是跨越学科界限的，护理学专业的学生既要从自然科学角度学习人的生物学过程和需要，又要从人文社会科学视角理解人的心理、社会需要，交叉与综合构成了护理教育内容的特点。

（四）护理教育的方法特点

护理是一个实践性很强的专业，护理学生的实践能力、沟通能力及知识运用能力在毕业实习阶段即开始接受临床医护人员和患者的评价与考量，其结果一方面会影响护理学生专业价值感的形成和巩固，另一方面也会对护理学生的就业意向产生积极或消极的影响。因此，选择和改进科学有效的护理教学方法，不仅是护理教育的需要，更是护理育人的要求。基于此，在护理教学中选择多元化的教学方法促使护理学生获得扎实的理论基础、娴熟的护理操作技能和良好的临床适应能力是护理教育的方法特点。

（五）护理教育的管理特点

护理进入学院式教育之后，教学过程的二阶段管理成为必然。护理教育不可能在学校课堂内完成全部的教学内容与课程，约占总课程一半的教学都与临床密切相关。目前，护理教育与医学教育相比在临床医院中的地位和可以利用的教育资源还有待完善，再加之近年来护理招生规模一直较大，使得不少护理院校需要联系多家实习单位方能落实护理临床教学中的见习和毕业实习工作，由此导致护理教育管理也呈现出多层次、多渠道、多要求、多人参与的特点。因此，要使得护理教育工作顺利开展，需协调好各个管理环节。

第三节 护理教育体系的结构

一、护理教育的层次结构

护理教育的层次结构是依据国家教育总体发展规模和条件，并结合本专业的发展需要，制订和阶段性形成的符合国情的专业教育层次结构。目前，我国护理教育的层次结构，按培养护理人才的等级可分为中等护理学教育、护理学专科教育、护理学本科教育、护理学研究生教育四个层次。

（一）中等护理学教育

中等护理学教育（diploma nursing programs）的任务是培养实用性中级护理人才。招生对象为初中或高中毕业生。报考生必须经过国家统一命题的入学考试，由各学校根据考生的德、智、体三个方面的成绩衡量，择优录取。学习年限一般为3年或4年。通过学习，学生应该掌握中等教育规定的文化基础知识、本专业必需的医学基础知识，掌握护理理论及实际操作技能，具有对常见病、多发病及危重患者的观察、应急处置和身心护理能力，熟悉病房一般管理要求，具备基本的卫生保健知识。学生按照学校的课程计划修完全部课程，考试合格后准予毕业，颁发毕业证书，通过国家护士执业资格考试，取得护士执业许可证后，可在各级医疗机构独立从事临床护理、卫生宣传及疾病防治工作。

（二）护理学专科教育

护理学专科教育（associate degree nursing programs）的任务是培养具有临床实际工作能力的高级护理人才，即技术应用型护理人才。护理学专科教育的办学形式多样，可由普通医科大学或二级学院开设，也可由高等专科学校、职业技术学院独立设置，还可以由具有高等学历教育资格的民办高校、职工大学、函授大学等开办。招生对象为高中毕业生或具有同等学力的男女青年、应届初中生或中专毕业生，以及中专毕业已参加护理工作的护士。学习年限为2～5年，依不同学习对象和学习形式而异。函授大学多数为3年；招收在职护士、干部的专修科，因入学前已有一定的专业基础，学习期限多为2年；应届初中生采取"3+2"模式。通过专业学习，学生在掌握本专业的基本理论、基本知识和基本技能的基础上，提高专科护理理论和技能水平，掌握本专业的新知识、新技术，具备整体护理、保健康复、健康教育及初级的护理管理能力。学生按照课程计划修完全部课程，考试合格，准予毕业，发给专科毕业证书。近年来随着社会对高等护理人才的需求增加，许多中等护士学校通过与高等院校合并或改建后，升格为高等专科学校，使高等护理学专科教育规模不断扩大，逐渐成为现阶段我国护士人才培养的主要途径之一。

（三）护理学本科教育

护理学本科教育的任务是培养较系统掌握护理学的基础理论、基本知识和基本技能，能独立解决临床护理问题和较强的专业发展能力，具备初步的护理管理、护理教学、护理科研的基本能力，能在医疗卫生和保健机构从事临床护理、预防保健工作的高级护理学专业人才。目前，护理学本科教育主要由医学院校承办，实施形式有两种：一是高中毕业生通过国家高等教育入学考试，进入护理院校学习，学习年限一般为4～5年；二是已经取得护理学专科教育文凭的护士或学生，参加护理全日制专科升本科学习、国家统一自学考试或者函授专科升本科等教育形式完成护理学本科教育，学习年限一般为2～3年。学生按照课程计划规定修完全部课程，考试合格，准予毕业，发给本科毕业证书，达到国家颁布的学位条例规定，可授予学士学位。

（四）护理学研究生教育

1. 护理学硕士研究生教育 这是护理学研究生教育的第一阶段，其任务是培养具有从事专科护理、护理管理、护理教学和护理科研工作的高级应用型或学术型护理人才。目前，我国实施护理学研究生教育的机构主要是获得护理学硕士学位授权资格的医科大学或综合大学的护理学院（系），招生对象是高等医学院校护理学专业或相关专业本科毕业生或具有同等学力者，经过国家统一考试，择优录取，学习年限一般为2~3年。学习期间，由研究生指导教师按照专业培养目标的要求，根据研究生管理部门的相关制度，制订每个研究生的培养计划。该计划对研究生的研究方向、学习课程、时间安排、指导方式、考核和完成学位论文的期限等都有明确和具体的规定。研究生通过学位课程学习，修满规定学分，考试考查合格，完成学位论文并通过答辩，并经国家授权的硕士学位评定委员会批准，可授予硕士学位及硕士学历毕业证书。目前，国内护理学硕士研究生教育还可以通过同等学力人员申请硕士学位的教育形式完成。申请学员需通过主办学校规定的相关课程学习，同时还需要通过国家统一考试，取得合格证后进入学位论文阶段，在导师的指导下完成学位论文的准备和答辩，并经国家授权的硕士学位评定委员会批准，可授予硕士学位及硕士学历毕业证书。

2. 护理学博士研究生教育 这是护理学研究生教育的第二阶段。教育任务是培养具有坚定宽厚的基础理论知识和系统精深的专门学科知识，把握所从事研究方向的国内外发展前沿，具有科学的创新精神、良好的思维品质和自我发展能力，具有独立从事科学研究和教学工作能力，能够在科学和专门技术领域内做出创造性成果的高级学术型护理人才。实施护理学博士研究生教育的机构主要是获得护理学博士学位授权资格的医科大学或综合大学的护理学院（系），招生对象是已经获得硕士学位或具有相当水平的护理人员。修业年限为3~6年。入学后必须在导师指导下，学习培养计划所规定的课程，通过考试，并在导师指导下完成科研课题，写出具有一定创新性和学术应用价值的论文，通过论文答辩，并经国家授权的博士学位评定委员会批准，授予博士学位。

二、护理教育的形式结构

护理教育体系的形式结构，是根据教育对象、办学形式和教育时间不同等所形成的教育结构。

（一）根据教育对象分类

1. 基础护理学教育（basic nursing education） 过去称护理执业前教育（preregistration education），是建立在普通教育基础上的护理学专业教育，根据教育目标，目前在两种水平上实施：即中等护理学教育和高等护理学教育。高等护理学教育含护理学专科教育和护理学本科教育，其目的是为学生毕业后从事各类护理工作或进入后续教育做准备。

2. 毕业后护理学教育（postgraduate nursing education） 是指在完成基础护理学教育，并取得注册护士资格后所实施的教育培训。根据我国和世界大多数国家现行的护理教育制度，毕业后护理教育采取两种方式进行，即注册后护理学教育（post-registration education）和研究生教育（post-graduate education）。其目的是：①岗前培训——进入医院工作前的培训，了解医院规章制度，学习护理工作组织、规章制度、操作常规、护理标准设备的使用和管理等。②在职结合临床病例学习，提高护理质量。③学习现代护理学及相关学科新知识，了解护理学专业的最新发展。④培养从事专科护理、护理研究、护理教育和护理管理的高级护理人才。

3. 继续护理学教育（continuing nursing education） 是为正在从事实际工作的护理人员提供的教育，是以学习新理论、新知识、新技术和新方法为目标的持续终身的在职教育。自20世纪50年代以后，随着医学科学的迅速发展和卫生服务需求的改变及社会经济的发展，对护理教育提出了新的要求，如何使从事实际工作的护士能跟上科技进步，提供优质的护理服务，成为继续护理学教育的迫切任务。1970年美国护理学会正式成立了继续教育委员会，随后世界各国相继成立了继续护理学教育委员会,颁布了一系列继续护理学教育的规章制度和认可继续护理学教育项目的标准,把继续护理学教育作为保持护士个人工作能力、促进个人成长和业务水平提高的基本途径。1997年4月中华护理学会在无锡召开了全国继续护理学教育的会议,对继续护理学教育的定义、对象及试行办法等给予了具体规定。目前我国的继续护理学教育已走向制度化、规范化,对促进护士个人成长和业务水平的提高起到了积极的作用。

(二) 根据教育时间分类

1. 全日制护理教育 指除节假日外全日进行的护理教育,护理教育体系中属于此类结构的有医学院校护理学院(系)、护士学校、中等卫生学校中的护士专业等。

2. 业余护理教育 是利用业余时间进行的各种教育。目前,我国属于这一类型的护理教育机构有医学院校护理夜大学、护理函授大学自学辅导站。

(三) 根据办学形式与教学方法分类

1. 护理学函授教育(nursing correspondence education) 是运用通信方式进行的远距离护理教育,实施机构为具有各类函授资格的医学院校或大学的函授部。学生以自学函授教材为主,并由函授学校给予书面辅导或必要的面授。函授教育源于19世纪60年代的美国大学,后逐渐推广。80年代各资本主义国家开始设立函授学位。中国商务印书馆曾于1914年创办函授学社。目前,我国护理教育的函授系统有高等护理教育自学考试、大专升本科高等护理教育等。

2. 护理学进修教育(nursing advanced education) 是各级护理人员通过到条件较好的预防、护理、科研、教学单位进行有目的、有计划的学习,以提高业务能力的一种教育形式。由于护理学实践性很强,此类教育一般以实践为主。进修单位定期组织一定的理论教学,进修人员在水平较高的指导教师指导下从事实际的护理、教学、科研活动,此类进修教育和各种专门进修班的区别是后者组织规模较大,系统性比较强,理论教学比重较大,进修班修业期满,经考试或考核合格者,由办班单位发给进修结业证书。前者一般由选送单位向进修单位提出申请,填写进修人员登记表,写明进修目的和要求,经进修单位审查认可,即可按期进修,一般进修期间无严格的考试,仅在进修结束时,由进修单位对进修人员进修期内的表现做出评语和鉴定,寄往选送单位,通常不发结业证书。

3. 护理学短期培训(nursing short-term training) 主要作为继续护理学教育的一种形式,学习时间较短,为数天至数周不等。每一个短期培训班主要讲习一个护理专题及相关知识,多为新理论、新知识、新技术和新方法的知识更新培训,既可以是提高性质的,也可以是普及性质的,内容深浅幅度差别很大,一般的学术讲座也属于此类教育。这种类型的教育活动通常不发学历证明。

总之,在统一的护理教育目的、教育方针指导下,有领导、有计划地采用多种办学途径,多层次、多形式地兴办护理教育,已经是护理教育体系结构的基本形态和走向。合理的护理教育体系应是一个上尖下宽的多层次、多规格及多类型的结构系统。它既是社会发展对护理人才需求定位的体现,也是人们智力发展不平衡规律的反映。我们应该积极稳妥地改革现有的护理教育体系结构,并随着社会的进步、科技水平的发展、护理科学和卫生保健事业的发展,不断调整、优化护理教育体系结构,使之日趋合理、科学。

第四节 护理教育管理

一、护理教育管理的基本理论

护理教育管理的基本理论主要包括护理教育管理学的概念、研究对象、研究方法、基本原则等。

（一）护理教育管理的概念

教育管理是指国家、地方政府及学校的教育管理部门等的教育管理者运用一定的理论与方法，对教育系统进行的计划、组织、领导、控制，在特定条件下合理配置教育资源，引导组织教育人员完成教育任务，实现教育目标的一种活动。护理教育管理的定义完全符合上述关于教育管理的基本概念。

（二）护理教育管理的研究对象

护理教育管理的研究对象涵盖护理教育管理的所有过程和领域。宏观上，包括了古今中外不同教育层次（中职、高职本科和研究生护理教育）、不同教育阶段（基础、基础后、继续护理教育）、不同教育类别（全日制、自考、函授等学历护理教育和非学历护理教育）的护理教育管理中的现状、存在问题和发展趋势，也包括各个国家各级教育、卫生、行政等部门对护理教育的管理；微观上，包括各个学校内部对护理教育各方面、各阶段的管理，以及护理与其他学科、其他相关部门如教学医院、社区等的教育管理问题。

（三）护理教育管理的基本原则

1. 方向性原则 是指我国护理教育管理工作要始终与国家教育管理的办学方向保持一致，坚持社会主义办学方向，以党和国家的教育方针和政策为指导，以社会对护理人才需求为依据，增强政治敏锐性和责任感，坚持社会效益高于经济效益的办学理念，突出以整体护理、人文关怀为主的护理教育理念，真正为民众健康和社会服务。坚持方向性原则是由教育的根本性质决定的，是教育管理的核心。

2. 科学性原则 是指护理教育管理应遵循教育管理的客观规律，在科学的管理理论和教育理论指导下，坚持科学发展观，按规律办事，使护理教育管理在实践上达到理性的高度，反映事物的本质。

3. 民主性原则 是指以对个体价值的肯定为基础，以个体才能的充分发挥和潜能挖掘为前提，积极吸引全员参与管理活动，集思广益，群策群力，以取得最优的管理效益。

二、护理教育管理过程

教育管理过程是教育组织及其成员为实现教育组织的目标并满足个体成员的需要而采取的有计划、有目的、系统的行动。护理教育管理过程包括决策、领导和控制三个环节，各个环节均需要协调。

（一）护理教育管理的决策

决策是管理的起始环节，是为实现护理教育组织的目标，针对需要解决的问题，遵循决策的基本原理，运用科学方法，对护理教育组织的未来事项和活动所做的安排，提出各种可行方案并从中选择最佳方案，并组织实现的全过程。

决策类型通常分为战略性决策、战术性决策、作业性决策三种。决策要素包括决策对象、决策标准、决策信息、决策者和决策方法。决策程序包括确定决策问题、拟定决策方案、决策方案评价、决策方案选择四个步骤，但在实际决策过程中，决策者可根据现实情况，根据不同性质的问题灵活决定决策的步骤，采取程序化或非程序化决策。决策体制由信息系统、智囊系统和决策系统构成，其中智囊系统是决策者的外脑系统。护理教育组织管理要善于利用智囊系统，除聘请校内外护理学科的专家外，还应注重聘请临床医学、预防医学、教育学、管理学、经济学等方面专家共同组成智囊团，促使决策更科学。

（二）护理教育管理的领导

领导是指引和影响个体、群体或组织来实现期望目标的各种活动的过程。领导者是组织中致力于实现领导过程,具有法定的领导地位和影响的个人。领导者要遵循一定的管理原则,按照管理过程的客观规律进行科学、民主、规范的管理。护理教育管理领导者的政治素质、知识水平和管理能力对护理教育组织的发展有举足轻重的作用。护理教育的社会公益性和神圣性、教育卫生行政部门的双重领导、教学和科研及社会服务并重的使命性、教师工作的专业性和相对自主性、护理教学的严谨性和实践性、护理院校与附属医院和教学医院的合作关系等都对护理教育管理领导者提出了特殊要求。特别是随着社会对护理人才要求的不断提升,护理教育管理领导者将面临学科建设和制订新发展规划、协调各种新关系、重新统筹和调配教育资源、护理教师观念重塑和角色转换、人才培养方案修订等一系列新的任务。因此,作为护理教育组织的领导者除具备一般领导者的综合能力和知识外,还应该结合护理学专业的特点,开拓创新,与时俱进,不断提高管理效率和组织竞争力。

(三)护理教育管理的控制

护理教育管理的控制是对护理教育组织及其成员的行为进行监督、检查和调节,使护理教育组织及其成员按既定目标前进,或根据发展需要调整目标或纠正组织及其个人的行为偏差。通过有效的控制能保证护理教育组织的决策目标和计划任务得以实现。

在护理教学管理中,受控对象具体是指护理教师、学生、教学计划和整个教学过程等。学校、护理院(系)主管教学的行政领导、教学管理职能部门、基层教学组织、护理教学管理相关人员,在整个教学系统中相当于一个控制器,是施控系统,对护理教师的教学业务、学生日常学习活动及思想品德、教学计划的执行、护理教育成本与风险等方面进行控制,其中重点是对教学质量的控制。

教学质量是指在教学指导下,学生在一定学习期限内所得到的思想觉悟、品德修养、知识储备、智能开发和身体素质的程度,一般通过考查、考试、实习、实践锻炼等方式进行检验。教学质量控制就是测量实际教学质量,将实际质量与教学质量标准对比,并对两者之间的差异采取措施的调节管理过程。教学质量控制目的在于通过采取预防措施来对影响教学质量的各环节、各因素制订相应的控制计划和程序,对发现的问题和不合格情况采取及时有效的措施,以达到控制偏差和提高教学质量的目的。教学质量控制应以全员参加为基础,以"消费者"(如患者、用人单位、社会)满意为导向,以过程控制为方法,以持续改进为目标。各级教学质量管理目标都要有相应的人员实行分层次的岗位责任管理,从而使各项工作有的放矢、上下协调。

三、护理教育管理内容

护理教育管理内容涉及面很广,在此主要介绍教学管理、教育人事管理和学生管理,其相对应的职能部门分别为教务处、人事处、学生处等。每个学校根据其部门设置不同,其职责划分也会略有不同。

(一)教学管理

教学管理是学校为有效实现教学目标和培养目标,根据一定管理原则、程序和方法,按照教学规律和特点,通过计划、组织、指挥与控制等过程,协调教学系统的各要素,建立正常稳定的教学秩序,保持教学过程的畅通,以实现各项教学工作协调、高效率运行,确保教学任务完成的一种学校教育管理活动。

1. 教学管理组织系统 护理教学管理组织系统可分为教育行政部门、学校和医院三类。建立学校教学管理系统的目的在于把学校与教学相关的机构、组织和人员组成一个有机整体,使每个与教学相关的工作人员能积极负责、步调一致地为提高护理教学质量发挥作用,其目标是能准确全面掌握教学工作情况,并及时做出指挥决策,从而保证教学指挥和反馈渠道的畅通。学校教学管理系统一般包括教学行政和业务管理机构两种管理组织,其中教学行政机构通常指教务处,教学业务管理机构通常指教研室。附属医院或教学医院一般建立三级护理教学管理:一级管理模式由分管教学的副院长负责护理教学工作的宏观管理;二级管理组织由医教科(科教科)、护理部组成,主要职责是临床教学、临床实习任务的组织实施；三级管理由各病区护士长、教学秘书组成，负责本科室学生实习计划和教学任务的制订和实施。

2. 教学管理的内容　高等院校的教学管理一般包括教学的计划管理、教学运行管理、教学基本建设的管理、教学质量管理与评价等。

（1）教学的计划管理：是为实现教学总目标，学校管理者对教学工作进行设计、筹划、组织、安排、监督、控制和创新的一种管理形式，是明确教学工作方向、保证教学工作协调有序进行、顺利完成教学任务、实现培养目标的保证，包括专业设置和教学计划管理等。

（2）教学运行管理：是指按教学计划组织落实各教学环节，开展各项教学活动，包括以教师为主导、以学生为主体，师生相互配合的教学过程组织管理和以校、系（院）教学管理部门为主体进行的教学行政管理。其基本点是全校协同、上下协调。其内容主要有：制订课程教学大纲、组织管理课堂教学环节和实践性教学环节、管理日常教学、组织科学研究训练和管理课外科技活动、管理教师工作、管理教学资源与教学档案等。

（3）教学基本建设管理：包括学科建设、专业建设、课程建设、教材建设、实践教学基地建设、学风建设、教学队伍建设、管理制度建设等。

（4）教学质量管理与评价：2012年，教育部发布了《教育部关于全面提高高等教育质量的若干意见》，对学校教学质量管理提出了指导性意见。要求既要做好全程质量管理，包括招生、教学、考试等过程的质量管理，还要加强教学质量检查。另外，还需重视对教学质量的评价。教学评价是宏观调控教学工作的重要手段，其对象是教学活动全过程及教学管理。开展教学质量评价，应建立科学的评价指标体系，抓好基础，突出重点，坚持"以评促建，重在建设"的原则，坚持教学质量评价经常化和制度化，要把教学质量评价的目标与内容作为日常教学建设与管理的主要内容，实现教学评价与日常教学管理相结合，与学校激励机制和约束机制相结合。通过评价调动教师积极性，增强广大师生员工的凝聚力。

（二）教育人事管理

学校的教育人事管理是指学校教育人事机关对学校行政干部及教职工的选拔、使用、培训、考核、奖惩及福利事项的管理。它是教育行政工作的重要部分，其目的在于最大限度调动各类人员的积极性，为学校建立一支包括教师、教学辅助人员、行政人员、后勤人员等在内的队伍，争取做到人尽其才、才尽其用，其原则是知人善用、职能相称、激励指导、合理流动等。教育人事管理中最主要的是教师管理，目的在于服务教师和发展教师，优化教师队伍组合，提高教师队伍整体素质，增强教育发展后劲，激发教师积极性和增强学校活力。

1. 护理教师管理的内容　主要包括教师任职资格管理、教师职业道德管理、教师业务水平管理、教师身心行为管理、教师队伍管理、教师工作管理、教师的待遇管理等。

2. 护理教师的专业素质　当前我国护理教师应具备的专业素质包括先进的护理教育理念、系统的知识结构、良好的护理教育能力及高尚的职业道德。

3. 护理教师的选拔　应根据护理学专业的发展要求，采取有计划、有目的的师资选拔。目前我国高等护理院校师资的主要来源为医学院校护理学专业具有硕士及以上学历的优秀毕业生。临床护理教师的选拔标准主要有：具有本科以上学历，至少3~5年的临床护理经验，热爱护理教学工作，有敬业精神和奉献精神，在形式上采取自愿报名和科室推荐相结合，学校和医院联合对其进行培训与考核。

4. 护理教师的培训　学校应加强护理教师培训，通过校本培训、脱产培训、导师制培训、合作培训、校际交流、跨学科听课评课、教学观摩、学术会议、"传帮带"、自修等途径，促进护理教师对自我的反思及对教学工作的深入探究。

5. 护理教师的专业化发展　专业化发展的含义是教师在自我专业发展需要的基础上，自觉地由非专业人员成长为专业人员的历程，是教师不断接受新知识和增长专业能力，不断学习与探究，进而不断拓展其专业内涵，提高专业水平，从而达到专业成熟境界的过程，即由教学新手成长为专家型教师的过程。教师专业发展特点是对教学反思的经常化和系统化，把握自己专业的发展状况，经常与自我保持专业对话，与其他教师相互合作交流。

（三）学生管理

学生是教育管理的主要对象之一，学生管理的目的是使学生具有良好的学习习惯、生活习惯和行为习惯。学生处或学生科是学校全面负责学生日常行为规范管理和对学生进行思想政治教育的职能部门。

1. 学生管理的基本要求 虽然不同类型、不同层次学校的学生管理具体要求有所差异，但基本要求大体一致，包括树立正确的价值观、引导和加强学生的自我管理、坚持运用各种激励方法对学生进行正向激励、育人和制度约束相结合、加强对学生情感的管理、集体管理与个体管理相结合、常规管理与动态管理相结合、用科学标准来评价学生、注重学生的全面发展。

2. 护理学专业学生管理的特点 护理学专业学生的管理除了遵循上述基本要求外，还具有有别于其他专业的特点和要求。

（1）重视性别特点：护理学专业的学生以女性为主，因此，在学习管理中更应注重女性的生理和心理健康，更注重柔性化和人性化管理。

（2）做好临床实习阶段的学生管理：护理学专业学生在临床实习期间会遇到医患关系紧张、就业压力大、实习与考研时间冲突、临床护理实践机会少等问题，学校应及时对学生进行心理辅导，辅助学生适宜临床环境，尽快完成角色转换，帮助学生培养良好的职业素质。

（3）注重护理职业素质教育：学校应通过显性课程、隐性课程等途径加强对护理学专业学生在职业目标、职业道德、职业形象、职业心理素质、职业竞争意识等方面的职业素质教育，引导学生热爱护理事业、恪守护理道德、树立救死扶伤的伦理观和积极正向的职业态度。

（4）重视护理学专业学生的职业生涯规划教育：学校应根据医疗卫生事业发展趋势及社会对护理人才的需求，加强对学生职业生涯规划的教育与辅导，帮助其结合自身特点，合理规划职业发展路径，提高综合素质和社会竞争力。

第五节　护理教育的历史、现状与发展

一、国外护理教育的历史与现状

（一）国外护理教育的起源

在漫长的历史长河中，人类为了解除或减轻自身疾病及痛苦，而产生了以"养育、照顾"为主要内容的自发护理及其经验的传授，成为护理活动和护理教育的起源。当时由于经济、文化落后及交通困难等条件的制约，医疗和护理没有明确的分工。治疗与护理多由教会担任，由僧侣、修女对患者进行医疗、照顾。随着医学的发展，建立了医院，收容患者集中治疗，才引起人们对护理患者的注意，直到1576年，罗马天主教徒圣文森·保罗（St.Vincet de Paul）在巴黎成立了慈善姐妹社，这类具有浓厚的基督教信仰的护士组织，逐渐演变为私立医院的护士学校或设有学位的护理系。美国、英国也相继成立了类似的组织。1836年，德国牧师西奥多·弗里德尔在德国凯塞威尔斯城建立了女执事训练所，是护士正规化培训的开端。南丁格尔曾在此接受了短期的护士训练。

（二）以医院护校为基础的护理教育

19世纪50年代，医院开始培训年轻的女性从事护理工作。培训采用带徒方式，在医生指导下从事6个月不付报酬的护理工作，然后取得护士资格。这种形式显著地提高了医疗质量，得到了医生和服务对象的认可。

19世纪下半叶，欧美的现代医学得到了迅速的发展。在南丁格尔的努力下，欧洲第一所护士

学校——圣·托马斯医院护士学校于1860年在伦敦正式成立，标志着正规护理教育的开始。南丁格尔在她的护士学校中建立了完整的教学制度与课程体系，注重理论与实践的结合，同时还非常重视道德规范的形成及人文素养的培养。学生不仅要学习专业知识和技术，自身的言行举止亦会受到监督，同时还会涉猎文学、艺术、心理学等领域。南丁格尔以其一生的心血践行了她对护理事业的热爱和对护理教育的执着，南丁格尔护士学校培养的学生很多都成为世界各地护理事业的开创者，而以医院为基础开办护士学校成为此后一段时期世界范围内护理教育的主要办学模式。美国于1871年在新英格兰妇幼医院开设了院办护校。日本、欧洲各国也先后建立院办护校并开始正规的护理教育，他们的护理教育是为了满足国内发展需求而自觉设立和实行的，对后来其他国家护理教育的发展具有示范作用和深远影响。自1860年直至20世纪50年代，院办护校一直是世界各国培养护士的主要途径。

（三）高等护理教育的形成与发展

工业革命和美国国内战争结束后，医院条件得到了改善，护理教育得到了发展，逐渐摆脱了对医院的依靠。1899年，美国哥伦比亚大学教育学院家政系开设医院经济学课程，培养护士学校校长、教师和护士长，可谓高等护理教育的先声；1901年，约翰·霍普金斯大学开设了专门的护理课程；1909年，明尼苏达大学开设了美国历史上第一个大学护理系课程班，培养专业护士，学制3年，成为现代高等护理教育的开端。20世纪20~30年代，随着美国经济的繁荣，护理教育进入鼎盛时期。1924年，耶鲁大学成立护理学院，开设了以大学为基础的4年制护理学本科教育，学生毕业后授予学士学位，这成为世界护理教育发展史上的一座里程碑。随着卫生保健事业对护士知识和能力产生的高需求及护理学科自身的发展需要，高学历层次的护理教育逐渐发展起来。将护理教育纳入到大学教育中，标志着护理学成为高等教育的一个学科，这对护理学专业的学术性和科学性提出了更高的要求。护理教育的办学方式和教学内容亦发生了显著变化，逐步从职业培训向专业教育转变。这一时期，支持高等护理教育快速发展的原因除了学科发展需要之外，科学技术和经济水平的发展使社会对护理人员的素质需求不断提升，这也是促进护理教育蓬勃发展的客观动因。

第二次世界大战以后，随着医学的进步和医疗向专科化的发展，社会急需受过高等教育的护士，在职的护士也迫切需要进入高等学校接受继续教育。1932年美国的天主教大学首先开展护理硕士教育，目标是培养教学和管理人才及高级专科护理专家；1933年，美国哥伦比亚大学教育学院开设了第一个培养护理教师的博士项目；1934年，纽约大学为护士创办了第一个哲学博士学位，旨在提高护理教育和护理科研水平；1963年加利福尼亚大学开设了护理博士教育。1964年美国加利福尼亚大学大学旧金山分校开设了第一个护理博士学位项目。在发展护理理论精神的倡导下，美国的护理博士学位教育得到了快速发展，到20世纪70年代末已经从3个增加到21个护理博士项目，培养出了大批的护理学博士。1977年6月27日，欧洲共同体《护理指导法》公布，规定护理教育应以高中毕业为起点，学制3年。为遵照法律，欧洲共同体各国的护理教育从学制到课程都进行了相应的改革。目前，美国、加拿大、韩国、菲律宾、泰国、澳大利亚等国家都已经形成了从学士到博士的完整的护理教育体系。

（四）国外护理教育的现状

美国高等护理教育已基本构建起一个从初级水平到高级水平，从应用型技术人员培训到研究型人才培养的完整体系，各层次办学规模及比例比较合理，各层次教育之间衔接科学性强。在护理教育理念上强调哲学概念和职业观念对护理行为的影响力，突出职业特征，关注人权、个性和隐私。在课程设置上，早在20世纪60年代，就引入社会科学和人文科学。根据专业需求的改变及时开设特色护理课程。80年代，开设的远程教育，为提高教育社会化进程，满足护士更高需求提供了有益途径。在教学方法方面表现为重视对批判性思维能力、自学能力的培养。教学方法灵活多样，逐步由以课堂和教师为中心的教学转向以学生为中心的合作式学习。目前，美国的护理教育体系主要分为4个层次：高中毕业后学制2年的协士学位教育；高中毕业后学制4年、大专毕业后学制2

年的学士学位护理教育；硕士学位护理教育；分为护理学博士（DNS）与哲学博士（PhD）的博士学位护理教育。

日本于1985年起逐渐取消中等教育，普及高等护理教育。加拿大护理学会在1994年提出，到2000年，所有从事临床护理实践的护理人员必须具备本科学历。在英国，大部分护理学专业学生都进入大学进行3年制全日制证书课程的学习，毕业后根据不同专业获得四类护理资格认证，即"成人""精神健康""儿童""学习能力残疾"。澳大利亚近年来对护士的学历要求亦颇为严格，规定护士必须持本科学位才能上岗。目前，澳大利亚已实现了百分之百的高等护理教育。

二、中国护理教育的历史与现状

（一）我国护理教育的起源

自从有了人类，就有卫生保健活动。从医学的起源看，先护后医、医护合一是我国传统医药的特色之一。中医学强调"三分治，七分养"，其中"七分养"的实质就是护理。远古至公元前22世纪，一般认为是我国医学教育的萌芽期，人类通过劳动创造了语言文字，积累了初步的医药卫生知识。公元前22世纪至公元前5世纪，是我国医学师徒式教育发展期，此时期的师承教育的最大特点就是以临证贯穿于教学过程始终，医护融为一体，且护理没有明确的高、中、低级之分，只凭经验多少来区别水平的高低。公元5世纪至1840年，称为我国传统医学教育的发展期。医学教育从师徒式发展到建立医科学校，学校教育与师承家传教育并存，以学校教育培养学生，在体制、专业设置及招生考试等方面不断完善，逐步形成了具有我国特色的传统医学教育体系。中医护理理论经历了春秋战国、汉魏、晋南北朝、唐、宋、元、明、清等时代已趋于完善，近代、现代的中医护理渐见雏形，其特点是以整体恒动观为指导思想，遵循因人、因地、因时制宜的原则，运用辨证施护方法，采用中医特有的四诊观察、针灸、推拿等护理技术，强调情志调节和饮食调养，以人为本，并尊重个体差异。

（二）近代护理教育的萌芽（19世纪80年代～20世纪初）

19世纪的中国，正处在一个多灾多难而又承前启后的时代。两次鸦片战争后，近代中国的条约制度基本形成，在各种条约的作用下，清政府对待教会在华医疗事业的态度由最初的全面禁止逐渐转为容忍与支持，西医得以在中国大量传播。各国列强在各地通商口岸建立教堂，借医传教成为普遍形式，一批教会诊所和医院在中国陆续建立起来。随着西方医学在中国的传播，传教士医生越来越感到护士的稀缺。在这样的时代背景及专业需求之下，护士的培训工作在中国开始出现。训练中国护士最初见于少数沿海通商口岸城市。1884年，英国传教士医生威廉姆（William Lockhart）在上海的医院中开始了带徒式培养训练。1887年美国耶稣会传教士伊丽莎白·麦克奇尼在中国率先开办了护士训练班。虽然麦克奇尼没有系统的课程设置，没有教材，也没有供学生练习的设备和实验器材，教学模式依旧是"带徒式"，但她开启了中国护理教育的正式形式，麦克奇尼也被后人公认为"中国近代护理的先驱"。

19世纪末至20世纪初，来华的传教士护士逐渐增多，对护士的培训和教育陆续展开，建立了一系列的护士训练班及护士学校。1888年，美国护士约翰逊（Ella Johnson）在福州的马戈医院（Magaw Hospital）创立护士学校；1896年，美国传教士茱莉亚（Julia M. Turneer）在广东实施了2年制的护士教育计划；1902年伦敦会亚当斯（F. W. Adams）医生在岳州创建医院，并在医院中建立护士培训班和医院护理员培训班；1906年，中国妇女高氏和美国医生联合创立杭州妇产医院和护士、助产士培训所；1907年，美国圣公会在安庆建立圣·詹姆斯医院（St. James Hospital），1908年正式招收男女护生，学制3年。这一时期，中国的护士学校开始出现。1907年中国第一位留学美国的女医生金韵梅得到北洋政府的支持，在天津东门建立了一所护士学校——北洋女医学堂，这是我国第一所公办的护士学校。

除了上述的护士学校外，有记载的还有1901年由美国费城的科芬（Lemuel Coffin）资助，在上海同仁医院开办的一个小型护士学校；1905年在北京协和医学堂开展的护士训练工作；1906年中国内地会在山西平阳建立威尔逊（Millar Wilson）医院，医院设立了护士培训学校；1908年在南京成立了由露西（Lucy A. Gaynor）领导的友好医院协和护士所和护士学校。

萌芽期的中国护理教育刚刚起步，条件简陋，设备缺失，师资不足，教材稀少，生源惨淡，但正是这些护士培训班和护士学校，为西医护理在中国的落地生根开辟了最初的土壤。

（三）近代护理教育的发展（20世纪初～中华人民共和国成立前）

1. 教育制度逐渐规范 1909年8月"中国中部看护联合会"成立，其目的是统一全国护理教育标准，提高护理服务水平。从此我国有了正式的护理组织，迈出了向规范化发展的第一步。1912年，联合会决定统一中国护士学校课程，规定全国护士统一考试时间并订立章程，同时成立教育委员会。1914年，看护联合会更名为"中华护士会"。在中华护士会的推动下，1934年成立了中央护士教育委员会，将护士教育包括在教育部医学教育委员会之内。中央护士教育委员会从成立至中华人民共和国成立前，是中国护理教育的最高行政领导机构。

护理教育作为一种职业性质的教育，一直未能正式纳入政府颁布的学制，直到1933年国民政府颁布了《职业学校法》，才正式在学制上认可了护理教育。《职业学校法》将职业学校分为初级和高级两类，每类又分为甲、乙、丙、丁四类，其中护士教育属于高级中的丁类"家事"，在高级职业学校按类设置的课程中，丁类"家事"就包括了"看护助产"这一课程。

中国护理教育被纳入国家教育行政系统后，直接隶属教育部，与其他各类学科的教育受同等重视。由国家办理注册获政府承认后，护士有了法律地位，得到政府直接的保障，从而提高了护士及护士职业在社会上的地位。

2. 课程设置更加广泛 由于我国的护士学校有公立、私立、教会等多种性质，因此在课程设置方面尚无统一标准。20世纪20年代开设的课程共十几门，主要以疾病为中心。到了30年代，课程内容上进一步科学与先进，除以往的临床课程外，还增加了"护士伦理学""护病历史""家政学""外国文""社会学""饮食学"等。随着国际护理事业的发展，课程设置逐渐科学化、系统化。至1947年，我国的护士学校课程大致分为两类：一是基本学科，如解剖学、生理学、营养学、细菌学、药物学、病理学等；二是工作理论或工作实施的原则和方法，但至中华人民共和国成立前仍未有统一的课程设置标准。

3. 教材数量种类增多 1920年以前，主要有中华博医会出版的《护病要术》和《护病新编》等，此后的益智书会、墨海书馆、商务印书馆、医学书局等，都翻译出版了许多护理书籍。中华护士会成立后，将编辑出版书籍等作为主要工作，护理类书籍的种类和数量都大幅增加。译著有《护士饮食学》《实用护病学》《护理产科学》《护士心理学》等，本国自编的教材有《病人看护法》《家庭看护法》《看护学》《各科看护法》等。主要的教学用书大多为译著、编译著作，而国人所著的护理书籍一般较简短，以普及护理知识为主。

4. 教育层次提高 1921年，洛克菲勒基金会联合协和医学院、燕京大学、山东齐鲁大学、南京金陵女子文理学院、苏州东吴大学、广州岭南大学等创建了高等护理教育机构"北京协和医学院护士专修科"，即后来的"北京协和医学院高级护士学校"，学制5年，招收高中毕业生，学生毕业时授予学士学位，成为当时我国唯一一所培养学士学位护士的学校。北京协和医学院护士专修科的创建，标志着中国高等护理教育的开始。中华人民共和国成立前，除了协和护校，湘雅护士学校、南京国立中央高级护士职业学校等均代表着近代护理教育水平的提升。

5. 生源逐渐向女生倾斜 受中国传统封建文化中"礼教大防"的束缚，护校生源一直以男性为主。1907年由清政府颁布的《女子小学堂章程》和《女子师范学堂章程》两个法规的出台，解除了女子不能受教育的禁令，使得我国女子教育从此在学制上取得了合法地位。之后，一部分妇女走出家门，接受职业技能的教育以求谋生和独立，而护理这一职业天性本就适合女性，因此，

20世纪后，护理生源逐渐倾向为女性。到了1936年，全国护士学校有2636名学生，其中女学生1924名。

6. 学校数量增多 从1914年护校注册制度确立始，由当时注册的4所护校发展到1949年的183所。除此之外，还有一些教会护校、私人护校未注册。加之抗日战争、国内战争等各种因素，一部分护校中途停办，至中华人民共和国成立后政府接管的护校有126所。

7. 开展留学教育 1946年，第二次世界大战结束不久，联合国善后救济总署为适应战后的需要，在美国纽约主办护士师资进修班，为饱受战争创伤的国家大量培养护士，以解决和预防"大战之后必有大疫"的问题。由欧洲四国捷克斯洛伐克、意大利、罗马尼亚、波兰和中国各派20名优秀护士，赴美接受为期4个月的进修学习。这20名优秀中国护士在美国接受了先进的护理理念和高水平的护理技术教育，学成回国后，大都成为我国护理领域的专家、学者，为护理事业做出了卓越贡献。

综上，中国护理教育的近代化过程与整个社会的近代化紧密相连。西方护理在中国落地生根是历史的选择，注定了它本身的双重性质——既是中国的护理教育，同时又不可避免地带有浓重的西方色彩。加之处在特殊的动荡年代，生产力落后、人才匮乏、资源不均等一系列现实问题，使得这门学科即使全盘西化，其实际水平也并不能与同期的西方护理教育相比。即便如此，近代中国的护理教育仍旧为我国护理教育的发展奠定了基础，是整个中国护理教育发展史中的重要阶段。

（四）中国护理教育的调整（1949年至1979年）

中华人民共和国成立后，国家开始逐步接管护士学校并加以整顿改造。同时为了适应当时国家计划经济的总体要求及全国缺医少药的现状，在1950年8月第一届全国卫生工作会议上，决定将护理教育列入中等专业教育序列，停办高等护理教育。由卫生部制定全国统一教育计划、教学大纲和教科书，招生对象为初中毕业生，学制2年。1953年，北京协和高等护理专科学校正式宣布停办。1954年，卫生部决定将中专护理教育学制改为3年。1958年至1960年的"大跃进"运动也给护理教育事业造成了巨大影响。全国各地纷纷举办中等卫生学校，学校数量、招生人数均大幅增长，但在执行教学计划中缺乏严肃性，部分地区和学校还盲目进行课程设置和课程体系的改革，使教育质量大幅下滑。随着"大跃进"运动的结束，国家对教育事业进行了全面调整，1963年7月，卫生部在杭州召开了医学教育工作座谈会，会议明确了中等医学教育在整个医学教育中的地位和作用，使中等医学教育恢复了正常发展的道路。

1966年至1976年，我国的护理教育形成断层，全国大多数护士学校停办，校舍、教学仪器被毁，教师流失严重，迫于医疗工作的实际需要，不少医院自办护士班，使大批未受到正规专业培训的初级人员进入护理队伍，导致护理质量大幅下降。

总之，这一阶段高等护理教育的停办、中等护理教育的混乱使得中国与国际护理教育间的差距逐渐加大。

（五）中国护理教育的振兴与繁荣（1979年至今）

1. 护理中专教育 1979年7月16日，卫生部颁布了《卫生部关于加强护理教育工作的意见》，指出"要大力加强和整顿现有的卫生学校办护士专业、医院办护校和独立护校这3种类型的教育""积极恢复和建立护士学校，各省市、自治区要在3年内恢复或新建一所护校"。政策制定后，到1985年为止，已有439所全日制中等医药卫生学校设有护理学专业，全国有护士63万多。为达到1990年护士总数发展到83万的奋斗目标，1986年8月27日，卫生部在《关于护理队伍建设的五年规划（1986—1990）》中提出了"提高中等卫生（护士）学校培养能力，扩大招生规模"的举措，同时大力提倡"医院办护校、医院联合或医院与卫校联合办护校"的人才培养方式。为了强化这一措施，1987年12月1日，卫生部和国家教育委员会在《中等卫生学校与医院联合办学培养护士的暂行规定》中明确指出卫校与医院联合办学属于正规教育制度。卫生部于1989年2月14日又颁布了《卫生部关于加强中等卫生学校师资队伍建设的意见》，政策的出台在一定程度上缓解了师资的匮乏，提高了师资的质量。从上可以看出，在第十一届三中全会后的近10年内，我国护理教育的重点是中等教育，政策制定的出发点是整顿和恢复中等护理教育。

2. 护理大专教育 护理大专是建立在中等护校毕业基础上的成人护理高等教育。20世纪80年代初，全国各医学院校纷纷创办护士大专班，学员经过国家统考入学。教育形式上不仅有全日制的3年大专班、半脱产4年制的业余夜大，还有自学考试的形式。1999年6月13日《中共中央国务院关于深化教育改革全面推进素质教育的决定》发布，将高职教育明确为高等职业教育，属于大专教育，从此我国护理大专教育有了两种形式——高等专科学校和高职学校。到2005年，全国近250所学校开设了护理高职教育。

3. 护理本科教育 为恢复我国的高等护理教育，中华护理学会曾多次组织有关会议进行讨论，并于1978年11月11日向卫生部呈报了"我国需要高等护理教育的几点理由"的书面报告。卫生部于1979年7月16日在《关于加强护理教育工作的意见》的文件中，提出要恢复和发展高等教育，并规定计划在2~3年内选择有条件的高等医学院校试办护理学专业（系）。根据文件精神，1982年天津医学院开始筹建护理系，1983年正式招生，在全国率先恢复了护理本科教育。1984年1月，教育部和卫生部联合召开了高等护理学专业教育座谈会，鼓励参会的医学院校要积极创造条件，试办高等护理学专业教育，培养高级护理人才，逐步建立具有中国特色、适应"四化"建设及医药卫生工作需要的教育体系。这次会议不仅是高等护理教育的促进会，也是护理学科发展史中的一个重要转折点。从此，高等护理教育在停办了30多年后，从1985年起逐步恢复，北京医科大学、协和医科大学、中山医科大学、山东医科大学、西安医学院、南京医学院、上海医科大学、上海第二医学院、上海第二军医大学、中国医科大学10所医学院校于1985年相继招生，学制4~5年，授予医学学士学位。1987年8月，在国家教育委员会颁布的《全国普通高等学校医学本科专业目录》中，护理学专业正式列入本科专业，从法定程序上正式确立和规范了护理学专业的培养目标、主干学科、主要课程、修业年限和学位授予，明确了高等护理教育的方向。20世纪90年代初，又有华西医科大学、湖南医科大学、哈尔滨医科大学等相继开设了护理本科教育。此外，从90年代开始，许多医学院校陆续开设了护理专科升本科的教育形式，为在职护理人员创造了再深造的机会，在一定程度上提高了其知识水平和业务能力。中医护理学专业从中医学中分化出来始于20世纪60年代，我国高等中医护理教育开始于1985年，北京中医药大学首先开设了中医护理专科教育。1999年，广州中医药大学等3所院校开设了中医护理本科教育。2007年，全国已有24所高等中医院校设有中医护理学本科教育专业。

4. 护理研究生教育 1990年12月，经国务院学位委员会批准，北京医科大学成为全国首个护理学专业硕士学位授予单位，1992年正式招收护理学专业硕士研究生。之后，协和医科大学、上海医科大学、广州医科大学、西安医科大学、华西医科大学、天津医科大学等也相继获准为硕士研究生招收点。这期间还有与国外护理学院联合培养护理硕士的项目，如1994年美国中华医学基金会资助西安医科大学等8所医科大学与泰国清迈大学联合举办的护理研究生班等。2006年全国有4所院校开设了中医护理硕士研究生教育。2001年，中国协和医科大学护理学院和美国约翰·霍普金斯大学护理学院开始探讨联合培养护理学博士的可行性。2004年8月，在美国中华医学基金会资助下，中国协和医科大学护理学院和美国约翰·霍普金斯大学护理学院启动联合培养护理学博士的项目。至此，我国的护理教育完成了各学历层次的建设过程。

综上，社会的发展为中国的护理教育揭开了新的历史篇章，三十多年来经过不懈努力，中国的护理教育得到了振兴和繁荣，教育制度与教育模式日臻成熟与完善，为我国医疗卫生事业的发展培养了大批护理人才，有力推动了中国护理事业的蓬勃发展。

三、现代护理教育的发展趋势

（一）明确教育目标，调整人才结构

随着健康观念的转变、护理事业的自身发展及医疗卫生事业改革的不断深入，开展多层次、多

形式的护理教育，提高护理队伍的整体水平，为不同人群提供多元化的健康管理服务，以适应社会经济发展及大众对健康的不同需求，是现代护理教育的时代抉择。当代本科护理教育，已经从为某个专门领域培养专门人才，趋向培养具有较强综合能力、较大发展潜力、能较好地适应社会医疗卫生事业改革进程的高素质复合型护理人才；护理学研究生教育的主要任务是培养护理师资、临床护理专家及护理管理人才；现代高职高专护理教育不同于研究型的高等教育，亦有别于单一技能型的中等职业教育，侧重于培养适应生产、服务第一线需要、具备坚实实践能力和综合职业能力的高级应用型人才。今后，需要进一步调整护理教育的规模与结构，控制总招生规模，减少中等护理教育的比例，逐步扩大高等教育的比例，使护士队伍起始学历从以中专为主体逐步过渡到以大专和本科为主体。

（二）调整课程设置，凸显护理特色

课程是人才培养的途径和媒介。目前我国高等护理教育课程框架受护理程序和生物-心理-社会模式的影响较大，比较注重临床医学与护理知识的传授，较少根据专业特点来构建课程体系，护理学专业的特色不明显。美国高等护理教育学会1999年修订的"护理学专业高等教育标准"，将护理教育分成两大部分——与人文关怀相关的人文和科学教育、护理学科教育。后者又分成四个版块——核心护理知识、核心护理能力、护理职业价值和护理角色发展。整个教育过程以人文和科学教育为基础，经过两大部分的教育最终达到培养目标。这样的课程体系设置确保了护理知识、技能、态度的整合培养，体现了护理的人文专业特征，非常值得国内护理教育界的借鉴。我国高等护理教育课程设置需兼顾专业知识的传授与人文素养的塑造，需改变以传授专业知识为主的传统护理教育观念，增加社会、人文知识和专业思想与理论方面的课程，并针对高级护理人才教学、科研、管理的职业定位，加强相关内容的传授，以适应护理服务范围的扩大和护理人员角色多样化的需求。此外，护理是实践性学科，应重视发展学生的护理实践能力、临床思维能力，继续深入研究理论课程与实践课程有效融合的途径和方法，在实践中巩固理论知识，内化职业道德，树立职业信仰。总之，课程设置既要体现护理学专业特色，亦要立足当下、着眼未来、与时俱进。

（三）确立教学主体，丰富教学形式

在护理教育教学过程中，教师、学生应共同处于"主体"地位，即教师学生"双主体"。一方面，学生是认知的主体，是知识意义的主动建构者。因此，除了传统的讲授教学法之外，更应该创造条件运用PBL教学法、小组讨论学习法、翻转课堂、互联网辅助教学等教学方法，锻炼学生的自主学习能力、社会实践能力，培养循证思维、批判精神及团队合作精神。另一方面，教师亦是教学过程中的主体，发挥主导教学过程的作用。教师应做好整个教学过程的教学设计，包括制订教学目标、选择教学内容、明确教学重点难点、制订教学策略、评价学生基础、收集教学反馈、评价教学效果等，这些均需要教师具备较强的教学管理能力和教育学、心理学等理论素养。教师掌控着整个教学进程，并对教学质量负责，体现着教师的主导地位。随着时代的进步，教学手段日益多元化，无论是作为学习者的学生还是作为教学者的教师，均应该学会运用新的教育技术来辅助学习，使教育技术与教学方法相互渗透融合，相得益彰，从而提高教学质量。

（四）完善护理教育制度，打造护理终身教育体系

随着护理事业的不断发展及社会对护理人才需求的不断变化，护理教育制度和教育体系亦需要不断修订和完善。根据学科发展特点及社会需求，明确不同层次护理教育的办学标准、人才培养定位、教育目标、课程设置、评级体系等，加强护理教育的内涵建设。完善继续教育制度，进一步拓宽护理继续教育的渠道，丰富护理继续教育资源，提供灵活多样的继续教育形式，为护理人员入职后的继续教育创造宽泛的学术环境，打造终身教育的职业氛围。深入探索临床专科护士或临床护理专家的培养模式，为临床护士提供职业发展新路径。专科护士、临床护理专家的设立不仅符合社会公众对健康保健的需求，更是护理学学科发展规律的使然，是护理高水平、专业化的体现。总之，教学制度及教育体系的完善是护理人才培养的立足之本，是护理终身教育体系的基本保障。

（五）树立全球化视野，发展与国际接轨的护理教育

在医学教育全球化发展的背景下，护理教育也在逐渐走出国门与国际接轨。积极扩大对外开放、开展国际交流和合作、培养具有国际交往能力的高素质的人才是今后护理教育的重要任务。采用国际化的教育质量标准，建立与国际接轨的护理教育质量认证制度，推动学历的相互承认，通过联合办学或合作开展教育项目，为具有不同文化背景的学生提供更多受教育的机会和更广阔的发展空间，推动全球护理教育的协同发展。

（六）融汇中西医文化，打造具有中国特色的护理教育

随着我国国际影响力的不断提升，中医药已走向世界，中医药与现代医药相结合的"结合医学"将得到蓬勃发展。中西医结合护理作为中西医结合医学的一个分支，以它特有的整体观念、辨证施护理论、中医护理技术及养生保健方法等逐渐被世人认可和接纳，其发展前景广阔。随着中西医结合护理学科的逐步完善，我国的护理教育将走出一条秉持现代护理发展理念、汇聚中西医文化的特色之路。

四、护理教育的发展规律

教育规律是指不以人的意志为转移的客观事物（教育内部诸因素之间、教育与其他事物之间）内在的必然的本质联系，以及教育发展变化的必然趋势。护理教育的发展受学科本身及社会发展的多重影响，呈现出护理教育水平受社会生产力发展制约、护理教育性质由政治经济制度决定、护理教育模式需符合教育对象身心特点等规律。

（一）护理教育水平受社会生产力发展制约

社会生产力的发展水平决定着护理教育的发展规模与速度。随着社会的不断进步，护理教育从诞生至今大致经历了"职业出现—教育萌芽—组织化—系统化—规范化—现代化"这一过程。道路是曲折的，如欧洲中世纪宗教哲学对医疗护理的压制、文艺复兴运动对自然科学的解放而带来的对医学真理的追求、19世纪产业革命对自然科学的推动、我国近代民主革命对西医传播的促进等，这些医学革命的背后实质上是社会生产力的发展。社会的进步推动着护理教育水平由低级向高级上升。未来的护理教育仍将循着社会的发展步伐继续向前，而不断形成的历史则可供后人学习和借鉴。

（二）护理教育性质由政治经济制度决定

政治经济制度决定着护理教育的领导权。在1949年前，国民政府虽然在行政上建立了对护理教育的管理部门并有相关政策支持，但由于中国的护理教育是自西方传入的，实际上护理教育的主导权一直在外国人手中，直到中华人民共和国成立后社会主义改造才正式确立了对护理教育的领导权。政治经济制度决定着受教育者的权利。1949年前，中国的护理教育虽然未限制公民报考学习的权利，但是受社会经济水平、风俗习惯及传统观念等因素的影响，实际上受教育对象是有限的人群，尤其是高等护理教育，普通的平民百姓无能问津，当时的护理教育体现着一定阶级划分性质。1949年后，我国实行教育向工农开门，1986年公布义务教育法，这些都是国家意志的体现。护理教育亦按照我国卫生事业政策方针的调整而开始真正面向全体社会公民，消除了阶级性。政治经济制度决定着护理教育的目的。1949年前，中国护理教育的目的主要是形成"护士"这一社会职业，培养医生的助手，在国家层面上并没有清晰的定位与发展规划，更很少考虑到受教育者的发展需求。中华人民共和国成立后，社会政治经济制度的转变使护理教育的目的转变为致力于缓解我国当时缺医少药、卫生资源不足的现状，培养为广大劳动人民群众提供健康服务的卫生工作者；改革开放后，护理事业蓬勃发展，护理教育的目的更加科学化、现代化。从社会发展的需要与受教育者自身发展的需要出发，明确了坚持以国民教育为目的、反映护理学专业的专业特性、明确专业定向和人才培养层次规格的现代护理教育目的，并以此为指导，确立了更加细化的各层次培养目标。

（三）护理教育模式需符合教育对象身心特点

任何一种教育模式均应以教育对象的认知特点、心理发展特点为依据和基础，护理教育亦不例外。

由护理教育的发展历程可以看出，随着社会整体认知水平的提高、社会文明的不断进步，社会公民的整体素质也在不断提高，护理教育模式的选择与制订必须以教育对象的身心特点为基础，并通过教育促进教育对象的全面发展。例如，从专科到研究生的各层次的护理教育，从教学目标、教学内容到教学方法都是根据学生的认知特点和知识基础为依据而制订的，层次越高，教育的需求越高，对教育模式多元化的要求也越高。只有明确各层次教育对象的不同特点及教育需求，才能够使整个护理教育体系更加完善。

知识拓展

秋瑾与《〈看护学教程〉序言》

近代著名的民主革命家、"鉴湖女侠"秋瑾不仅是我国妇女解放运动的先驱者，也是我国近代护理学的倡导者和开创者。她曾翻译了日文版的《看护学教程》，并亲自撰写了《序言》。这是出现在我国近代最早的护理学教科书，其序言是我国最早正确论述和评价护理学的重要文献。

1906年前后，秋瑾翻译了日文版的《看护学教程》，之后在自己创办的《中国女报》上连载。在第一期连载"译文"前，秋瑾还撰写了《序言》，对护理（看护）工作的性质、作用、历史、意义等做了精辟的论述，对从业者的素质提出了技能、学识、慈爱、周致等多方面要求，对当时社会上视护理工作为"贱业"的错误看法进行了驳斥，对广大的女性护理工作者寄予了谆谆厚望。

秋瑾在《序言》中写道："看护法者，医学中之一科目，而以为治疗者之辅佐也。故欲深明其学，施之实际，而能收良好之效果者，非于医学之全部皆得其要领者不能；且即使学识全备，技艺娴矣，然非慈惠仁爱，周密肃静，善慰患者之痛苦，而守医士之命令，亦不适看护之任。"序言中还写道："人君博爱，世界具有同情，故救死扶伤，无分彼此，斯博爱之旨也。惟习俗所锢，往往有视看护为贱业者，此则谬之甚者也。夫看护为社会之要素，妇人之天职，固无俟吾辈喋喋；抑亦有一言者，人生斯世，孰无亲子兄弟，而疾病痛苦又所难免，则健者扶掖病者，病者依赖健者，斯能维持社会之安宁……"

《看护学教程》及《序言》在《中国女报》刊登时，秋瑾还在文前加了一段说明，表达了翻译的目的、将来的打算及谦虚的态度。文曰："慈善者，吾人对于社会义务之一端也。吾国群理不明，对于社会之义务，缺陷良多；独慈善事业尚稍稍发达。囊岁在东，与同志数人创立共爱会，后闻沪上女界，亦有对俄同志会之设，今虽皆未有所成，要之吾国女界团体之慈善事业，则不能不以此为嚆失。他日者，东大陆有事，扶创医痍，吾知我一般之姊妹，不能辞其责矣。兹编之译，即本斯旨。第原书卷帙颇多，若欲全译，则杀青无日，故删繁录要，先成此篇。俟有暇日，再合订成本，以飨我博爱诸姊妹。至文笔之简陋，自知不免，只求达意耳，识者谅之。译者秋瑾识。"

遗憾的是，《看护学教程》在《中国女报》只刊登了第一章"看护法"中的第一节和第二节，这是因为刊登了两期之后，秋瑾即在1907年7月15日因反清起义被捕，就义于绍兴轩亭口，《看护学教程》在《中国女报》上的连载也因此停止。

作为一份珍贵的历史文献，秋瑾撰写的《〈看护学教程〉序言》目前还保存在绍兴市和畅堂秋瑾故居内。秋瑾对中国近代护理学的贡献如同她对中国近代民主革命和妇女解放运动的贡献一样，将永远铭记在中国人民特别是中国护理工作者的心中。

资料来源：http://epaper.zgkqw.com/html/2010-11/28/content_69895.htm

（胡　燕　崔香淑）

思　考　题

1. "南丁格尔并没有学过护理教育学，但她是一个伟大的护理教育家。所以，对于一名临床护理工作人员来说,学不学护理教育学无所谓。"你如何看待这一观点?

2. 护理教育的任务包括教学、科研和服务社会,你如何理解这三者之间的关系?

3. 假设你是一名普外科病房的护士,担任本科室的临床护理带教工作,最近科室接收了一批临床实习和见习的护生,其中有来自护理学院的课间见习学生,也有护理学院本科四年级的实习生,还有几名来自高职院校的专科实习生,针对这些学生,你认为对他们的要求有哪些不同?制订带教计划或方案时需要考虑哪些因素?

第二章 护理学专业的教师与学生

【学习目标】

识记
1. 阐述教师与学生的权利与义务。
2. 阐述教师的职业角色。
3. 阐述护理学专业教师培养的主要途径。
4. 阐述护理学专业教师的职业素质要求。
5. 阐述理想师生关系的基本特征。

理解
1. 能用自己的语言正确解释下列概念：师生的角色、教师的素质、教师关系、教育机智。
2. 举例说明护理学专业良好师生关系的特点。
3. 正确说明教师劳动的特点。
4. 结合当前社会实际和护理学专业特点，说明护理学专业教师应具备的素质素养。

运用 运用本章所学知识，探讨建立良好师生关系的策略。

护理学专业教师和学生构成教育活动的主体，是护理教育系统中最基本的活动要素。二者在教育学的过程中，形成了师生关系，这是一种特殊的人际关系。护理学专业教师（nursing teacher）是护理教育活动的直接组织者和实施者，护理学专业学生（nursing student）是护理教育活动的对象。所以，应充分了解护理学专业学生的基本特征，认识教师劳动的价值与特点、教师的权利与义务、教师的职责与角色，提高教师的专业素质，促进教师的专业发展，构建护理学专业和谐的师生关系，以利于培养社会所需要的各级护理学专业人才。

第一节 护理学专业的学生

一、护理学专业学生应该具备的基本能力

护理学专业学生是指一切接受护理学专业教育活动的人，既是护理教育的对象，又是自我教育的主体。他们在护理学专业学习过程中接受全面教育，学习专业知识与技能、培养科研意识、提高人文素养，成为德、智、体、美全面发展的人才。作为一名合格的护理学专业学生应具有以下基本能力。

（一）理论知识能力

护理学专业学生应有扎实的专业理论知识，无论是将来的临床技能，还是教学、科研及管理，都需要丰富的理论知识。同时，要不断地博览群书，查阅文献，丰富自己的理论知识，达到充实自己的目的。

（二）实践能力

实践能力是将理论知识转化为实践工作的重要保证。对于护理学专业学生来说实践能力是极其重要的，由于专业的特殊性，毕业之后大部分学生要从事临床工作。实践能力的强弱，直接会影响个人的发展前途。为此，学生应重视实践，勤于操作练习，在理论知识的指导下，提高自己实际动手能力。

（三）沟通能力

沟通能力是社会交往的关键，一个具有很强沟通能力的人，工作便得心应手。护理学专业大学生都必须具备较强的沟通能力。而培养沟通能力需要自信心和必要的技巧。沟通过程应注意以下几点：要注意沟通中双方相互尊重；要学会站在对方的立场和观点上看问题，了解对方的观点和需求；要积极地在矛盾和冲突中找共同点，提高沟通的技巧。

（四）语言表达能力

语言表达能力是护理学专业学生必须具备的一项重要能力。因为临床工作大部分时间要与患者打交道，出色的语言表达能力对于处理好护患关系、减少医患纠纷是至关重要的。因此，学生应该阅读相关书籍及进行有效的锻炼，来提高自己的语言表达能力。

（五）适应环境能力

适应环境能力是一个人综合素质的反映，它与个人的思想品德、创造能力、知识技能等密切相关。护理学专业学生毕业之后，大部分所面临的是临床一线工作。工作环境是比较复杂且不断变化的。所以，学生要培养自己适应社会环境的能力，工作中才能够变不利的因素为有利因素，从而为以后事业的成功奠定坚实的基础。

（六）竞争能力

竞争能力是人们顺利完成某项活动所必备的一种心理特征，也是大学生乃至人类都在追求的一种能力品质。竞争能力是自身发展和社会发展的需要，竞争是实力的展示。掌握更多的技能技巧，善于抓住机会，勇于展示自己才会在竞争社会中获胜。此外，竞争实际是人格的考验。因此，大学生必须在竞争社会中保持健康积极的心态才能获胜。

（七）人际交往能力

人际交往是一门学问，它存在于社会的任何角落，它是人们实践经验的结晶。学生必须具备这个能力，具备良好的社会交往能力，才能把握各种交流机会，培养自己与他人在心理方面的相通。同时，要做到诚实守信、人格平等。

（八）组织管理能力

护理学专业学生应具备良好的组织管理能力，能够把工作岗位的人力、物力、财力、时间、信息等要素科学地组织起来，有效地完成所担负的任务，这种能力不仅领导干部应具备，高层次的人才也应具备，这是适应新的生活方式必备的能力素质。

总之，培养高素质护理人才，必须加强护理学专业学生各方面能力的培养，引导学生形成科学人生观和价值观。

二、护理学专业学生的权利与义务

护理学专业学生在校学习阶段与所有在校大学生享有相同的权利和义务。我国《普通高等学校学生管理规定》（教育部令第21号），自2005年9月1日实施以来，对于维护高校正常教育教学秩序、保障高校学生权益发挥了重要作用。时隔近12年，教育部在大量调研和广泛征求意见基础上，重新修订《普通高等学校学生管理规定》，新修订的《普通高等学校学生管理规定》（教育部令第41号，以下简称《规定》）将于2017年9月1日起施行。《规定》是指导和规范高校实施学生管理的重要规章，涉及学生的权利与义务主要如下。

（一）在校期间依法享有下列权利

1. 普通高校学生享有的权利

（1）参加学校教育教学计划安排的各项活动，使用学校提供的教育教学资源。

（2）参加社会实践、志愿服务、勤工助学、文娱体育及科技文化创新等活动，获得就业创业指导和服务。

(3) 申请奖学金、助学金及助学贷款。

(4) 在思想品德、学业成绩等方面获得科学、公正评价,完成学校规定学业后获得相应的学历证书、学位证书。

(5) 在校内组织、参加学生团体,以适当方式参与学校管理,对学校与学生权益相关事务享有知情权、参与权、表达权和监督权。

(6) 对学校给予的处理或者处分有异议,向学校、教育行政部门提出申诉,对学校、教职员工侵犯其人身权、财产权等合法权益的行为,提出申诉或者依法提起诉讼。

(7) 法律、法规及学校章程规定的其他权利。

2. 护理学专业学生在校期间还应享有的权利

(1) 知悉实习的安排:学生有权利知道实习过程的安排,有权利期望教师引导他们达到目标。教师应该向学生解释实习单位的政策、实习轮转的程序、临床教学方法及评价方法。

(2) 良好的学习环境:实习单位应为学生提供具有充分学习与临床实践机会的环境,提供有助于学生达到学习目标的经历,提供必要的学习材料与学习活动。

(3) 有合格的带教教师:学生在临床实习过程中应获得临床教师的指导。合格带教教师有两个标准,即具有所带教领域丰富的专业知识和熟练的技能,有胜任临床教学的能力。

(4) 对教师要求其执行但自己在实习中未曾学习过或自认为尚不熟练的技能,有权拒绝执行。

(5) 有权询问评价结果:临床带教教师对学生的评价难免带有主观色彩,学生为确保自己得到相对客观的评价,有权询问带教教师对自己临床评价的结果及依据,同时学生也须尊重教师对他们做出的专业性的评价。

(二) 学生在校期间依法履行下列义务

1. 普通高校学生履行的义务

(1) 遵守宪法和法律、法规。

(2) 遵守学校章程和规章制度。

(3) 恪守学术道德,完成规定学业。

(4) 按规定缴纳学费及有关费用,履行获得贷学金及助学金的相应义务。

(5) 遵守学生行为规范,尊敬师长,养成良好的思想品德和行为习惯。

(6) 法律、法规及学校章程规定的其他义务。

2. 护理学专业学生在校期间还应履行的义务

(1) 尊重、珍视每一个生命,平等、关爱每一个患者。

(2) 努力学习专业知识和各项护理技术。

(3) 按要求参加临床见习和实习,并在带教教师的严格指导下进行护理工作。

第二节 护理学专业的教师

> **案例 2-1**
>
> **地震袭来,名山一中 3 位教师有序疏散学生**
>
> 2013 年 4 月 21 日,芦山地震第二天,有一段视频在网上疯传,点击率不断刷新。视频记录了雅安市名山一中 3 位教师疏散学生的场景:正在上课的高中学生在 3 位教师的指挥下安全、有序地撤出教室,教师们最后撤离。对此,网友们由衷赞叹:"危险面前,无须选择:瞬间的举动,源自于内在的品质!向这些教师致敬!"
>
> 他们就是被网友誉为"最美教师"的名山一中教师高玉华、陈萍、郭昭祥。4 月 20 日早上 8 时 02 分,高一(3)班讲台上,英语教师高玉华正在讲解语法从句,忽然地动房摇,门窗

发出剧烈的碰撞声,课桌上的书本掉落一地。

"跑!你们快跑!"意识到不是普通的余震,高玉华一边大声呼喊,一边跑下讲台,挤在电子操控台前面的空隙里,给学生让出更大的通道来。

摇晃越来越剧烈,教室里像炸开了锅,尖叫声、呼喊声乱成一片。坐第二排的学生陈柯锦靠近窗口,想直接跳到窗外的桂花树上。"不要跳,你快点跑!"他刚站上椅子,就被高玉华的喊声拉了回来。

学生全部安全撤出,高玉华最后一个跑出教室。此时,地震已经发生了84秒,看到门口其他班学生还在撤离,她又停下继续帮着疏散。

与此同时,跟高玉华同一楼层的高二(10)班班主任陈萍也经历了一场生死考验。意识到发生地震后,陈萍迅速让出自己的位置,并把讲台上的板凳挪到桌子下,给学生留出逃生通道。

十几秒后,教室里还剩下一半学生,一阵剧烈的晃动袭来,书本噼里啪啦往下掉,课桌随着地震波动不断起伏,学生们根本站不住。"快,躲到桌子下面!"情急之下,陈萍大声呼喊。

晃动稍微平缓一些,陈萍继续组织学生疏散。担心有学生仍躲在桌子下面,她一遍又一遍环视教室,再三确认没有学生后,才被跑在最后的学生一把推出了教室。

高一(7)班的郭昭祥教师同样也是最后一个离开教室。出来后,看到二、三楼的学生从楼梯口往下跑,他又站在底楼指挥,组织学生疏散。"危急关头一片混乱,一旦发生踩踏,后果不堪设想。"

同为学校教师,高玉华的丈夫高成江明白,妻子的行为是职责所在。但看到视频里的惊险片段,他仍忍不住担心。"10秒,再多摇10秒,她人就可能保不住……"

事实上,5年前,名山一中的教师们也经历了生死考验。那时,陈萍也是等学生全部撤离后,最后跑出教室的。"任何人都怕死,但作为教师,危难时刻,怎能丢下学生不管!"

学校校长赵荣博介绍说,"5·12"汶川地震后,名山一中制订了《灾害事故应急预案》,每学期都组织全校师生集体进行安全应急演练。平常学生每天课间上操,也都要按照规定的应急路线—F楼,不拥挤、不乱闯。严格的日常训练增强了学生应急时突发状况的能力,全校3800多名学生在"4·20"地震中无一人伤亡。

问题:
1. 阅读上面的材料,谈谈对你影响最深刻的教师是如何影响你的?
2. 你认为作为一名合格的教师,要具备哪些条件?
3. 有人说,教师只要学识渊博就行了,你赞同这种观点吗?为什么?材料中的教师体现了教师的哪方面的可贵品质?

一、教师劳动的价值与特点

(一)教师劳动的价值

教师是以对人的培养为其专门职业的劳动者。自从教师职业产生以来,教师以自身的劳动服务于现实社会,联系着历史和未来,呈现出巨大的社会价值。正因为如此,社会对教师劳动的社会价值给予高度评价并寄予无限的希望。社会为获得教师劳动社会价值的最大实现,必然对教师职业道德提出相应的要求,而教师劳动自身在争取社会价值最大实现的过程中,也必然对其应有的职业道德提出一定的要求。教师劳动的社会价值,主要是针对教师劳动与需要它的社会之间的关系而言,指教师劳动对需要它的社会所具有的功能属性。

人类社会的演进及其文明的发展,都是社会物质、社会精神、社会制度和人的素质等方面相互作用的结果。社会的文明与进步常常表现为社会物质文明、社会精神文明、社会制度文明和人的素质发展与进步。教师职业的产生和发展是由于社会育人的需要和教育在人类社会发展中的地位和作用决定的。教师被看成"过去和未来之间的一个活的环节",对社会文明进步的发展起着承前启后、继往开来的作用。教师劳动的社会价值主要体现在以下几个方面。

1. 通过教师的劳动，为社会培养出一批具有深厚的科学技术知识的科技专家队伍，这支队伍在科学实践和生产实践中有新的发展、发明和创造，促进科技生产发生重大的突破，为社会带来巨大的经济利益。

2. 通过教师的劳动，为社会培养出大批能够掌握先进生产工具和生产方法的技术人员，这支庞大的队伍是提高社会劳动生产力的主力军。

3. 通过教师的劳动，为社会培养出一支具有现代科学管理知识的经理管理队伍。这支队伍是科学管理生产，充分发挥各经济部门和企业部门的人力、物力和财力，提高生产效率和经济效益的关键。

4. 通过教师的劳动，提高全民族的科学文化水平，为社会源源不断地提供科学技术力量与合格的后备力量，为劳动者终身接受继续教育，以适应劳动结构的改变，职业的变换和技术的更新，打下坚实的基础。

（二）教师劳动的特点

教师是一种特殊的生产部门，教师是特殊的脑力劳动者，他的劳动对象是学生，劳动产品是社会需要的各类高级专门人才，因而其劳动具有如下特点。

1. 劳动的长期性和长效性　首先从人的整体发展来看，人才的培养不是一朝一夕的事。其次就学生某一具体、局部的发展来看，也往往要经过一个长期的过程。教师的劳动，是富有极大创造性的复杂的脑力劳动、既劳心又劳力的艰苦劳动、需要教师群体长期坚持不懈努力才能取得成果的劳动，即具有长期性；教师对学生的影响不会随学生学业结束而消失，教师在学生身上曾经付出的劳动往往会影响学生的一生，教师为学生在德、智、体、美等方面打下的基础，会成为学生终生发展的宝贵财富。也就是说，教师劳动所产生的效益会长期起作用，具有长效性。

2. 劳动的创造性和灵活性　教师的劳动具有高度的创造性，表现在教师要针对不同的学生和不同的教育情况，灵活地运用教育规律，选择合适的教学方法，达到最优的教育效果。教师劳动的创造性主要表现在对教学内容的再加工、教学方法的选择及教学机制的实施，要根据所教学生的不同特点、兴趣、爱好对教学内容进行再加工，以便于更好地激发学生的学习兴趣，完成教学任务；"教学有法，教无定法"，教师要随着社会的发展的成长，立足现实，不断发现和创造性地运用有效的教育方法和手段；虽然教师上课备课，但不可能把课堂所有发生的事情都提前预料到，这就要求教师教学过程中能够迅速做出判断，将突发的教学事件转为教育契机，变不利为有利，因此教师的劳动具有创造性和灵活性。

3. 劳动的复杂性和繁重性　首先，教育任务的多方面性：教师既要教书，又要教人，既要传授知识，又要发展学生的智力、能力；既要关心学生的学习、思想，又要关心他们的身体健康；要兼顾课内、课外；总之，要使学生在德、智、体、美各方面都得到主动发展，任务是异常艰巨的。其次，教师劳动手段的特殊性：要用教师自己的知识和才能、品德和智慧，在与自己劳动对象的共同活动中去影响他们。即在教育过程中，劳动的实行者及其基本手段是融为一体的。要言传身教，不仅靠知识和才华，还要有高尚的道德和情操，而且要付出全部的心血和感情。再次，影响学生成长因素的多异性：需要教师精心观察了解，周密调查研究，多方联系配合，综合利用各方面的积极因素，努力排除不利因素，来促进学生的成长。此外，教师劳动的复杂性和繁重性不仅表现在脑力劳动和一定强度的体力劳动方面，还需要终身不断地学习，从各方面充实自己，不断地开拓和更新自己的知识，不断地丰富和提高自己的思想。

4. 劳动的主体性和综合性　教师劳动的主体性表现：教师的劳动手段既由人类智慧结晶的教材来充任，也由教师自身的学识、能力、人格来施行，教师必须理解消化教材才能有效地传递人类文化的精华。另外，其示范作用也充分体现了教师劳动的主体性；教师劳动的综合性表现：教师需要同时完成培养学生多方面发展，每一学科的教师都有责任和义务关注和指导学生身心的和谐发展，教师要善于协调来自家庭、社会等方面的教育影响，以指导学生良好发展。

5. 劳动的示范性　"学高为师，身正为范"，这句话已经充分表明了教师劳动的示范性，是最直观、最有教益的模范，是学生鲜明的榜样。学生的独立性和自学能力、自我教育能力都有一定的不足之处。他们往往对教师有一种特殊的信任和依恋情感，他们相信教师说的是对的，无论是课堂上还是教师本人的思想、言行、个性品质都是学生模仿的对象，教师的言行对学生的影响都是巨大的，正所谓"言传身教"就是这个道理。

二、教师的权利与义务

（一）教师的权利

1. 进行教育教学活动，开展教育教学改革和实验。
2. 从事科学研究、学术交流，参加专业的学术团体，在学术活动中充分发表意见。
3. 指导学生的学习和发展，评定学生的品行和学业成绩。
4. 按时获取工资报酬，享受国家规定的福利待遇及寒暑假期的带薪休假。
5. 对学校教育教学、管理工作和教育行政部门的工作提出意见和建议，通过教职工代表大会或者其他形式，参与学校的民主管理。
6. 参加进修或者其他方式的培训。

（二）教师的义务

1. 遵守宪法、法律和职业道德，为人师表。
2. 贯彻国家的教育方针，遵守规章制度，执行学校的教学计划，履行教师聘约，完成教育教学工作任务。
3. 对学生进行宪法所确定的基本原则的教育和爱国主义、民族团结的教育，法制教育及思想品德、文化、科学技术教育，组织、带领学生开展有益的社会活动。
4. 关心、爱护全体学生，尊重学生人格，促进学生在品德、智力、体质等方面全面发展。
5. 制止有害于学生的行为或者其他侵犯学生合法权益的行为，批评和抵制有害于学生健康成长的现象。
6. 不断提高思想政治觉悟和教育教学业务水平。

三、教师的职责与角色

（一）教师的职责

教师的职责，即韩愈《师说》中所言"师者，传道、授业、解惑也"。其职责主要表现在以下几个方面。

1. 模范遵守宪法、法律和职业道德，熟悉和遵守学校教学工作的有关规定。
2. 坚持社会主义办学方向，贯彻国家的教育方针，忠诚人民教育事业，乐教敬业，具有强烈的事业心和责任感。
3. 履行教师聘约，积极承担教育教学工作，努力提高教学质量，按规定保质保量地完成一定数量的教学工作任务。
4. 树立现代教育思想和观念，认真学习教育教学理论，积极参加教学研究和教育改革，努力掌握教育规律，改进教学方法，积极运用现代教学手段，不断提高教学水平和教学效果。
5. 刻苦钻研科学知识，积极参加社会实践、生产实践和科研实践，不断提高自身的学术和业务水平。
6. 加强社会主义精神文明建设，努力提高自身道德情操的修养，以身作则、为人师表。

7. 全面关心、爱护学生的成长，努力做好教书育人工作，寓德育于教学过程之中，寓爱心于严教之中，做学生的良师益友，促进学生在品德、智力、体质等方面的全面发展。

（二）教师的角色

1. 教师角色的内涵　一般而言，教师角色是指处在教育系统中的教师，所表现出来的是由其特殊地位决定的，符合社会对教师期望的行为模式。具体包括以下几个方面。

（1）教师是知识的创造者、评价者：教师在课程建设中的作为课程主体，应全方位参与课程研究与开发。这就要求教师必须正确定位自己的角色。应该做到以下三点：一是教师要自觉研究课程的理念和课程理论的宏观发展趋势，优化自身的课程理论素养；二是教师在充分解读教科书的基础上，有责任对已审定使用的教科书做出适当的"剪裁"，从"教教科书"转向"用教科书教"；三是教师要明确自己在课程开发过程中的任务，主动、有效地参与课程的研制。

（2）教师是知识传授者：教师要成为一名现代知识传授者，传授学生知识应做到，注重学生的发展；注重对学生进行差异性教育；注重学生的学习方法；注重学生的学习过程；注重综合信息交流；注重与学生进行平等交流；教学模式的个性化。由执教者、管理者向学生学习的参与者、促进者和指导者转变。

（3）教师是教学的设计者：教师在教学过程中需要查阅大量资料、补充、删减、解释教材的内容；需要灵活地选择与使用教学方法；需要自主地对教学过程中的要素进行灵活调控。这要求教师具有良好的专业素质，尤其强调教师要具有对教学起实质性作用的"实践智慧"。

（4）教师是学生学习的示范者、协助者：教师的言行是学生学习和模仿的榜样。夸美纽斯曾说过，教师的职务是用自己的榜样教育学生。学生具有向师性的特点，教师的言论行为、为人处世的态度会对学生具有耳濡目染、潜移默化的作用。在传统教学中，教师是学校教育教学活动的组织者和管理者，需要肩负起教育教学管理的职责，包括确定目标、建立班集体、制订和贯彻规章制度、维持班级纪律、组织班级活动、协调人际关系等，并对教育教学活动进行控制、检查和评价。而且在这个过程中，教师是处于至高无上的地位，而学生是被动的，是学习的奴隶。在新课程改革中，最主要的一点就是要实现师生情感上的共鸣，建立一种新型的、平等的、和谐的师生关系，使教师这种高高在上的地位变成与学生平等、融洽的地位。这就要求教师在工作中能够尊重学生的人格，让学生充分地发展自己、真诚地对待学生、关心和爱护学生，为学生的每一步成长提供自己的协助和引导。因此，教师不再是管理者，而是转变为一个学生学习的协助者角色。

（5）教师是科学的研究者：教师要不断对自己的教学进行反思和评价，分析其中的不足，提出改进方案；教师还应从事一些与自己的教学有关的科学研究，不断地提高自己的学术水平。

2. 教师角色的特点

（1）创造性：是指教师在劳动过程中必须根据学生的差别，需要实行因材施教和个性化教学，为了提高教学效果，在教学方法上进行适当的改革和创新。同时教师需要"教育机智"，即指教师能根据学生新的特别是意外的情况，迅速而正确地做出判断，随机应变地采取及时、恰当而有效的教育措施解决问题的能力。

（2）自主性：教师在从事具体教育活动时，不仅在课程设计、教学过程、学生管理、学生评价等方面享有自主选择达到目标的方式和权利，而且在自我专业发展方面也享有自主权。

（3）人格化：在教育教学实践中，教师的崇高人格对学生具有感化作用。教师的人格在教育活动中发挥着重要作用，教师不仅要教会学生知识，更要教会学生做人的道理，要言传身教。

（4）多样性：是指教师作为"普通公民"和"教书育人者"所承担的多种多样的角色。要求教师必须胜任每种角色。

（5）发展性：是指教师所承担的角色及其要求是随着时代发展而变化的。教育的改革创新要求教师要灵活转化自己的角色，适应时代的变化要求。

（6）弥散性和模糊性：教师劳动的集体性、长效性等特点决定了教师在履行自己的角色责任时常表现出弥散性和模糊不清的特征。美国学者尼尔曾说:"大多数教师或多或少地感到他们工作是一个无底洞。比起律师或医生,教师感到自己的工作更多地耗损心力……,因为他们的工作永远不会了结,永远看不到尽头。"

四、护理学专业教师的职业素质

知识、能力和职业道德是构成教师素质的三要素。护理教师业务素质的高低,主要取决于护理教师所掌握的知识和具备的能力,职业道德是护理教师能顺利教学和完成教学任务的重要保证。护理教师的知识结构包括:护理学专业知识、相关学科的基本知识及教育学的理论与操作技能;能力结构包括:教学能力、治学能力、研究能力、适应能力和实践能力;而忠于护理教育事业、为人师表、学而不厌、诲人不倦是当代护理教师职业道德的基本要求。21世纪是知识经济蓬勃发展的世纪,也是人类健康保健需求迅速提高的新世纪,护理教育开始走向国际化、现代化,对当代护理教师的知识结构、能力结构及职业道德等提出了更高要求。

(一)合理的知识结构

根据护理教学工作的任务、特点、社会需求及培养目标,当代护理教师应当具备的知识主要有以下三方面。

1. 具备深厚的护理学专业基础理论 护理学专业教师可以根据护理理论制订教学计划、教学内容和教学方法等指导教学行为。护理理论指导护理实践,培养学生在临床工作中运用护理理论发现护理问题,采取相应护理措施,有效解决护理问题。以理论为基础的研究结果对护理的发展起重要推动作用,有利于提高护理实践的质量。

2. 储备丰富的护理学专业知识 教师要给学生一杯水的知识,自己需要有一桶水的知识储备。合格的教师应拥有丰富、扎实的专业知识必要性。近年来护理学科发展迅猛,这就需要护理学专业教师不断拓宽自身的专业知识层面和知识结构,把握当今护理教育的发展趋势及前沿科技。从"横向"与"纵向"的结合上创造性地开展护理教学。

3. 具有丰厚教育科学理论知识与技能 护理学专业教师胜任于护理知识方面教学同时,还应储备丰富的教育科学理论知识。有学者指出"教师应当既是自己所教学领域的专家,又是教育家"。这就要求护理教师不仅要有较高的学识水平、实践护理经验,而且要掌握教育科学理论和基本技能,如《教育学》《教育心理学》《教法学》等,吸收、探索有效的护理教学方法,提高教学能力。此外,高校护理教师还应具备一定的文学艺术素养、外语知识、电子计算机及现代化教育技术应用等多方面的知识。

4. 掌握与护理相关的多学科知识 护理学专业教师在掌握本专业知识基础上,教师应全面掌握多学科知识,如社会医学、医学心理学、健康教育促进、卫生法学等与护理学专业相关的综合知识,充实并提高自身的医学人文教学水平。此外,还应具备运用相关学科的知识和技能解释本学科知识的能力。

(二)综合的能力结构

教师的能力结构主要是指教师调整、配置、运用已具备的知识和技能于教学实践的概括性的心理活动系统。理想的能力结构主要包括以下几种能力。

1. 组织教学能力 主要是指护理教师进行教学和组织教学的能力。涵盖以下四个方面。

(1)设计能力:是指制订课时授课计划(即编写教案)的能力。在教案中,教师要对一节课的教学过程精心设计,做出详细、具体的安排:一节课如何开头,如何导入新课;教材重点如何突出,教材难点如何突破;什么时候演示,什么时候出示板书板图;哪些问题在课上练习巩固,哪些问题留作课后思考解答;采用什么方法与同学进行互动,运用什么手段激发学生的学习积极性,教学效果自检的设计等。

（2）传递教学信息的能力：教材中的知识信息是一种储存状态，要把这些静态的知识信息激活并传递给学生，使学生易于接受，护理教师必须具有研究的思维和化繁为简的能力。另外，语言的表达能力也会影响信息的传输，语言的科学性与通俗性、激情的语调、肢体语言的恰当运用等，都会对信息的传输起到加强作用。

（3）施教能力：是指把拟定的教学计划付诸实施的能力。首先，应表现在教师要具备讲课基本功上，即具备口头表达基本功、板书板图基本功、教态动作基本功和演示操作基本功。其次，教师的施教能力表现在能把课堂上的教学进度和教学节奏紧密结合起来。最后，教师的施教能力还表现在课堂上对学生的因材施教上。针对学生个体差异，教师应该实施不同的教学对策。

（4）唤起学生学习兴趣的能力：兴趣是最好的学习动力。教师必备的能力有多种，其中最重要的素质是个人魅力。教师的形象魅力、人格魅力、学识魅力及个性魅力都会唤起学生的学习兴趣。护理教师在教学中要充分运用魅力对教学的影响，充分展示个人魅力，做到教学语言精练、机智、幽默，让自己的教学生动活泼。

2. 治学能力 即终身学习的能力，是教师更新、调整知识结构，提高自己学识水平的能力。所体现的是教师自身修养，蕴涵着教学伦理精神及对护理教学职业的热爱和远大的理想、奋斗目标。护理教师应提高自己的学习能力，不断研究护理教学的规律，寻求最佳护理教学方法。

3. 研究能力 是高校教师必须具备的一个很重要的能力。英国著名的课程理论家劳伦斯·斯坦豪斯（L.Stenhouse）提出"教师即研究者"的口号，一改传统教育只注重学生行为变化的理念，引起世界教育界的广泛关注，强调教师应潜心研究教育、研究教学、研究学生。顺应护理教育迅速发展的趋势，护理教师应在自己的教学实践中，不断总结经验，积极探索教育、教学改革的新途径、新办法，适应培养创新人才的需要，使知识的积累与能力的增长同步。例如，开展护理人才培养模式的研究、护理学专业教学方法的研究、护理教育评价的研究、护理教师成长与发展的研究等。

4. 适应能力 是指护理教师不断调整自己的知识结构和能力结构，以适应护理学科和社会发展需要的一种综合性能力。

（1）适应专业结构的调整与改革：现代科学技术的高度分化和高度综合，出现了一系列综合学科、边缘学科，如护理领域分为社区护理、护理伦理、循证护理、护理美学等。因此，护理教师在掌握基础理论和专业知识的同时，还需不断拓宽自己的知识面，密切关注学科发展趋势，一旦社会需要或专业结构发生变化，就可以不失时机地从自己所任教学领域转入相关领域。

（2）适应护理教育思想及教学方式的变革：教育的本质强调为学习、为学生服务。在教育思想和教学方法上强调，以传授知识为主转向在传授知识的同时培养和发展能力。护理教师首先应更新个人的教育观念，跟上时代发展的步伐，并在此基础上提高自身的教育科学理论修养和教学实践能力。

5. 实践能力 是护理教师应当具备的能力，它不仅表现在护理技能操作课上，也体现在课堂讲授、课堂讨论的环节。教师应善于把种种理论素材和专业实践以独特新奇的方式加以组合，向学生展示理论对实践的指导意义。其核心是通过护理教学培养和发展学生创造性运用所学知识解决问题的能力。

（三）高尚的职业道德

自古以来，教师一直被看作知识的象征和行为的表率，在当代又被誉为"人类灵魂的工程师"，护理教师的行为示范作用因其职业的特点尤为突出。因此，护理教师不仅要有渊博的学识和较强的能力，还应当有高尚的职业道德。

1. 忠于护理事业 是护理教师职业道德的核心，主要体现在三个方面：首先要热爱护理教育事业，把全部知识和所学献给培养护理人才的事业。这是护理教师崇高的美德，是做好护理教学的动力。护理教师应认识到护理教育对护理事业发展的重要意义，把从事护理教育当作发挥个人才能的过程。第二要热爱学生，把教书育人有机地统一起来，并将其与自己的事业紧密联系在一起。第三具有献身精神,为了塑造一代又一代的护理新人,护理教师应为护理教育事业发展贡献自己的一切。这是护理教师职业道德的灵魂所在。

2. 为人师表 是教师职业的根本特点。护理教育肩负着培养和塑造护理人才的神圣使命,而这一使命是通过护理教师的劳动和言行来实现的。俄国教育家、美学家车尔尼雪夫斯基指出:"教师把学生造成一种什么人,自己就应当是什么人。"因此,护理教师不仅应当作知识的传授者,更应该是学生道德的榜样、良好的师表形象,如教学工作一丝不苟,对学生一视同仁、关爱有加等。教师得体的装扮、健康的生活及行为方式,良好的心态及正确的人生观、价值观,会为学生树立乐观、正直、积极上进的好榜样。

总之,顺应时代的需求,培养"宽知识、厚基础、强能力、高素质"的护理人才,护理教师综合素质的提高尤为重要。

五、护理学专业教师的专业发展

教师专业发展是近年来备受关注的一个话题。当教师被看作为一个专业性的职业以后,教师的专业发展就贯穿于其整个职业生涯。护理学专业教师专业发展既与社会对教师职业的规范相联系,又与教师的成长过程有关。由于护理学专业是一种要求经过严格而持续性研究才能获得并维持专业知识及专业技能的公共业务,承担着重要的社会功能,同时社会也给予护理学专业人员较高的声望和薪酬,护理教师将成为一个备受公共监督的专业职业领域。护理教师要成为一个成熟的专业人员,需要通过不断的学习与探究历程来拓展其专业内涵,提高专业水平,从而达到专业成熟的境界。在世界各国,无论如何划分专业发展的阶段,都充分表明教师职业在其职业生涯中仍然需要保持一种不断发展的状态。教师专业发展涉及社会的变迁、教育的改革、学校的改进、教师的改变等一系列与发展有关的概念,是一个较为复杂的问题。护理学专业教师发展即护理学专业教师的主动专业化,即在专业生涯过程中其内在专业结构不断丰富和完善的过程,强调的是作为个体教师的专业提升,是教师不断接受新知识、增长专业能力和专业智慧的过程,主要包括以下几个方面。

(一)建立健全国家、学校层面的支持体系

教师专业发展标准包含三个方面的内容:专业态度、专业知识和专业能力,这些都不是简单地靠教师个人完成的,而需要国家和学校层面的支持。国家和学校的支持包括资金支持和政策支持两个方面,其中政策支持显得尤为重要,有了一定的政策才会有相应的人力物力的配套跟进。在国家和学校的人才发展中长期规划之下,制订和通过相应的教师的职业发展规划,把教师的专业发展作为一项重大的人才培养战略,通过这个战略的实施来培养人才。

(二)提高护理学专业教师个人素质

教师个人素质的提高过程其实就是教师教育教学水平得到提升、教学知识不断丰富、专业自主能力和职业情操进一步发展和深厚的过程。在这个不断提高和发展的过程中,学校和国家的政策、资金投入都是外在的客观条件,只有教师自己的主观努力才是个人素质提高的关键环节。这就需要教师从两个方面提升自己的素质,一是通过不断的学习新知识、新理论,丰富自己的知识储备;二是在教学和科研的实践中,把自己的内在知识转化成学生能看得懂、能够理解和融会贯通的成果,并在批判性反思的基础上检视和完善这些成果,以期在下一轮实践中做得更好,达到"传道、授业、解惑"的目的。

(三)提高护理学专业教师科研能力

由于医学院校的专业偏重性,教师在科研和教学中压力和困惑较大。学校可以考虑从全局发展和培养科研团队的角度出发,为教师搭建专业发展平台,涵盖以下几个方面:一是加强学科建设打造优秀科研团队,改变医学院校的专业科研能力较弱的局面。二是促进不同学科之间的交流和碰撞。学校通过组织校内学术沙龙、讲座等方式,增进不同学科背景的教师之间的了解和沟通,以期碰撞

出科研灵感和火花,全面提高护理学专业教师的科研实力,促进教师的专业发展。三是提供教师校外学习和交流的机会。护理院校要鼓励教师经常参加国内外学术交流活动,听取有关自己专业的一些高层次的专题讲座,与同领域的或相关领域的研究者进行横向的合作研究,在参与学术活动的过程中,通过与其他学者的研究比较,反思自己的观点,总结所存在的问题,取长补短,集思广益,活跃学术思想,提高业务水平,激发创造力。

(四)教师的自我反思

护理学专业教师应把自己成长与发展过程中的关键事件、所遇到的困难列出来,引发个人积极的思考,这样能够更有效地解决问题,会引发对自我职业发展的重新认识,进而引发自我专业发展的思考,使教师在专业发展的过程中积累更为丰富的经验。

第三节　护理学专业的师生关系

> **案例 2-2**
>
> "与校长午餐"是一种教育多赢
>
> 据报道,日前,温州市忠义外国语学校的学生食堂举行了一场特殊的午餐会:学校校长潘照团和8位学生共进午餐,交流学校生活的乐趣与疑惑。今后,"与校长午餐"将形成固定制度,于每月第3周的星期四在学生食堂举行。推行"与校长午餐",让校长走近学生,和学生进行零距离的沟通、交流。餐桌就是讲台,谈话就是教育。这种富有权威性的深度交谈,不仅仅是一种信息沟通,更是一种对孩子的人生观、价值观、学习观的积极引领。校长在谈话中,充分展示温文尔雅、知识渊博的人格魅力、教育吸引力,开阔学生视野,让优质资源最大化,为孩子提供美好的精神熏染,有效提高教育效率。通过"与校长午餐",让学生内心想说的话毫无遮拦地呈现出来,让没有过滤的信息直接流淌出来。校长亲自施教,教知识,更教品质、骨气及坦荡人格,优化了教育发展水平。"与校长午餐",也正有这种独特的教育爱心和真诚,是一种教育责任的积极担当。
>
> 问题:
> 1. 你认为师生之间到底应该是一种什么样的关系?怎样才能处理好师生之间的关系呢?
> 2. 如同上述材料中提到的这种良好的师生关系,相比较有些学校中冷漠甚至对立的师生关系来说,对学生和教师能产生怎样的影响呢?

良好的师生关系会使学生产生安全感,乐于接受教师的教育和影响,激发学生的学习兴趣,集中学习注意力,启发思维的积极性;同时,也唤醒教师的教学热情与责任感,激发教师专心致志地从事教育工作。相反,师生关系紧张,相互不信任、彼此戒备,将会干扰教学活动顺利进行,降低学生的学习兴趣和学习热情,影响教育教学质量。因此,教师应该分析影响师生关系的因素,思考构建良好师生关系的策略,从而真正实现师生互动。

一、护理学专业师生关系的概念与内涵

师生关系(teacher-pupil relations)是教师与学生在教育教学过程中结成的相互关系,包括彼此的地位、作用和相互对待的态度等。它是一种特殊的社会关系和人际关系,是教师和学生为实现教育目标,以各自独特的身份和地位通过教与学的直接交流而形成的多性质、多层次的关系体系。师生之间关系如下。

(一)教学上构成授受的师生关系

在教育内容的教学上,教师与学生的关系是一种授受,教师处于教育和教学的主导地位。作为

处于主导地位的教师，能否正确处理这种授受关系，在相当大的程度上决定了教育的水准和质量。

1. 教育内容　教师是传授者，学生是接受者，在知识上教师知之较多者，学生是知之较少者；在智力上，教师是较发达者，学生是较不发达者；在社会生活经验上，教师是较丰富者，学生是欠丰富者。教师之于学生有明显的优势。教师的任务是发挥这种优势，帮助学生迅速掌握知识、发展智力、丰富社会经验。但这一过程并不是单向传输过程，它需要有学生积极的、富有创造性的参与，需要发挥学生的主体性。

2. 培养学生的主动性　学生既是教育的目的，也是教育成功的条件，我们的教育所要培养的生动活泼、主动发展的个体，是具有主人翁精神的全面发展的人，而不是消极被动、缺乏主动性和责任心的下一代；要培养主动发展的人才，就必须充分调动个体的主动性。但同时个体身心的发展并不是简单地由外在因素施加影响的结果，而是教师、家庭、社会等外在因素通过学生内在因素起作用的结果。没有个体主动积极地参与，没有师生之间的互动，没有学生在活动过程中的积极内化，学生的主动发展是难以实现的。

3. 有效的指导、引导学生　教师的职责是帮助学生由知之不多到知之较多，由不成熟到成熟，最终促成学生能够不再依赖于教师，学会学习、判断和选择，而不是永远牵着他们的手。社会是在不断发展变化的，学习的标准、道德的准则、价值的取向也是不断变化的，整个世界发展的基本特点之一就是多元化。我们不可能期望在学校里教授的东西能使学生受用终生。我们不仅要认可而且要鼓励学生善于根据变化的实际情况有所判断、有所选择、有所发挥。

（二）人格方面是民主平等的师生关系

教育工作的最大特点在于它的工作对象都是有思想、有感情的活动着的个体，师生关系是教育活动中的基本关系，反映着不同的社会发展水平，也对教育工作者提出了不同的素质要求。

1. 学生与教师在人格上是平等的　封建社会三纲五常的等级制度，推演到师生关系上就是师为生纲。在封建的师生关系看来，教师之于学生，有无可辩驳的真理和权威性，学生服从教师是天经地义的，所谓"师严乃道尊"之谓也。这种不平等的师生观，其影响今天仍在。不彻底消除这种影响，不充分认识到学生独立的社会地位和法律地位，就不可能建立社会主义的新型师生关系。

2. 师生关系，是一种师朋关系　传统的"师道尊严"的师生关系，在管理上则表现为"以教师为中心"的专制型的师生关系，这种关系的基础是等级主义的，其必然结果是导致学生的被动性和消极态度，造成师生关系紧张。作为对这种专制型师生关系的反抗，19世纪末以后，出现了以强调"儿童为中心"的师生关系模式，在哲学上它强调学生的主体地位，强调儿童的积极性和创造性，这对改变传统的师生对立状态起到了明显的促进作用。但在管理上却出现了一种放任主义的偏向，这对于学生活动的积极性和形成良好的师生关系同样是不利的。所以，严格要求的民主的师生关系，是一种朋友式的友好帮助的关系。在这种关系下，不仅师生关系和谐，而且学习效率高。

（三）社会道德上是相互促进的师生关系

1. 师生关系从本质上是一种人与人的关系　但这种关系在一些学校教育中被异化为人与物关系，使师生关系变得机械而毫无生气；有些西方学者把教育活动等同于一般的经济活动，把教师职业看作一种出卖知识的职业，把师生关系看作一种买卖关系，这种观点把教育活动和师生关系的理解引入误区，使师生关系失去了道德上的规范；从教学的角度看，师生关系是一种教与学的关系，是教师角色与学生角色的互动关系；学校也是社会，从社会的角度看，师生关系在更深刻的意义上是师生间思想交流、情感沟通、人格碰撞的社会互动关系。学生将成长为怎样一个人，与家长、与教师及其他教育成员有着非常密切的关系。

2. 教师对学生既是知识与智力的影响，更是思想与人格的影响　学校的教师对学生的发展有着特别的意义。教育工作者自身对成长中的学生有着潜移默化的影响。但这种精神上的、道德上的影响并不是靠说教就能产生的。精神需要精神的感染，道德需要道德的濡化，一位教育工作者的真正威力在于他的人格力量，这会对学生产生终身影响。同样，学生不仅对教师的知识水平、教学水平做出反应，对教师的道德水平、精神风貌更会做出反应，用各种形式表现他们的评价和态度。这对从事教育工作的人来说确实是其他任何职业都无法比拟的精神挑战。

二、良好的护理学专业师生关系的基本特征

师生关系是教育活动顺利进行和教育目标完成的基本保证，是师生主体间关系的优化，从其发生发展的过程及其结果来看，良好的护理学专业师生关系的基本特征包括以下几个方面。

（一）尊师爱生，相互配合

尊师就是尊重教师，尊重教师的劳动和教师的人格与尊严，对教师要有礼貌，了解和认识教师工作的意义，理解教师的意愿和心情，主动支持和协助教师工作，虚心接受教师的指导；尊师是学生对教师正确的认识、情感和行为的综合体现，是人类的美德。爱生就是爱护学生，是教师热爱教育事业的重要体现，是教师对学生进行教育的感情基础，是教师的基本道德要求，也是培养学生热爱他人、热爱集体的道德情感基础。爱生包括"视徒如己，反己以教"，尊重和信任学生，严格要求学生和公正地对待学生。

（二）民主平等，和谐亲密

师生关系的民主平等体现了护理学专业师生在教育过程中的相互尊重人格和权力、相互开放、平等对话、相互理解、相互接纳等关系。民主平等不仅是现代社会民主化趋势的需要，而且是教学生活的人文性的直接要求和现代人格的具体体现。它要求教师能向学生学习，理解学生，发挥非权力性影响力，并一视同仁地与所有学生交往，善于倾听不同意见；也要求学生正确地表达自己的思想和行为，学会合作和共同学习。

（三）共享共创，教学相长

共享就是护理学专业教师和学生共同体验和分享教育中的快乐、成功、失望与不安，它是师生情感交流深化的表现。共创就是教师和学生在相互适应的基础上，相互启发，使师生的认识不断深化，共同生活的质量不断提高。共享共创体现了师生关系的动态性和创造性，是师生关系的最高层次。共享共创的结果是教师和学生相互促进、共同发展，是学生的道德、思想、智慧、兴趣、人格、世界观等的全面生成，是教师专业自我成熟的过程。

三、护理学专业良好师生关系构建的基本策略

师生关系总是建立在一定社会背景之中的，与师生双方密切相关，受多种因素制约。教师在师生关系建立与发展中占有重要地位，起着主导作用。要建立民主、和谐、亲密、充满活力的师生关系，对教师来说有以下几种策略。

（一）了解与研究学生

护理学专业教师要与学生取得共同语言，使教育影响深入学生的内心世界，就必须了解和研究学生。了解和研究学生包括了解学生个体的思想意识、道德品质、兴趣、需要、知识水平、学习态度和方法、个性特点、身体状况和班集体的特点及其形成原因。

（二）树立正确的学生观

学生观就是教师对学生的基本看法，它影响教师对学生的认识、态度及行为，进而影响学生的发展。我国传统的学生观将学生看作被动的受体，是教师塑造与控制的对象，学生在教育中处于边缘位置，所受的教育是规范的、预设的。正确的学生观包括：学生都有巨大的发展潜力；学生的不成熟性具有成长价值；学生具有主体性，特别是创造性；学生是责权主题，有正当的权利和利益；学生是一个整体的人，是知、情、意、行的统一体。正确的学生观来自教师对学生的观察和了解，

来自教师向学生的学习和对自我的反思。

（三）热爱、尊重学生，公平对待学生

热爱学生包括热爱所有学生，对学生充满爱心，忌讳挖苦、讽刺学生，忌讳粗暴地对待学生。尊重学生特别要尊重学生的人格，保护学生的自尊心，维护学生的合法权益，避免师生对立。公平对待学生则是指教师处理问题时必须公正无私，使学生心悦诚服。

（四）主动与学生沟通，善于与学生交往

师生关系一般要经历生疏、接触、亲近、依赖、协调、默契几个阶段。在师生交往的初期，往往出现不和谐因素，如因为不了解而不敢交往或因误解而造成冲突等，这就要求教师掌握沟通和交往的主动性，经常和学生保持接触、交心；同时，教师还要掌握与学生交往的策略和技巧，如寻找共同的兴趣和话题、一起参加活动、邀请学生到家做客、通信联系等。

（五）努力提高自我修养，健全人格

教师的素质是影响师生关系的核心因素。教师的师德修养、知识能力、教育态度、个性心理品质无不对学生产生深刻的影响。教师要使师生关系和谐，就必须通过自己崇高的理想，科学的世界观、人生观，渊博的知识，严谨的治学态度，活泼开朗的性格及多方面的爱好与兴趣等来吸引学生。为此，教师必须做到加强学习和研究，使自己更加智慧；经常进行自我反思，正确评价自己，克服个人的偏见和定势；培养自己多方面的兴趣和积极向上的人生观；学会自我控制，培养耐心、豁达、宽容、理解等个性品质。

（沈晓颖）

思 考 题

1. 试述大学生如何在面试过程中发挥自身的能力？
2. 结合实际谈谈建立良好的师生关系的重要性？

第三章 护理教育的目标体系

【学习目标】

识记
1. 制订教育目的主要依据。
2. 布鲁姆等的教育目标分类理论。

理解
1. 能用自己的语言正确解释下列概念：教育目的、培养目标、教学目标、人的全面发展、全面发展的教育。
2. 比较社会本位论和个人本位论的教育目的的理论，并理解两者的区别。
3. 比较教育目的、培养目标和教学目标，正确说明三者之间的关系。
4. 举例说明我国教育目的的基本精神。
5. 举例说明德、智、体、美四育在护理教育过程中的作用与关系。

运用 运用教育目标分类理论编制符合要求的三个领域各个层次的教学目标。

> **案例 3-1**
>
> **护理教育的目标体系**
>
> 小张护理学硕士研究生毕业后，应聘到某高职院校的护理系任教《护理学导论》课程。该校刚刚成立医学部，并开始招收临床医学专业和护理学专业本科学生。学校首先根据"国家教育目的"制订了本校"医学生培养目标"，然后护理系根据"医学生培养目标"制订了"护理学专业培养目标"，最后要求任课教师依据"护理学专业培养目标"确定所要讲授课程的教学目标和每堂课的教学目标。于是，小张根据"护理学专业培养目标"，并结合《护理学导论》课程所涉及的内容开始思考：本门课程和每堂课的培养目标是为达到护理学专业培养目标服务的，从这个意义上讲，《护理学导论》课程中哪些教学内容是重点讲授和必须讲授的呢？
>
> **问题：**
> 1. 你认为该学校关于培养目标和教学目标的制订程序与做法对吗？
> 2. 什么是教育目的、培养目标和教学目标？
> 3. 制订这些目标的原则和依据是什么？这些目标所起的作用是什么？

护理教育目标是护理教学的具体体现，是护理教育工作的出发点和归宿。它对于护理教育任务的确定、制度的建立、内容的选择及全部护理教育过程的组织都起着指导作用。护理教育的目标体系是由相互独立而又相互联系的目标构成的一个体系。在这个体系中，目标由抽象到具体、由一般到特殊可分为四个层次，即教育目的、培养目标、课程目标、教学目标，每一个层次目标均服从于总的教育目的，并在各层次上发挥对教育活动的导向、调控和评价等作用。正确认识及理解护理教育的目标体系，对护理教育工作具有重要的指导意义。

第一节 教育目的

一、教育目的的概念

教育目的（aims of education）是指一定社会对教育所要造就的社会个体的质量规格的总的设想或规定。换句话说，是把受教育者培养成一定社会所需要的人的基本要求，它规定了所要培养的人的基本规格和质量要求。教育目的明确了教育对象未来的发展方向和预定的发展结果，指导着整个教育具有活力地开展，支配着教育的各个方面和整个过程。无论是政策的制定、教育制度的建立，还是教育内容的确定、方法的选择及效果的评价等，都必须受到教育目的的制约。教育目的是由国家根据社会的政治、经济、文化、科学技术发展的要求和受教育身心发展的状况确定的。它制约着整个教育体制和教育过程的方向，体现了对新一代人才素质的总体要求，对所有学校都具有普遍的指导意义。护理教育是培养护理学专业人才的教育，但同样要努力使受教育者符合国家提出的总体要求。因此，教育目的是护理院校制订培养目标、确定教育内容、选择教学方法和评价教育效果的根本依据，是护理教育活动的第一要素和前提。

二、确定教育目的的依据

（一）客观依据

1. 社会发展的客观需要　社会是人类生存的空间，也是个体成长的摇篮和温床。社会在向人们提供必不可少的生存和发展条件的同时，也要求人们按照社会规范来调节自己的行为方式，因而也要求教育按照一定的社会需求来培养和塑造正在成长中的人。因此，个人的发展是以社会的发展为基础，受社会发展的制约，服从社会发展的需要，这就决定了教育的目的必然为社会所制约，为社会历史发展的客观进程所制约。

（1）生产力发展水平制约教育目的：生产力发展水平要求培养人的知识、智力、体力等素质水平与之相适应。古代社会的生产力发展水平低下，自然科学不发达，对直接从事生产的劳动者还没有提出必须接受学校教育训练的要求。例如，奴隶社会、封建社会的教育目的很少反映社会生产力的要求，强调教育为国家培养卫士，教育内容基本上是伦理、道德等人文科学，人们生活在以手工技术为基础的自然经济条件下，劳动者依靠从实践中积累的经验和技艺从事物质生产。同这种生产力发展水平相适应，古代社会劳动者的教育主要是在劳动中进行，而专门学校教育则为脱离直接生产劳动的阶层所垄断。教育目的是为国家机构培养政治官吏。到了资本主义社会，由于现代大工业机器生产的出现，自然科学迅猛发展，科学技术渗透于生产的各环节和各要素之间，于是，社会要求广大社会成员具有一定程度的科学文化知识，掌握一定的生产原理和技能，以适应社会化生产的发展，这种社会需求就明显地反映到教育目的中来。随着大机器生产和商品经济的发展，科学技术在生产中的广泛应用，学校教育不仅要培养从事国家事务的官吏和生产管理者、技术人员，还要培养有一定文化和职业技能的熟练工人。这样，生产力和科学技术的发展及产业结构的变化就成为制订学校教育目的的重要依据。

（2）生产关系制约教育目的：根据社会发展角度，生产力起决定作用，但无论资本主义社会，还是社会主义社会，直接决定教育目的的是生产关系。生产力的要求只能通过生产关系的中介作用，在教育目的上反映出来。因此，在阶级社会中，教育目的总是带有鲜明的阶级性，反映了统治阶级的政治经济利益。例如，在西方，古希腊的奴隶制国家的教育目的是培养奴隶主阶级所需的统治人才。如斯巴达是农业奴隶主阶级统治的国家，其教育目的是培养"武士"；在我国古代奴隶制社会里，政治、宗教和教育是统一的。教育目的是培养奴隶主阶级的统治人才。其后，孔子提出的教育目的是把统治阶级的子弟培养成为"士"和"君子"，使他们具有从政能力，而不是体力劳动。我国封建社会的教育目的是把地主阶级的子弟培养成为维持封建王朝的官吏和实际掌握地方政权的绅士，即所谓"学而优则仕"。当今我国的教育目的是依据社会主义现代化建设和发展的需要，依据社会主义物质文明和精神文明建设的需要，依据社会主义民主建设的需要制定的。

2. 人的身心发展规律　从教育的基本规律来说，除了社会制约性影响教育目的以外，还要考虑受教育者的身心特点，因为教育服务的直接对象是受教育者。

第一，教育目的的直接指向的对象是受教育者。教育目的的确立要符合教育对象的身心发展程度，所提出的教育目的是根据受教育者的身心发展的不同阶段制订，从而成长为有一定个性的社会个体。这是以承认受教育者有接受教育、获得发展的潜能为前提的。第二，人们既然希望将所提出教育目的转化为受教育者的个性，需考虑受教育者的认识发展、心理发展和生理发展的规律和进程。教育目的所勾勒的受教育者所要形成的素质结构，是社会规定性在受教育者个体身上的体现，同时也包含着个体的生理、心理特征，是这两个方面的统一。第三，教育目的主要是通过各类学校的教育活动实现的，在把教育目的具体化成各级各类学校的培养目标的同时，还应注意受教育者身心发展水平和经验储备。第四，受教育者在教育活动中不仅是教育的对象，而且也是教育活动的主体，这是教育活动对象区别于其他活动对象的显著特点。教育目的的提出必须考虑这个特点，为受教育者能动性的发挥与发展留下充分的空间。从这个意义上说，教育目的的制订，还要受到受教育者身心发展水平的制约，要适应个体身心发展的规律与特点。

（二）理论依据

制订教育目的的理论依据是对教育、个体、社会三者之间关系的认识，这是教育目的的选择的不同价值取向。

1. 个人本位论（theory of individual as standard） 是指那些从个人要求、个体发展角度出发设计教育目的的观点，强调受教育者的本性、才能获得自然发展，教育要为人本身的生活需要服务。持这种教育目的理论的教育家与哲学家有法国的卢梭、德国的福禄贝尔和瑞士的裴斯泰洛齐。人生来就有健全的本能，教育的职能就在于使这种本能不受影响地得到发展。

这种把人的需要作为制订教育目的的理论依据，重视教育对象的自然素质和自身的需要、兴趣等积极因素与发展状况，强调教育个性化，是有积极意义的。但是，教育目的取决于人的天性的观点是片面的，他们没有把人看成是现实的社会的人，没有看到人的社会制约性，没有认识到个人的个性化过程同时也是个人的社会化过程，因而不可能科学地阐明人的本质和教育的价值。

2. 社会本位论（theory of society as standard） 是指那些从社会发展需要出发涉及教育目的的观点，即个人是教育加工的原料，个人发展必须服从社会需要。代表人物有法国社会学家孔德和迪尔凯姆、德国的凯兴斯泰纳和那托普。教育的职能在于把受教育者培养成符合社会准则的公民，使受教育社会化，保证社会生活的稳定与延续。评价教育的价值只能以其对社会的效益来衡量。社会本位论的产生同样有其社会根源。

社会本位论强调社会的价值，重视社会的稳定性和个体的社会化，强调人的发展和教育对社会的依赖性，主张教育应使个人认同社会、与社会合作、为社会服务，有一定的道理。但他们忽视个人发展的需要，把个人与社会完全等同一致，无视个人的价值，看不到社会还有待变革，看不到个人能动性在社会变革和发展中的巨大作用，就失之偏颇了。

3. 马克思主义关于个人全面发展的学说 马克思主义之前的关于人的全面发展理论，已是一个古老的哲学和教育学课题。古希腊的雅典教育就是身心和谐思想的实践。亚里士多德（Aristotle）提出了德、智、体和谐发展的教育主张。在教育中出现的"三艺""七艺"，其宗旨就是培养智力、道德、美感及体魄和谐发展的人。文艺复兴运动后，在欧洲思想家眼中，人的全面发展成为一种崇高理想，特别是近代教育思想的代表人物卢梭提出身心两健、自由发展的自然人思想，使全面发展理论得以传播。19世纪的空想社会主义者也十分关注人的全面发展。特别是欧文（R.Owen）为此做了教育实验，在实践中开掘了培养全面发展新人的先河。

马克思生活的时代正是资本主义走向鼎盛时期，马克思在对个人发展与社会发展及其关系做了哲学、经济学、社会学考察后，提出了关于个人全面发展的学说，为社会主义教育目的的确定奠定了科学的理论基础和方法论指导。其基本观点包括以下几个方面内容。

（1）人的全面发展的含义：马克思主义认为人的全面发展包括体力和智力、道德和审美这两方面的统一发展。首先是人的体力和智力得到充分和自由的发展和运用，这是人的发展的核心；其次是人的道德品质和道德情操的发展。同时人的全面发展也包括了每个人丰富有个性特点的发展。总之，人的体力、智力、道德品质及个性的充分自由、和谐的发展等内容都包含在马克思主义的人的全面发展的内涵之中。

综上所述，马克思主义的人的全面发展（all-round development）是指智力和体力、个性和社会性、道德和审美情趣的高度统一的发展。

（2）个人的全面发展与社会生产的发展相一致：马克思认为在规定个人的发展时，不能脱离具体的历史条件，停留在抽象的"人"上，而必须"从人们现有的社会关系，从那些使人们成为现在这种样子的周围生活条件来观察人们"。基于这一历史唯物主义的基本立场，马克思详尽考察了资本主义生产方式，提出社会分工带来了社会的进步，也造成了人的片面发展。资本主义大工业生产为人的全面发展提供了客观的物质基础的科学结论。

（3）社会制约着个人全面发展实现的可能性：尽管资本主义大工业生产对个人全面发展提供了客观要求和实现的物质基础，但由于资本主义生产社会化和生产资料私人占有的基本矛盾及旧的分工制度，个人全面发展不可能得到真正实现。只有根除造成劳动者片面发展的社会根源与阶级根源，劳动者成为社会和生产的主人，并能充分享受全面发展的教育，个人全面发展才有可能转变成现实。

（4）教育与生产劳动相结合是造就全面发展的人的唯一方法：教育与生产劳动相结合是大工业生产发展提出的客观要求，是教育与生产劳动从分离走向结合的必然趋势，是不以人的意志为转移的客观规律。但由于资本主义社会存在种种不可克服的矛盾，教育与生产相结合很难完全实现。只有在社会主义社会，才可能最终实现全体社会成员的普遍教育与普遍生产劳动相结合，从而造就一代全面发展的新型劳动者。

三、我国的教育目的及基本精神

> **案例 3-2**
>
> **护理教育的基本精神**
>
> 护士小李，高中毕业，品学兼优，通过高考途径报考了某省重点医学院校的护理本科专业。在大学的课程学习期间，小李发现《护理伦理学》《护士人文修养》等课程的开设，对自身护理学专业知识的提升并无多大意义，而且增加考试负担、耗费精力，并占据了自己部分专业课的业余学习时间。近年来，我国许多护理院校都相继为学生开设如《护士礼仪》《插花艺术》《美容与化妆》《中国文学作品鉴赏》等有关护士修养或美学的必修课或选修课，为国家培养全面发展的护理人才。
>
> 问题：
> 1. 你认为小李的这些想法对吗？学校这些举措有必要吗？为什么？
> 2. 这些课程属于哪方面的教育？
> 3. 根据我国教育目的及基本精神，如何提高受教育者的整体素质？

我国的教育目的是在马克思主义关于个人全面发展理论指导下，党和国家根据我国社会主义的政治、经济、文化、科学技术和生产力发展的需要而制订的。

（一）我国教育目的提出的历史发展过程

中华人民共和国成立以来，我国教育目的的论述经过多次变动，关键的几次有：

1957年，在生产资料所有制的社会主义改造基本完成后，毛泽东同志在《关于正确处理人民内部矛盾的问题》中提出"我们的教育方针，应该使受教育者在德育、智育、体育几方面都得到发展，成为有社会主义觉悟的有文化的劳动者"。它在当时对我国教育事业的发展和人才培养起到了非常有力的指导作用，并对以后的教育目的影响很大。1958年，中共中央、国务院在《关于教育工作的指示》中正式肯定了这一教育目的，并提出了"教育为无产阶级服务，教育与生产劳动相结合"。

1982年，第五届全国人民代表大会第五次会议通过的《中华人民共和国宪法》中规定："中华人民共和国公民有受教育的权利和义务。国家培养青年、少年、儿童在品德、智力、体质等方面全面发展。"

1985年，《中共中央关于教育体制改革的决定》中指出，教育必须"面向现代化、面向世界、面向未来，为90年代至下世纪初叶我国经济和社会的发展，大规模地准备新的能够坚持社会主义方向的各级各类合格人才"。同时提出"所有这些人才，都应该有理想、有道德、有文化、有纪律，热爱社会主义祖国和社会主义事业。具有为国家富强和人民富裕而艰苦奋斗的献身精神，都应该不断追求新知，具有实事求是、独立思考、勇于创造的科学精神"，这是我国首次将"独立思考""创造能力"的培养纳入教育目的。

1986年，《中华人民共和国义务教育法》中规定："义务教育必须贯彻国家的教育方针，实施素质教育，提高教育质量。教育教学工作应当符合教育规律和学生身心发展特点，面向全体学生，教书育人，将德育、智育、体育、美育等有机统一在教育教学活动中，注重培养学生独立思考能力、创造能力和实践能力，促进学生全面发展。"

1990年，在《中共中央关于制定国民经济和社会发展十年规划和"八五"规划的建议》中将教育方针和教育目的明确表述为："教育必须为社会主义现代化建设服务，必须与生产劳动相结合，培养德、智、体全面发展的建设者和接班人。"

1995年，《中华人民共和国教育法》规定："教育必须为社会主义现代化建设服务，必须与生产劳动相结合，培养德、智、体全面发展的社会主义事业的建设者和接班人"。

1999年，中共中央、国务院颁布《关于深化教育改革全面推进素质教育的决定》提出"以提高国民素质为根本宗旨，以培养学生创新精神和实践能力为重点，造就有理想。有道德、有文化、有纪律的德智体美等全面发展的社会主义事业建设者和接班人"。

2002年11月8日，中共中央十六大报告中提出了新时期党的教育目的："坚持教育为社会主义现代化建设服务，为人民服务，与生产劳动和社会实践相结合。培养德智体美全面发展的社会主义建设者和接班人。"迄今为止，这是关于我国教育目的最为科学、最为完善的表述，也是我国21世纪教育事业发展所遵循的总方针、总政策和总的指导原则。

2010年7月，中共中央、国务院颁布《国家中长期教育改革和发展规划纲要(2010—2020年)》，进一步强调"促进德育、智育、体育、美育有机融合，提高学生综合素质，使学生成为德智体美全面发展的社会主义建设者和接班人"，并提出高等教育阶段要"着力培养信念执着、品德优良、知识丰富、本领过硬的高素质专门人才和拔尖创新人才"。

2017年1月19日国务院印发的《国家教育事业发展"十三五"规划》指出，到2020年我国教育现代化要取得重要进展，教育总体实力和国际影响力显著增强，全民终身学习机会进一步扩大，高中阶段教育毛入学率达到90%，高等教育毛入学率达到50%，"十三五"期间的教育愿景："教育质量全面提升，教育体系制度更加成熟定型，人才供给和高校创新能力明显提升，教育发展成果更公平惠及全民。"并明确指出："紧密围绕立德树人根本任务，着力加强爱国主义教育，增强学生的社会责任感、法治意识、创新创业精神与能力、实践动手能力，塑造学生强健体魄，提高文化修养、生态文明素养和综合国防素质，努力培养德智体美全面发展的社会主义建设者和接班人。"

从以上表述中不难看出，我国教育目的的表达虽几经变换，但基本精神是一致的，都要求受教育者在品德、智力、体质等方面得到全面发展，成为具有独立个性的社会主义建设的合格人才。

(二) 我国的教育目的的基本精神

1. 我国的教育是培养劳动者和社会主义建设者 教育目的的这个规定，明确了我国教育的社会主义方向，也指出了我国教育培养出来的人的社会地位和社会价值。

我国是社会主义国家，劳动是每一个有劳动能力的公民的光荣职责，因此必须教育护理专业学生要把用辛勤的劳动建设一个富强、民主、文明的社会主义现代化国家作为自己肩负的历史使命，立志做社会主义的自觉的劳动者。同时，我们的教育要培养社会主义事业的建设者，就要树立全面人才观念。不仅需要科技人才，而且需要经济、文化、教育、政治等各类人才；不仅需要高级人才，而且需要中、初级人才。我们的事业只有依靠各级各类人才的共同劳动、创造才能前进。

2. 我国的教育是以素质发展为核心的教育　素质是对人自身的生理心理、学识才智、道德品行、审美情趣、个性能力等方面的发展质量或品质的总称，也可以是对人的某方面发展质量或品质的指称，如心理素质、思想素质、公民素质等。以素质为核心的教育关注的是人发展的质量，是以注重人各方面发展的实际程度和水平为主要特征，包含两个方面的内涵：①人的发展的全面性与和谐性；②人的发展的差异性和多样性，不强求一致，重视个性发展的多样性。

3. 我国的教育是全面发展的教育　教育目的的实现，不仅需要关注人发展的实际程度和水平的素质教育（quality-oriented education），也需要关注人的全面发展教育。全面发展教育（all-round developmental education）实际上是对受教育者素质结构的一种基本规定，主要由德育、智育、体育、美育四个有机部分组成。

（1）德育（moral education）：是全面发展教育的方向，向学生传授一定社会的思想政治观点和道德规范，以形成他们的思想品德，发展他们的道德判断能力和自我修养能力的活动，属于形成个性的教育范畴。对巩固和发展一定的社会制度、形成统一的社会规范、确立稳定的社会秩序等具有重要作用，对受教育者各方面素质的发展具有导向作用。德育历来是教育目的的重要组成部分，也是实现教育目的的必由之路。

护理院校在德育方面的要求：使学生确立马克思主义的基本观点和历史唯物主义与辩证唯物主义的基本立场，逐步形成热爱祖国，热爱护理事业，尊重生命，关爱患者，体现慎独修养和人道主义精神，逐步树立全心全意为护理对象服务的高尚职业道德品质和为人类健康献身的精神。

（2）智育（intellectual education）：是全面发展教育的核心，向学生传授系统的科学文化基础知识和基本技能，发展他们智力的活动。它不是单纯的知识教育，而是知识教育和智能教育的总称。其内容包括文化科学领域的所有知识技能，包括人类知识能力的所有因素，是实施德育、体育、美育的必要前提。

护理院校在智育方面的要求：不仅要使学生掌握护理学专业的基础知识和基本技能，而且要求学生了解社会人文科学的有关知识及本学科的新成就与发展趋势，具有良好的人文素养和科学素质，提高动脑、动手能力，逐步发展学生的自学能力、思维能力、创造能力、语言表达能力、人际交往能力、组织管理能力、科学研究能力和社会活动能力，使之具有较强的职业适应性并形成热爱科学、团结协作、勇于探索和创新的优良品质。

（3）体育（physical education）：旨在强化体能的非生产性人体活动，它使参与者体能充沛，从而在有生之年始终精力旺盛地生活、学习和工作。学校体育是有计划、有组织地授予学生身体锻炼和运动的知识技能，强化学生体能，提高学生运动能力，并形成良好品德的教育。体育是以学生身体活动为媒介，培养新一代身心全面协调发展的教育，是教育目的的重要组成部分。

护理院校在体育方面的要求：通过体育，使学生形成健康的体魄、充沛的精力，顽强的意志和敏锐的反应能力，具有灵巧轻捷的动作、连续工作的耐力和团结互助、合作、理解的基本态度，以适应护理工作的需要，并掌握医疗体育知识和技能，服务于护理对象。

（4）美育（aesthetic education）：在培养学生正确的审美观点，提高学生感受美、鉴赏美的能力和激发学生表现美、创造美的能力方面起着主渠道的作用。美育既是教育目的的重要组成部分，又是一种富有说服力、感染力和吸引力的教育手段。美育在促进人的全面发展过程中具有独特的功能。

护理院校在美育方面的要求：树立正确的审美观念，提高审美修养，培养鉴别美的能力和美的表现力、创造力，形成美的语言、美的仪表、美的风度、美的形体动作。美的情操及美的心灵，具有为护理对象创造美的环境，激励护理对象产生热爱生命、热爱生活的美好情操的能力。

4. 正确处理我国教育目的中的一些关系与问题

（1）正确处理德、智、体、美之间的关系：在实现我国教育目的的整个护理教育过程中，德、智、体、美四育是相辅相成、缺一不可的。任何一育都有自己的独特任务，在培养人的过程中起着其他各育不可代替的作用。但是各育又是相互依存、相互联系和相互渗透，形成全面发展教育的统一整体。

首先，要处理好德育和智育的关系。德育对智育起着指明方向和保持学习动力的作用。受教育者思想觉悟越高，越热爱护理工作，就越能为建设社会主义，发展护理事业而刻苦学习科学文化知识，并树立远大理想，克服困难，攀登科学高峰。智育是德育的基础，辩证唯物主义世界观是建立在对科学真理的认识上，共产主义道德品质也要求以科学的理论为依据。

其次，要处理好德、智、体的关系。在人的发展中，体育能够提供物质前提，使学生有强健的体魄、充沛的精力及顽强的意志，顺利、有效地学习掌握知识与技能。德育、智育对体育也有促进作用。学生思想觉悟越高，为护理事业锻炼身体的自觉性就越高，学生的科学文化知识水平越高，对卫生保健和身体健康的要求也越高，越能自觉运用科学方法锻炼身体，预防疾病。

德育、智育、体育和美育也有密切关系。美的观点、情趣属于德育范畴。美的感受、理解、创造与智育关系密切。对人体美的理论与要求，对环境美及卫生习惯养成又与体育密切相关。德、智、体、美四育是有机结合的整体，既相对独立，又辩证统一。关系处理得当，则相互促进，相得益彰；处理不当，则相互干扰，一败俱伤。

因此，护理教育者必须全面理解各育之间对立统一的辩证关系，统筹安排，四育并举，才能发挥护理教育整体功能，实现全面发展的教育目的。

（2）正确处理教育与生产劳动的关系：教育与生产劳动相结合是指现代科学技术与现代护理实践的有机结合。护理教育是培养护理人员的社会活动，护理教育最终是要提高受教育者的体力、智力和从事护理工作的能力，从而保护和促进社会生产力发展，护理教育也才能真正发挥应有的作用，现代化护理不能依赖增加投入的护理劳动量，而要靠提高护理劳动效率。这就需要通过教育、科研，提高护理人才的专业素质，运用科学技术新成就，改进护理仪器、设备，改进护理工作方法与过程来实现，所以护理教育必须是教育、生产、科研三者紧密结合的教育。

护理卫生保健服务是护理人员最主要的生产方式。护理教育与生产劳动相结合就是使护理教育与护理实践、卫生保健紧密结合，这也是理论与实践相结合的最好形式。护理教育具有很强的实践性，一方面可帮助学生彻底理解、掌握教育内容，有利于培养他们独立分析、解决问题的能力。另一方面也有利于培养学生全心全意为人民服务的精神和高尚的职业道德。

（3）正确处理全面发展与独立个性的关系：从唯物主义辩证法来看，全面发展与独立个性的关系是对立统一的关系。全面发展是以每个人的自由发展为条件，包含着个性的多样性与丰富性。由于受教育者生活在不同的社会环境中，有不同的经历和体验，不用的智力品质、兴趣爱好，全面发展在不同的教育者身上必然形成不同的组合，因此全面发展的过程也是个人的个性形成过程。教育目的作为社会对其成员质量规格需求的反映，无疑要有统一标准，但统一性不排斥个性的自由发展。我们的教育要促进受教育者的社会化，为社会主义事业做贡献，但社会化也不排斥个性化。教育改革要解决的重要课题就是培养受教育者的独立个性，使受教育者个性自由发展，增强受教育者主体意识，形成受教育者开拓精神、创造才能，提高受教育者的个人价值。

必须指出，我们所说的个性化、自由发展是与社会同向的个性化、自由发展。我们反对与社会利益、社会秩序背道而驰，为所欲为的个性。

（4）正确处理当前发展和可持续发展的关系：学校的教育目的是使受教育者从潜社会人成为真社会人。学科的知识体系、对人才的素质要求等都是相对稳定的动态因素，是在不断发展变化的。任何学校的教育都是能在一定程度上满足社会的需求，学校教育所提供的仅是基础，个体走出校门进入社会后，还必须不断充实自己，更新自己的素质结构，才能适应社会的需求。尤其在当代，知识增长和更新的惊人速度使得任何一流学校和优秀的教师都不可能使学生在校学习期间学到其终身够用的知识。因此，学校教育必须坚持把实现学生的当前发展和可持续发展有机统一起来，把形成学生自我发展能力，增强学生的自我意识、发展意识和创造意识及相应的能力作为学校教育教学的重要任务和教育质量评价的重要标准。

第二节 护理教育的培养目标

一、护理教育的目标体系

国家提出的教育目的是各级各类学校要实现的人才培养规格中的要求，不能代替各级各类学校对所培养人才的特殊要求。因此，在总的教育目的的指导下，护理教育还需确定更为专门的、具体的培养目标，而教育目的和培养目标又可细化为一系列更为具体的课程目标和教学目标。因此，护理教育的目标体系由以下四个部分组成。

$$\text{护理教育目标}\begin{cases}\text{教育目的（国家）}\\\text{培养目标（各级护理院校）}\\\text{课程目标（各门课程）}\\\text{教学目标（课程具体课目）}\end{cases}$$

教育目的与护理学专业培养目标之间的关系是普遍与特殊的关系，而课程目标（详见第四章第一节）与教育目的和培养目标之间的关系是具体与抽象的关系，而教学目标是对课程目标的进一步具体化和可操作化，教育目标和护理学专业培养目标落实在一系列实现课程目标和教学目标的行动中，而所有的课程目标和教学目标都运行在通向教育目的和培养目标的轨道上，有次序地、积累地、渐进地向教育目的和培养目标接近。这样就保证了每一项教育活动都是指向教育目的的过程的一部分。

二、护理教育培养目标的概念

培养目标（training objectives）是指各级各类学校、各专业培养人才的质量规格和培养要求，包括三个方面的内容。①培养方向：指专业培养人才所对应的未来职业种类，如护理学专业本科教育的培养目标中培养方向为"在医疗卫生、保健机构从事护理和预防保健的专业人才"。②使用规格：指同类专业中不同人才在未来使用上的规格差异，如"理论型"和"应用型"，护理学专业本科教育培养目标中的使用规格为应用型。③规范与要求：指对同一培养方向、同一使用规格人才在德、智、体、美等方面的具体要求，它是培养目标中的核心和本质内容。

教育目的对各院校培养目标的制订具有指导作用，是各级各类学校培养学生的共同准则。没有教育目的，制订具体的培养的目标就会迷失方向。没有具体的培养目标，教育目的也无法在各级各类学校及各专业教育中得到落实。培养目标则是根据特定的社会领域（如教育工作领域、化学工业生产领域和医疗卫生工作领域等）和特定的社会层次（如技术工人、管理人员、高级行政人员和专家等）的需要制订的，并随受教育者所处学校的级别而变化，是针对特定对象提出的。没有总的培养目标，制订具体的培养目标就会失去方向。没有具体的培养目标，总的目标也无法在各级各类学校中落实。

护理教育的培养目标是指护理院校培养人才的具体质量规格与培养要求。根据实际需要，制订科学、合理的护理培养目标是开展护理教育教学工作的必要前提。护理教育的培养目标一经确定，护理院校的各项工作就要紧紧围绕这一目标而展开。例如，要确定与培养目标相适应的合理的知识结构、能力结构及最佳培养方案，精心设计和安排课程体系，精选教学内容，改进教学方法等。同时，要验证护理院校教育工作成效，最根本的应视其是否实现培养目标的要求。

三、护理教育培养目标的制订原则

（一）必须全面贯彻党的教育方针

教育方针是国家在一定历史时期，根据社会、政治、经济发展的需要，通过一定的立法程序，为教育事业确立的总的工作方向和奋斗目标，是教育政策的总概括。内容包括教育发展的指导思想、教育目的及实现教育目的的基本途径。因此，在制订培养目标时，必需全面贯彻、落实国家的教育方针，确保培养目标的方向性。

（二）必须有明确的专业定向和人才层次规定

在培养目标中，应有明确的专业方向，并界定不同层次护理人才的具体培养规格和要求。这样才能有利于护理院校有针对性地实施专业培养计划，以及教师系统地组织教学，有利于学生明确自己的发展方向，有利于护理教育质量的检查及用人单位衡量人才的水平。

（三）必须符合人才培养的规格

在制订护理培养目标时，要正确评估不同层次学生入校时的知识水平，实事求是地衡量学生在校期间教与学所能达到的最大限度，充分考虑学生毕业时应具备的基础理论和基本技能。护理人才的培养不是"一次教育"所能完成的，把培养目标定得过高或过低，要求与规格相脱离，都会给实施培养计划带来困难，达不到预期的效果。

四、护理教育培养目标的内涵

我国现行的护理教育大致可分为两个等级四个层次。两个等级教育是高等护理教育和中等护理教育。四个层次教育是研究生护理教育、本科护理教育、专科护理教育和中专护理教育。各层次培养目标都是根据国家的教育方针和卫生工作方针制订的，并从德、智、体几个方面提出了具体要求。但不同层次的护理教育培养出来的人才规格不同，如本科、专科护理教育培养出来的是"师"（护师），中专护理教育培养出来的是"士"（护士）。

（一）高等护理教育的培养目标

高等护理教育包括护理学研究生教育、护理学本科教育和护理学专科教育三个层次。

1. 护理学研究生教育的培养目标 包括两个层次：护理学硕士研究生和护理学博士研究生。2010年国务院学位办颁发《关于印发金融硕士等19种专业学位设置方案的通知》，护理学硕士专业学位设置方案获得批准。至此，我国护理学硕士研究生的教育包含科学学位和专业学位两个培养类型。

《2015年全国硕士研究生招生工作管理规定》明确规定了高等学校和科研机构招收硕士研究生的培养目标是："培养热爱祖国，拥护中国共产党的领导，拥护社会主义制度，遵纪守法，品德良好，具有服务国家、服务人民的社会责任感，掌握本学科坚实的基础理论和系统的专业知识，具有创新精神、创新能力和从事科学研究、教学、管理等工作能力的高层次学术型专门人才，以及具有较强解决实际问题能力、能够承担专业技术或管理工作、具有良好职业素养的高层次应用型专门人才。"此外，2010年5月教育部规定护理学专业学位硕士研究生培养目标是："培养具备良好的政治思想素质和职业道德素质，具有本学科坚实的基础理论和系统的专业知识、较强的临床分析和思维能力，能独立解决本学科领域内的常见护理问题，并具有较强的研究、教学能力的高层次、应用型、专科型护理专门人才。"

目前，我国护理学博士研究生教育以科学学位为主，《2014年招收攻读博士学位研究生工作管理办法》明确规定了高等学校和科学研究机构招收博士研究生的培养目标是："培养德智体全面发展，在本门学科上掌握坚实宽广的基础理论和系统深入的专门知识，具有独立从事科学研究工作的能力，在科学或专门技术上做出创造性成果的高级专门人才。"这个培养目标是全国各专业，包括护理学专业博士研究生教育培养目标制订的依据。护理学博士专业学位目前正处于探索和论证阶段，而且国内也没有统一制订的护理学博士研究生教育的培养目标，要实现良性发展还需要很长一段时间。

2. 护理学本科教育的培养目标 1998年教育部颁布的《普通高等学校本科专业目录和专业介绍》规定了护理学专业本科生的专业培养目标是："培养具备人文社会科学、医学、预防保健的基本知识及护理学的基本理论知识和技能，能在护理领域内从事临床护理、预防保健、护理管理、护理教学和护理科研的高级专门人才。"

进入21世纪后高等护理教育进入加速发展时期，特别是随着硕士研究生教育规模的扩大和博士研究生教育的开展，产生了调整护理本科生培养目标的需求。在教育部高教司指导下，由教育部高等学校护理学专业教学指导委员组织了专题研究组，制定了《本科医学教育标准——护理学专业（初稿）》，提出护理学专业本科教育的培养目标是："培养适应我国社会主义现代化建设和卫生保健事业发展需要的德智体美全面发展，比较系统地掌握护理学基础理论、基本知识和基本技能，具有基本的临床护理工作能力，初步的教学能力、管理能力及科研能力，能在各类医疗卫生、保健机构从事护理和预防保健工作的专业人才。"并在总的培养目标下，设立了思想品德与职业态度、知识、技能三类具体目标。

3. 专科护理教育的培养目标 2003年教育部和卫生部共同颁布的《三年制高等职业教育护理学专业领域技能紧缺人才培养指导方案》中规定三年制高等职业护理学专业人才培养目标是："培养拥护党的基本路线，德智体美全面发展，具有良好的职业道德，掌握护理学专业必需的基本理论知识和专业技能，能在医疗卫生保健和服务机构从事临床护理、社区护理和健康保健的高等技术应用型护理专门人才。"在该培养目标下，设立了10项岗位能力。

（二）中等护理教育的培养目标

2001年，《中等职业学校医药卫生类护理学专业教学计划》指出中等护理教育的培养目标为"培养与我国社会主义现代化建设要求相适应，德智体全面发展，具有一定护理职业能力，在护理第一线工作的高素质中等专业人才。"教育部颁布的《中等职业学校专业目录（2010年修订）》明确规定中等护理教育培养目标是："培养从事临床护理、社区护理和健康保健的专业人员。"在培养目标下，设立了9项职业能力要求。

以上概述了我国护理学专业各层次教育的培养目标。从中可以看出，目前我国各层次护理人才的培养目标等级区别还不够明确，这也表明在一定程度上，各层次课程设置、教学内容体系等方面也存在不明确、不清晰的问题。在护理学成为一级学科后，这些问题都需要通过研究予以区分、理顺、体系化。

知识拓展

美国高等护理教育标准

1986年，美国高等护理教育学会（American Association of Colleges of Nursing，AACN）制定了"高等护理学专业教育标准"（the essentials of baccalaureate education for professional），目的是界定护理本科生毕业时应具备的基本知识、价值观和专业行为。该标准一直是美国护理本科教育的框架，1995年，AACN对此标准进行了修订，1998年完成了修订工作，主要内容如下。

美国"高等护理学专业教育标准"主要界定了护理学科、护士角色及护理学专业教育标准。护理学专业教育包括通识教育、专业价值观、核心能力、核心知识和角色发展。其中本科生应掌握的核心能力包括评判性思维、评估、沟通和护理技术能力；核心知识包括健康促进与疾病预防、疾病护理、运用信息和护理技术、伦理、多元文化护理、全球健康服务、健康服务系统与政策知识。

2008年,AACN对此标准进行了补充,强调护理高等教育应该重视培养学生的广泛的人文和科学素养、循证护理、跨学科交流合作能力。

第三节 护理教学目标

> **案例 3-3**
>
> 护理教学目标编制
>
> 小张担任了《护理学导论》课程,并希望自己能较快适应教学工作。于是,在编制该课程的教学目标时,小张大量查阅相关教学书籍和资料,发现哪些教学内容是必须讲和重点解释的,每一个内容需要学生掌握到怎样的程度。因此,小张根据教学目标分类理论和编写步骤,认真编写了每堂课的教学目标,并希望学生在今后学习中能够达到相应的学习目标。
>
> 问题:
> 1. 小张在编制教学目标时需要依据的教学目标分类理论具体指什么?
> 2. 编制教学目标具体有哪些步骤?如何编制和表述好每堂课的教学目标?

教育目标和护理教育培养目标是通过一系列具体的教学目标落实到教学活动中去的。教学目标(objective of teaching)是指教学中师生预测达到的学习结果和标准,是教与学双方都应努力去实现的。教学目标总是以一定的课程内容为媒介,它的确定与课程内容的选择和组织紧密联系,并和具体的教学内容一起呈现给教师和学生。对教师而言,它是教授的目标;对学生而言,它是学习的目标。但由于教学目标主要是由教师制订的,它更多地体现了教师的个人意志,而对学生来说,要使教学目标成为自己的学习行为,则还有一个内化的过程。内化得好,就可以使它成为学生个人内心的要求,否则就成了教师强加于他们的外在物。理想的教学目标应该是教授目标和学习目标的统一体。

一、教学目标分类理论

20世纪50年代以来,西方的一些教育学家和心理学家倡导用可观察和可测量的行为来陈述教学目标,意在为教学及其评价提供具体的指导。其中,布卢姆(Bloom BS)等的教育目标分类理论(taxonomy of educational objectives)有着较大的影响,是"最容易为教师所接受的分类"。这种理论在20世纪80年代初引入我国以后,引起了较大的反响。

> **知识拓展**
>
> 本杰明·布卢姆
>
> 本杰明·布卢姆(Benjamin S. Bloom)是美国著名的教育家和心理学家,1913年2月21日出生于美国宾夕法尼亚的兰斯富,1999年9月13日去世,享年86岁。布卢姆早期专注于考试、测量和评价方面的研究,20世纪70年代后从事学校学习理论的研究。曾担任美国教育研究协会(AERA)的主席并且是国际教育成绩评价协会(IEA)的创始人之一。1968年获得约翰·杜威学会颁发的杜威奖,1972年获得美国心理学会颁发的桑代克奖。代表作《布卢姆教育目标分类学手册》被认为是20世纪教育领域影响最大的4本著作之一,被译成20多种文字出版。自1956年出版至今,一直是教育测验与评价、课程编制、教育研究的重要参考书。

布卢姆和他的同事们将教学目标分为认知领域、情感领域和动作技能领域三大领域，每个领域的目标由低向高分为若干层次。

（一）认知领域

认知领域（cognitive domain）涉及的是一些心理及智力方面的能力和运算。按认知领域的复杂性，分为从知识到评价6个水平，如图3-1所示。其中知识在认知领域中处于低级水平，评价为高级水平。不同水平的目标反映了学生不同的要求，在描述中所用的动词也不同。

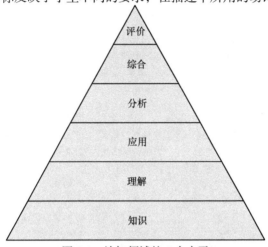

图3-1　认知领域的6个水平

1. 知识（knowledge）　是对先前学习过的材料的记忆，包括特定事物的知识、专门术语的知识、特定事实的知识、处理问题的方法和手段的知识、常规和标准的知识、分类和范畴的知识、某一学科领域中理论和应用的知识等。知识水平的目标要求学生记住和记忆所学的知识。例如，目标定为"学生能够复述女性生殖系统的组成"，"复述"一词反映了学生只要记住便可达到目标，属于认知领域中知识水平的目标。

2. 领会（comprehension）　又称为理解，指领悟学习材料的意义。可有三种表现形式：一是转化，即用自己的语言或用与原先的表达方式不同的方式表达自己的意愿；二是解释，即对一项信息加以说明或概括；三是推断，即估计将来的趋势（预期的后果）。领会水平的目标要求学生有一定程度的理解，不只停留在记忆的水平。例如，目标为"学生能区分前置胎盘和胎盘早剥的临床表现"，"区分"一词反映了学生需要在记忆前置胎盘和胎盘早剥的临床表现的基础上，进一步加深理解二者的异同。领会超越了单纯的记忆，代表最低水平的理解。

3. 应用（application）　又称运用，指将所学知识运用于新的情境，包括规则、方法和概念等的应用。应用水平的目标要求学生能将以前所学的知识应用于实践，它测量学生独立解决问题的能力。例如，"学生能够运用小儿营养计算法，正确地为特定年龄和体重的儿童计算入量"，"运用"代表较高水平的理解。

4. 分析（analysis）　指将所学整体材料分解成构成成分。了解各部分之间的联系，包括要素、关系、结构原理的分析。分析水平的目标要求学生能够对事实、观点、假设或判断进行分析，从而进行比较和对比。例如，目标定为"学生能够分析急性心肌梗死患者现存的主要护理问题"，"分析"代表了比运用更高的智能水平，因为它既要理解材料的内容，又要理解其结构。

5. 综合（synthesis）　是以分析为基础，全面加工已分解的各要素，并再次把它们按要求重新组合成整体，以便综合地创造性地解决问题，包括制订计划或操作步骤等。综合水平的目标要求学生能融会贯通地掌握知识，并能超越给定的信息，独立解决新问题。例如，目标定为"学生能够为乳腺癌患者制订一份行之有效的护理计划"。综合强调创造能力，需要生产新的模式结构。

6. 评价（evaluation）　是对给定的材料进行价值判断的能力。评价水平的目标居于认知技能的最高层次，包含了以上五种能力要素，要求学生创造性地对客观事物进行判断、权衡检验和分析。例如，目标定为"学生能够独立评价某护理计划制订的科学性和合理性"，"评价"是最高水平的认知学习结果，它要求超越原先的学习内容，并需要基于明确标准的价值判断。

认知领域教学目标的各层次具体内容、范例和编制目标常用的行为词语参见表3-1。

表 3-1 认知领域教学目标解析

层次	知识	领会	应用	分析	综合	评价
各亚领域目标的基本内容	记忆所学教材、单一事实及"完整学说"的记忆，最低等级的智性行为	把握教材意义的能力，如解释所学教材、做摘要，理解能力中较低的行为	将所学的知识应用于新的情况，包括原理、学说、观念及原则的应用	将所学知识分解为各个构成部分，包括对各组成部分的认识及其间的关系，需要知识、领会及应用能力	将所学知识综合为新的整体，包括独特的发表能力、规范实验和注重新结构、新创作	判断价值的能力，居于智性行为目标中最高层，它必须建立在前面各项能力的基础上
各亚领域目标范例	记忆普通名词，记忆单一事实，记忆方法、步骤及记忆基本观念、原则	数字转为数式，看懂乐谱的能力，解释图表、数据的能力，预测趋势发展的技能	应用科学的概括和结论解决实际工作的能力	认出未加说明的假说的能力，区分因果关系与其他顺序关系的能力，识别教材中作者观点或倾向的能力	有效地表达个人体验的能力，提出检验各种假设途径的能力	判断实验结论是否有充分的数据支持，判断研究工作对专业的价值
各亚领域目标描述时常用的行为动词	阐明、描述、陈述、复述、认出、列举、复制	转换、区别、估计、解释、举例、摘要	计算、示范、发展、预测、解决、修改	分解、区别、指出、选择、辨别、对照、选出	联合、编制、创造、设计、组织、综合、筹划、重组	批判、评定、断定、支持、比较、评论、推测

20世纪90年代，以认知心理学家Lorin Anderson（曾为布卢姆的学生）为代表的团队，更新了认知领域的目标，以适应21世纪的教育现状：将分类词汇由名词（如application）修改为动词（如applying）；将综合能力（synthesis）修改为创造（creating），并将其提升至最高层次等。

（二）情感领域

情感是指价值内化的程度。情感领域（affective domain）的目标设计主要是各种态度、价值观和鉴别力。情感领域的教学目标于1964年以克拉斯沃尔（D.R.Krathwohl）为首提出，分为五个层次。

1. 接受（receiving） 指注意特定的事件、现象或活动，可分为发现、接受的意愿、受控制和有选择的注意三个亚层次。

2. 反应（responding） 指参与或主动参与某事或某活动，可分为默认（如阅读指定的教材）、愿意反应（如自愿阅读未指定的教材）和反应中的满足（如为满足兴趣而阅读）三个亚层次。

3. 形成价值观念（evaluation） 指认识到某一事物、行为的价值，在行为上可表现出一定的坚定性，可分为领会一种价值、选择一种价值及确信一种价值三个亚层次。

4. 组织价值观念系统（organization） 指将不同的价值标准组合、比较、确定各种价值观的相互关系，克服它们之间的矛盾，形成一致的价值观念体系。可分为价值的概念化、价值系统的组织化两个亚层次。

5. 价值体系个性化（characterization by value or value complex） 指个人的价值观、信念及态度等应该形成和谐的系统，内化为个性的一部分，可分为组合化（一般态度的建立）和性格化（形成价值观、世界观）两个亚层次。

从表3-2中可以说明情感领域各层次目标的具体内容、范例和编制目标的常用行为词语。

表 3-2　情感领域教学目标解析

层次	接受	反应	形成价值观念	组织价值观念系统	价值体系个性化
各亚领域目标的基本内容	学习者对特定现象和刺激物的存在有所察觉，愿意参加学习活动	积极参加学习活动，积极反应，表示较高的兴趣	对所接触的现象或行为做价值判断，以此指导自己的行为，对所做的事负责	把内化的价值组成一个体系并确定它们之间的内在联系以建立主要价值和普遍价值	学习者的行为已为自己的价值观所支配，并逐步形成自己的价值观和世界观
各亚领域目标范例	静听讲解，参加班级活动，认知做实验，表示对科学问题的关切	认真完成作业，积极参加讨论活动，乐意帮助他人学习	欣赏优美的文艺作品，在讨论问题中提出自己的观点	根据自己的能力、兴趣及信仰规划自己的工作	对独立开展工作具有信心，在团体中表现合作精神，坚持良好的学习习惯
各亚领域目标描述时常用的行为动词	发问、选择、描述、认识、回答、使用、把握	顺从、表现、帮助、讨论、提出、实施、遵守	描写、判别、区别、解释、探究、追随、评价	坚持、指出、修改、统合、安排、规划、保护	展示、影响、解决、辨别、修订、鉴赏

（三）动作技能领域

布卢姆在创立教育目标分类时仅意识到动作技能领域（psychomotor domain）的存在，未制订出具体目标层次。1972年辛普森（Simpson EJ）提出动作技能领域教学目标分七个层次。

1. 知觉（perception）　指运用感官能领会操作信息、指导动作，可分为感觉刺激、线索选择、转化三个亚层次。

2. 定势（set）　指为适应某种动作技能的学习做好准备，包括三个方面：心理定势、生理定势和情绪定势。

3. 指导下的反应（guided response）　指能在教室指导下完成有关动作行为。这个层次有两个亚层次：模仿和尝试错误。

4. 机械动作（mechanism）　指学习者能按程序步骤完成操作，不需要指导。

5. 复杂的外显反应（complex overt response）　指能熟练地完成全套动作技能。操作熟练性以迅速、连贯、精确和轻松为标志。该层次有两个亚层次：消除不确定性和自动化操作。

6. 适应（adaption）　指技能达到高度发展水平，具有应变性，以适应具体环境、条件及要求等方面的变化。

7. 创新（creation）　指能创造新的动作模式以满足具体环境、条件等的需要。

> **知识拓展**
> **布卢姆教育目标分类理论研究进展**
>
> 　　1956年，在布卢姆等出版的《教育目标分类学，第一分册：认知领域》一书中将教育目标分为认知、情感和动作技能三个领域，并将认知领域教学目标由低到高分为6个层次。1964年，克拉斯沃尔、布卢姆等出版的《教育目标分类学，第二分册：情感领域》中把情感领域教学目标分为5个层次。1972年哈罗（A. J. Harrow）在《动作技能领域教育目标分类学》中提出了以学龄前教育为视角的6个层次动作技能教学目标分类。同年，辛普森（E.J.Simpson）在《动作技能领域教育目标分学类》中提出了以职业技术教育为视角的7个层次的动作技能教学目标分类，即本教材中所阐述的。2001年，由安德森（L.W.Anderson）等出版了《学习、教学和评估的分类学：布卢姆教育目标分类学修订版》。该修订版将认知领域目标按知识与认知过程两个维度分类。其中知识维度分为事实性知识、概念性知识、程序性知识和反省认知知识4种类型，认知过程由低到高被分为记忆、理解、运用、分析、评价和创造6种水平，所以，4种知识类型×6种水平，总共构成24个目标单元。每一个目标单元所指的就是某一类知识的某种掌握水平。

二、教学目标的功能与局限性

（一）教学目标的功能

1. 标准功能 教学目标有助于教师清晰、准确地描述教学目标、要求，使之具体化、可操作化，为教学效果的测定提供客观的标准和衡量尺度。

2. 导向功能 教学目标是教与学双方的共同目标，既有助于教师主导、操作教学活动，把握教学重点、难点，又有助于学生把注意力集中在与教学目标有关的教学内容上，消除学习的盲目性与被动性。

3. 整合功能 教学目标的分层设计，为正确处理知识与能力培养的关系提供了切实可行的方法，为学生创造了运用、练习各种能力的机会。

4. 激励功能 教学目标对学生的知识与能力的发展提出了不断递增的等级要求，可使学生对所学的学科产生浓厚的认识兴趣和强烈的达标动机，从而提高教学效率。

5. 沟通功能 教学目标可为各类教育人员及不同学科教学人员有效沟通创造条件。

（二）教学目标的局限性

1. 具有一定的适用范围 并不是所有学习结果或能力都可以通过行为清楚地表现出来。

2. 影响教学的整体构思 由于教学目标按行为结果分类，层次多、分类细，会导致教师过分注意易于说明的低水平的目标，而忽视较难表达、把握的目标，使目标间内在联系难以充分表现。

3. 教学目标模式化 单方面强调教学目标，可能导致僵化、机械的教学模式。

三、护理教学目标的编制技术

（一）基本要求

1. 必须与总体目标相结合 教学目标必须以护理教学计划所规定的总体目标为指导，对学科更具体的分类目标做出规定，使具体目标与总体目标相互联系，相互支持。

2. 必须包含本学科课程全部重要成果 教师必须认真分析教材，找出那些具有一定稳定性，对学生从事护理工作最有用、最重要的知识和技能作为教学目标。

3. 必须符合教育心理学原则 护理学目标的制订，必须符合教育心理学原则，如准备性原则、动机性原则和保持性原则等。

4. 必须具有可行性 教学目标的制订必须考虑护理师资的经验能力、学生的知识背景与能力水平及可利用的教学时间与设备条件等实际情况。过高或过低的教学目标都会挫伤教与学双方的积极性，浪费宝贵的时间与精力。

5. 必须具有可测性 在描述教学目标时，应将可随意推论的动词如熟悉、了解等转换为可测量的行为动词，如写出、复述等。教学目标不仅是教学过程的指南，而且也是评定学生学业成绩的依据，抽象、含糊的目标无法观察，也无法检查。在这个意义上，传统的教学目标常用的如"让学生掌握无菌技术的概念""让学生熟悉肌内注射的步骤"等均是不合格的目标表述。

6. 必须与非目标教学结合 再具体、再完整的教学目标，也不可能包括护理教学活动可能达到的所有成果。要注重教师自身思想情感、人格魅力对学生思想品德、态度情感的非目标教学作用。

（二）护理教学目标编制的标准与步骤

1. 确定教学目标等级层次 根据护理教学特点，可将教学目标分为三个层次水平：识记、理解及运用。识记，要求的是记忆能力，学生要回答"是什么"的问题。理解，要求学生掌握教材的内在联系和新旧知识的联系，学生要回答"为什么"的问题。运用，包含两种水平：①直接应用，要求学生将习得的护理学知识应用于教学情境相似的情境中，要求学生具有水平迁移的能力；②综合运用，要求学生能将习惯的护理学知识应用到与原先教学情境不同的新情境中，要求学生具备在不同水平上进行纵向迁移的能力。

2. 分析教材 目的是找出学科知识点及知识点之间的相互联系，确定每个知识点在学科教学中占据的相对重要程度及学生的接受能力，对号进入相应的目标层次。

3. 描述教学目标 一个表述得好的教学目标应具有三个基本要素并符合三条标准。

三个基本要素：①提供构成目标的具体条件；②规定学生实现目标的行为方式；③规定学生完成任务的合格标准。

三条标准：①陈述的是学生学习的结果，而非教师做了些什么；②明确、具体，避免应用含糊和不可测量的词语；③反映出学生习得知识的水平层次。举例如表3-3所示。

表3-3 护理教学目标范例分析

目标要素	解释	教学目标举例
护士的行为	怎么做	能够说出
构成目标的条件	做什么	青霉素过敏反应的急救步骤
合格标准	做得怎样	正确率达90%以上

4. 各领域教学目标表述举例

（1）认知领域：常用规定标准的词语有正确、准确、在××分钟内、正确率达……、至少列举出××种（特征、不同点等）、误差<、按正确顺序。

常用行为动词：①知识层次：列举、说出、背诵、复述、认出、标明、陈述、写出等；②理解层次：用自己的语言解释、比较、区别、举例说明、摘要、归纳、转换、分类、鉴别和选择等；③运用层次：计算、发现、修改、制订、分析、评价、编写、组织、判断好论证等。

举例：正确说出影响人需要满足的主要因素。

比较干热消毒与湿热消毒，正确说出两者之间的异同点。

能运用所学公式，正确计算不同氧浓度的每分钟氧流量。

（2）情感领域：由于情感的学习过程较知识和技能的学习复杂得多，而且发生外显的行为动作往往与其内在的真实情感不相符合，这就使得情感领域教学标准的描述常带有一定的模糊性，也给情感、态度、学习结果的准确测评带来很大困难。我国教育专家将情感领域的教学目标分为四个层次，可作为我们制订情感领域教学目标的参照。

1）接受：情感反应过程是被动的，情感状态是中性的。

常用的描述词语：接受、觉察、默认、认可、参加、顺从、参与和注意等。

举例：能参加周日义诊活动。

能执行整体护理的工作程序。

2）反应：是积极的，是一种自愿的行动。

常用的描述词语：选择、表示、赞成、反对、拒绝、请求、提出、同意、纠正、尝试和模仿等。

举例：赞成开展社区保健活动。

请求教师提供更多的整体护理学资料。

3）爱好：指对某一类事物、现象等表现出定向性的，具有一定稳定性、一致性的积极情感反应。

常用的描述词语：专注、主动、驳斥、渴望、坚持和评价等。

举例：渴望参加社区护理活动。

主动与他人讨论整体护理的实践意义。

4）个性化：指个体的情感行为所表现的价值取向具有高度的稳定性和一致性，体现出一种习惯性。

常用的描述词语：习惯、指导、判断、保持、养成、自觉、探索、贡献、创造和固守等。

举例：自觉运用整体护理观指导自己的护理服务行为。

在护理工作中始终保持热情、和蔼的态度。

（3）动作技能领域：常用规定标准的词语有依次、按顺序、正确、准确、连贯、在××分钟内、误差＜、一次成功、步骤正确、协调和无多余动作等。

常用行为动词：发现、装卸、完成、实施、排除、测量和检查等。

举例：能正确测量血压，误差＜4mmHg。

能正确一次装卸氧气表。

能正确完成皮内注射术操作，做到步骤正确，动作连贯协调，进针角度、深度、药量三准确。

（王冰飞）

思 考 题

1. 分析教育目的、护理教育培养目标和护理教学目标三者之间的关系与相互作用。
2. 根据我国教育目的的基本精神，护理教育如何提高受教育者的整体素质？
3. 在护理教育中，如何正确处理四育的关系？
4. 分析社会本位论和个人本位论两种教育目的的理论区别。
5. 根据本章所学知识，判断以下教学目标是否正确，并将错误的教学目标改正。
（1）能说出口腔护理的操作方法。
（2）熟悉留置导尿管患者的护理诊断、护理目标和护理措施。
（3）向学生介绍如何向糖尿病患者进行健康教育。
（4）能准确熟练地进行口腔护理，无多余动作，患者感到舒适。
6. 运用教育目标分类理论编制护理学专业有关课程的三个领域教学目标各两条，并按合格教学标准相互进行评价。

第四章 护理教育的课程

【学习目标】

识记 复述护理课程对护理教育的意义。

理解
1. 能用自己的语言正确解释下列概念：课程、课程设置。
2. 比较不同的护理课程设置模式的优缺点。

运用 根据学习到的理论知识设计适用的护理学课程。

案例 4-1

课程设置

很多院校都设有《健康评估》这一课程，它是护士运用护理基本理论、基本知识、基本技能对个体、家庭、社区现存的或潜在的健康问题或生命过程的反应进行判断的一门学科，是顺应生物医学模式向生物-心理-社会医学模式转变，适应健康观念、现代护理模式转变而设置的一门新课程。随着健康观念和现代护理模式的转变，以护理程序为指导的系统化整体护理已成为当今护理工作的主要形式。健康评估是护理程序的首要环节，评估是护士通过对服务对象的身体、心理、社会文化进行全面系统的、有组织的收集资料、整理资料，提出护理对象的健康问题及护理诊断，为确立护理目标、制订护理措施提供依据。从护士同服务对象的首次接触直到完全康复的整个护理过程中，都贯穿着评估，这个过程需要的知识和技能必须通过《健康评估》课程来培养。

问题：
1. 护理课程的设置对护理教育有什么意义？
2. 本案例的课程目标又是什么？

课程是在教学活动中为了实现教育目标的主要载体，教育主体即教师与学生需要以课程为主线来有效地完成教学活动。课程不仅对教学内容形成了明确规定，而且还决定了如何选择教学方法和教学组织形式，同时，也是进行教学评价的重要依据。而护理教育必须符合护理学学科的发展与临床模式，因此护理学课程设置必须符合本专业的特点。

第一节 护理课程的概述

一、课程的概念

（一）课程的定义

在中国，"课程"一词最早出现在唐朝孔颖《诗经·小雅·巧言》中的一句注释："维护课程，必君子监之，乃依法制。"南宋朱熹在《朱子全书·论学》中多次提及"课程"，如"宽着期限，紧着课程""小立课程，大作工夫"等，其"课程"主要指"功课及其进程"，这与今天人们对课程的理解基本相似。课，指课业，或者说教育内容；程，是程度、程序、程限、进程之意。概言之，课程就是指课业及其进程。

在西方，"课程"的英文名字是 curriculum，最早出现在英国教育家斯宾塞（H.Spenser）于1859

年发表的《什么知识最有价值》一文中,意思是指"教学内容的系统组织"。这一字源自拉丁字currere,指的是跑道、跑马场的意思,根据这一词源意思,课程(curriculum)被理解为学习的进程。1973年,教育学家贝尔(Bell)认为"课程是学生在校期间,通过各种活动而获得的有社会价值的知识、技能和态度"。1975年,教育学家斯特豪斯(L.Stenhouse)将课程定义为"课程是通过各种有效的实践活动,努力把教育的基本原理、特点传授给学生"。1996年,罗纳德·多尔(Doll R)将课程定义为"在学校帮助下,学习者借以获得知识和认识,习得技能,形成态度、情感和价值观的正式或非正式的内容及过程"。由于该词的多态性,不同的课程定义反映了不同课程观和价值取向。教育家们倾向于依据个人的哲学信念和重点领域定义课程,但通常包括以下要素:①预期目标或结果;②学习内容及学习顺序;③学习过程和学习经历;④学习资源;⑤教学主体在学习活动中的责任范畴;⑥学习方式和特点。

> **知识拓展**
>
> 微 课
>
> 微课(micro learning resource),是指运用信息技术按照认知规律,呈现碎片化学习内容、过程及扩展素材的结构化数字资源。
>
> "微课"的核心组成内容是课堂教学视频(课例片段),同时还包含与该教学主题相关的教学设计、素材课件、教学反思、练习测试及学生反馈、教师点评等辅助性教学资源,它们以一定的组织关系和呈现方式共同"营造"了一个半结构化、主题式的资源单元应用"小环境"。因此,"微课"既有别于传统单一资源类型的教学课例、教学课件、教学设计、教学反思等教学资源,又是在其基础上继承和发展起来的一种新型教学资源。
>
> "微课"的主要特点:①教学时间较短;②教学内容较少;③资源容量较小;④资源组成/结构/构成"情景化";⑤主题突出、内容具体;⑥草根研究、趣味创作;⑦成果简化、多样传播;⑧反馈及时、针对性强。

在不同的教育情境中根据不同的理论基础对课程有不同的理解,综上所述,可从广义和狭义两方面对课程进行定义。

1. 课程的广义定义 课程指学校为使学生达到预期学习目标,从学科的教学内容扩展到学校指导之下提供给学生的全部经验,它是学科教学与学生活动的集合体,包括合理的学科设置、符合规律的教学活动、有计划的教学进程、有组织的课外活动及良好的学校环境和氛围。因此,广义的课程是指除了教学活动已列入课程计划或课程设置中所包含的正式课程(或又称为显性课程)外,还包括学生的课外活动和学校校园文化对学生具有的潜移默化影响(或又称为显性课程的隐性课程)。隐性课程(hidden curriculum),也可称为"隐蔽课程"或"潜在课程"等,是学校教育中无课程指南或学校计划中未明文规定,但却显然是学校教育经验中经常的和有效的部分的实践和结果。换而言之,隐性课程是一个教育系统或教育机构中,学生在显性课程以外获得的所有学校教育的经验,不作为获取特定教育学历或资格证书的必备条件。隐性课程包括:①物质性隐性课程,如学校建筑及其结构和内涵、校园生活水平及其结构和内涵等;②制度性隐性课程,如人际关系准则,包括教师、学生、职工、领导相互之间的关系准则,学术交往、朋友交往、恋爱交往等准则等;③心理性隐性课程,如师生特有的心态、行为力和价值观念等。隐性课程作为一种体验性教育经验,是以学生自我体验为根本途径,具有特殊性,即使学生获得特殊的教养,成为有特殊教养的人。隐性课程具有两种存在形态:一是非预设的隐性课程,在这种课程中对学生产生影响的因素是自发的、没有经过精心组织的,课程计划中没有明确规定的、无形的,但在学校教育中对学生的发展起着重要作用的那些课程。二是预设的隐性课程,即影响学生的因素经过了有意图的设计、组织,因此,隐性课程是指精心设计的、不具有实际形态,但对学生的发展产生潜在影响的课程,其主导价值在于通过渗透的方式对学生的发展产生熏陶作用,以影响和改变学生的思想意识。

2. 课程的狭义定义 课程指学校为实现培养目标而规定的教学科目,以及每一门教学科目的目的、内容、范围、分量、进程等的总和，主要体现在课程计划、课程标准和教材。

> **知识拓展**
>
> **大规模开放式在线课程**
>
> 大规模开放式在线课程（massive open online courses，MOOC），是一种针对于大众人群的在线课堂，在网上提供免费课程，人们可以通过网络来学习在线课堂。MOOC 是远程教育的最新发展，它是一种通过开放教育资源形式而发展来的。2012 年，美国的顶尖大学陆续设立网络学习平台。课程特征如下。
>
> 1. 工具资源多元化　MOOC 整合多种社交网络工具和多种形式的数字化资源，形成多元化的学习工具和丰富的课程资源。
> 2. 课程易于使用　突破传统课程时间、空间的限制，依托互联网世界各地的学习者在家即可学到国内外著名高校课程。
> 3. 课程受众面广　突破传统课程人数限制，能够满足大规模课程学习者学习。
> 4. 课程参与自主性　MOOC 具有较高的入学率，同时也具有较高的辍学率，这就需要学习者具有较强的自主学习能力才能按时完成课程学习内容。

（二）课程与教学的关系

作为现代课程论学科建立标志的是美国著名教育家、课程理论专家拉尔夫·泰勒的《课程与教学的基本原理》，该书被誉为"现代课程理论的圣经"。

"教学"一词也是较早出现在《学记》，该部著作是先秦时期儒家教育和教学活动的系统总结，对教学的作用、教学管理的措施和要求、教育教学的基本原则和方法、教学过程中的师生关系及教师素养等都进行了精辟论述。此外，《孟子》《老子》《庄子》《大学》及朱熹的《四书集注》、韩愈的《师说》等著作中也都包含了许多丰富、深刻的教学思想。现代教学理论把我国传统教学理论和西方教学理论进行了融合发展，推动了我国的教学理论走向更高层面。

课程与教学关系的研究最早是由美国著名教育家杜威提出：教学与课程彼此间水乳交融，相互作用，动态统一。20 世纪 90 年代美国课程论专家奥利瓦对课程与教学之间的关系进行了系统研究，指出课程与教学的关系主要存在四种不同的观点，形成了四种不同的模式：①相互独立模式：课程与教学是两个相互独立、互不交叉的系统，在互不影响的情况下各自发生变化。②相互交叉模式：教学与课程虽然是两个相互独立的系统，但两者之间又存在着相互交叉的关系，即教学包含着课程的一部分，课程也包含着教学的一部分。③相互包含模式：主要有两种情形，一是教学包含课程，即"大教学论"；二是课程包含教学，即"大课程论"。④循环联系模式：课程与教学虽然是两个相对独立的系统，但两者之间又存在着密切的相互联系，构成一个更大的循环系统。其中，课程不断地作用和影响着教学，教学也不断地作用和影响着课程。

在我国，关于两者之间的关系存在着三种观点，一种传统观点认为课程都是在教学范畴内被讨论的，因此课程被认为是教学内容的选择和组织，即教学论包含课程论。这种观点从教学论的立场出发，将课程视为教学内容，认为"没有教学内容的教学论是空洞的，课程事实上接着也应该接受教学过程规律的支配"。另一种观点是并列论，即课程论与教学论之间是相互独立。有学者提出："课程论与教学论应是教育科学下属的两个独立分支学科，各有特定的研究对象和不同的特点，构筑理论体系的相关概念也不相同，需要分别进行深入研究。"这种观点的提出，深化了人们对课程与教学问题的思考，改变了我国长期以来重视教学轻课程的状况。此外，还有一种观点是课程论包含教学论，即"大课程观"。这种观点主张把教学作为课程实施，把教学论从属于课程论。例如，"课程本质上是一种教育进程，课程作为教育进程包含了教学过程""课程的属性和类型是多方面的，包含了学科课程与活动课程、显性课程与隐性课程，也就包含了课堂教学与课外教学、模仿教学与陶冶教学""教师也是课程的研制者，从而构建课程包含教学的主体机制"。该观点的提出，表明了人们思考和解决课程问题与教学问题的立场和取向开始了根本性的转变，逐渐将重心由教学转移到课程。

以上对于课程论与教学论关系的认识无论是并列论，还是教学论包含课程论，或课程论包含教学论，从本质上说是二元分离，即都主张将课程与教学断然分开，如此，造成了课程研究与教学研究的割裂和分离，最终必将影响课程论与教学论的发展，导致严重的弊端。

20世纪90年代中后期，部分学者先后提出了"课程与教学一体化""课程与教学整合论"等观点，试图将课程与教学进行整合。目前，国内外一些学者对课程与教学的整合进行了有益的探索。课程与教学两者相互联系，唇齿相依。课程通过教学得以实施，而教学则是在一定范围内实施课程的过程，两者彼此依赖，共同服务于人的发展与传播社会的文明及促进社会的发展。但是，教学并不完全是实施课程的过程，而课程也并非仅仅是通过教学得以实施的，教学之外的其他活动也有实施课程的职能。由于课程的编制过程与实际的教学过程有时是部分地重叠在一起的，所以两者又存在着相互交叉的关系。虽然课程与教学密切联系，不可分割，但是我们并不能将两者混为一谈，抹杀它们之间的界限。只有认识和看到两者界限的存在，才能够厘清各自理论和实践的思路，使各自的理论更加深化和丰富，使课程和教学实践更有针对性，最终促进课程与教学论的整体发展。

（三）课程在学校教育中的意义

课程是学校实现培养人才目标的主要体现，对学校教育具有重要意义，主要表现在以下几个方面。

1. 课程是教育教学活动的基本依据　课程主要体现在课程计划、课程大纲及教材上，它们是课程的具体化，在教学过程中，教学的主体必须根据课程大纲要求和教材的要求，确定教学活动的基本内容、进程及教学方法和手段。

2. 课程是实现学校教育目标的基本保证　根据学科特点及学科整体性的观点，教育目标被有效地拆分为各门课程，学生需要通过课程的学习获得必备的知识、相应的技能和思想态度，实现教育目标，从而保证人才培养的质量以符合社会的需求。

3. 课程是学校一切教学活动的中介　课程是根据各学科特点将知识进行系统化的整合，学校的一切教学活动都围绕课程进行，便于更好地把握培养目标。

4. 课程是对学校进行管理与评价提供标准　学校教育的质量主要针对学生各门课程的学习成绩进行有效评价，来考查是否达到培养目标。因此，课程是评估教学质量的重要内容。

二、护理学课程的目标

（一）课程目标的概念

课程目标是指课程实施应达到的学生发展预期结果。它规定了某一教育阶段的学生通过课程学习以后，在发展品德、智力、体质等方面期望实现的程度，它是确定课程内容、教学目标和教学方法的基础。

课程目标具有5个方面的规定性：①时限性，即课程目标须与特定的教育阶段相联系，不是对所有教育阶段预期结果的笼统规定；②具体性，须详细描述学生身心发展的预期结果，明确学生要达到的发展水平；③预测性，所描述的结果是预期性的，是学生发展状态的理想性规划；④操作性，是明确的，可付诸实现的；⑤指导性，课程是教育培养规格的具体化，有较强的实用价值和指导作用。

（二）制订护理学课程目标的依据

1. 对学习对象即护理学专业学生的分析　任何课程设置的最终目标都应是指向学生的身心发展，因此促进护理学专业学生全面发展是护理学课程的基本职能，护理学课程目标的确定必须将护理学专业学生的需求作为重要的依据。

2. 对社会需求的调查分析 护理学专业学生毕业后需担负促进社会卫生保健事业的发展，提高人民健康水平的职责。因此，护理学课程目标应及时反映社会健康保健方面的需求和发展变化趋势，以保证培养的各级护理人才能够适应社会的需要。

3. 对护理学科的分析 护理学科的知识体系及其发展也是确定护理学课程目标的重要依据。学科知识具有自身的逻辑体系，包含着学科的基本概念、原理、方法、发展方向等。由于不同的护理学科专家熟悉其学科的理论体系和发展趋势，因此课程目标的确定，应认真听取他们的建议。

知识拓展

约翰·霍普金斯大学护理学院

约翰·霍普金斯大学（Johns Hopkins University）护理学院开设的护理教育方面的课程有教学/临床教学策略（3学分）、护士教育工作者角色的演变（3学分）、课程理论和设计（3学分）。

"教学/临床教学策略"主要探讨成人教育原则，并将教学原则应用到课堂和临床环境中，强调在护理中应用实践策略去计划、引导和评价教育活动。课程还介绍创新性教学技巧、多媒体的使用、评价技巧、测试/评估。修读该门课程要求具备学士学位，且获得学士学位后有一定护理经验。

"护士教育工作者角色的演变"目的是让学生了解护士教育工作者在不断变化的卫生保健系统和教育环境中角色的演变。该课程展示了教育工作者的多重角色：教师、合作者、研究者/学者及实践者/学者。旨在让学生形成自身的护理教育工作哲学。

"课程理论和设计"重点介绍学科课程设计和实践的哲学及理论基础。课程设计中隐藏的哲学和实践观点充满矛盾、挑战和不确定因素，同时也有一定的方向。学习者要批判性地分析这些框架和观点，以此为基础来评判和设计护理课程。该课程涉及教什么、为什么教、教哪些人及不断变化的教学背景。学生要学会批判性地思考护理课程改革和复兴。

三、护理学课程的类型及在护理教育中的意义

（一）课程类型分类

受不同教育思想的影响，课程有不同的类型，了解课程在学校教学中表现形式，对于发挥其作用至关重要。

1. 学科课程与经验课程 从课程内容所固有的属性出发，将课程分为学科课程与经验课程。其中，学科课程的主导价值在于传承人类文明，使学生掌握人类积累下来的文化遗产；经验课程的主导价值在于使学生获得关于现实世界的直接经验。

学科课程（subject curriculum），是以文化知识（科学、道德、艺术）为基础，按照一定的价值标准，从不同的知识领域或学术领域选择一定的内容，根据知识的逻辑体系，将所选出的知识组织为学科。学科课程是最古老、使用范围最广的课程类型。学科课程的主导价值在于传承人类文明，使学生掌握、传递和发展人类积累下来的文化遗产。

经验课程亦称活动课程（activity curriculum），是围绕学生的需要和兴趣、以活动为组织方式的课程形态，即以学生的主体性活动的经验为中心组织的课程。经验课程以开发与培育主体内在的、内发的价值为目标，旨在培养具有富个性的主体：学生的兴趣、动机。经验是经验课程的基本内涵，在于学生总是生活在特定的社会和文化之中，所以，为了提升学生的经验和价值，经验课程也把学生感兴趣的当代社会生活问题及学科知识转化为学生的经验，作为课程内容。经验课程的基本着眼点是学生的兴趣和动机，以动机作为课程与教学组织的中心。经验课程的主导价值在于使学生获得关于现实世界的直接经验和真切体验。

2. 分科课程与综合课程 分科课程（branched curriculum），是一种单学科的课程组织模式，它强调不同学科门类之间的相对独立性，强调一门学科逻辑体系的完整性。从课程开发来说，分科课程坚持以学科知识及其发展为裁点，强调学科知识的优先性；从课程组织来说，分科课程坚持以学科知识的逻辑体系为线索，强调学科自成一体。综合课程（integrated curriculum），所谓综合课程是指一种课程取向，有意识地运用两种或两种以上学科的知识观和方法论去考察和探究一个中心主题或问题。如果这个中心主题或问题源于学科知识，那么这种综合课程即是"学科本位综合课程"（或"综合学科课程"）；如果这个中心主题或问题源于社会生活现实，那么这种综合课程即是"社会本位综合课程"；如果这个中心主题或问题源于学生自身的需要、动机、兴趣、经验，那么这种综合课程即是"经验本位综合课程"（或"综合经验课程""学生本位综合课程"）。

3. 两者的关系 综合课程是与分科课程相对应的课程范畴，这两种课程组织形式各有其存在价值，因为学科发展本身就是分化与综合并驾齐驱的。分科课程在掌握知识的系统性、逻辑性和专业性方面的价值是综合课程无法替代的；综合课程在反映知识间的内在联系方面的价值也是分科课程无法取代的。它们具有互补性。

案例 4-2

课 程 设 置

某高校护理学院设置了结合护理人文素养、内科护理学、外科护理学、妇产科护理学等多个学科的《护理人文素养实训》《临床护理综合实训》《基础护理技能实训》等综合课程。让学生自由组合成小组，小组间对病历进行讨论，并寻找病历中提出的问题的答案，再以情景剧的模式演示答案，包括评估内容提及的操作、健康宣教等。对学生在护理过程中的仪容仪表、言行举止及操作技术等综合能力进行评估，此外还要求学生以小组形式创建病历，提出问题并解决问题。

问题：
1. 分科课程与综合课程之间存在怎样的关系？
2. 课程的综合一般采用哪几种方法？
3. 综合性护理课程存在哪些优缺点？

（二）课程类型在护理教育中的应用

课程定义和课程相关理论可以告诉我们课程产生的缘由及发展轨迹，同时我们需要知道课程在学校教育中的现实价值和功能，了解课程在学校教学中的表现形式及文本规格，这对于发挥其作用至关重要。常见护理课程类型包括以下几种。

1. 以学科为基础的护理课程 以学科为基础的护理课程是护理教育中传统的课程模式，即全部课程按学科分设。尽管各护理院校的课程计划不甚相同，但从总体结构上来看，基本是普通教育、基础医学、护理学三大领域的课程组成。通常以疾病为中心，从病理学、病原学、治疗学和护理学等方面进行讲述；按系统划分疾病，包括核心课程和选修课程两大类型，并不断引进护理科学的新知识和新技能。

2. 综合性护理课程 是20世纪50年代后在医学教育改革中采用的一种新的课程结构。一般按照问题或人体系统进行学科内容组合，从而形成了一种跨学科的综合课程模式。课程的综合一般采用以下几种方法。①论证法：按照护理理论或其他相关学科的理论作为课程结构框架设置课程，如70年代早期产生了"以患者为中心"的课程设置模式。20世纪80年代初，美国一所大学护理学校创立了"以健康问题为中心"的课程模式。有些学校通过论证人体发育和衰老的过程，把从出生到死亡的概念作为组织课程的基础。课程始终以人为中心，把各部分知识综合成较大的整体。按照这种课程结构，学生首先学习正常的生长发育、婴儿或成人的护理、预防医学和社区卫生，然后再学习疾病从加重到危重及死亡的发展，目的是强调把患者作为整体，进行身心两方面的护理。

②操作法：根据学生的需要组织教学，由学生根据自己的情况选择适合于本人需求的活动，这种课程没有固定的结构，先让学生在医院观察，再决定他们需要学习的技能，然后再让他们进行以专题为中心的学习。③以问题为中心的综合性课程：这种课程结构是根据护理实践中的各种问题组织教学，这些问题经过护理专家的审定，通过系统地向学生提出问题和解决问题的过程，使学生学到解决各种护理问题所需的知识和技能。

综合性护理课程的特点在于课程结构是根据学生的需要和兴趣来决定的，重点放在学习解决问题的过程。学生在追求兴趣的过程中会碰到某些必须加以克服的困难和障碍。这些困难则构成了学生学习过程中想要解决的问题，成为学习的动力。

同时，综合性护理课程也存在着一些缺点，如内部缺乏被确定的水平结构，不能充分体现课程设置的组织原则，同时也缺乏内部连续性。课程设置的顺序由多种因素决定，除学生的兴趣外还有成熟性、经验背景及既往的学习经历、效果和难度等因素，但是综合性护理课程不能充分体现这些相关因素。

3. 以能力为基础的扩展课程　特点是根据国家卫生事业的目标和服务的需要及发展服务的策略来确定护理人员的预期能力，每门课程所规定的应是解决护理问题所必需的知识、技能的态度，全部课程组合达到发掘学生所必需的护理能力及解决问题的能力。

四、护理学课程的基本原则

> **案例 4-3**
>
> **课程设置原则**
>
> 目前，我国护理本科教学中存在的诸多问题主要与护理教育目标和课程设置未能根据护理学专业特点和当今社会改革发展对护理的需求有关。现代护理虽已成为由情（照顾意识）、理（伦理意识）、知（知识意识）和行（实践意识）所组合的专业。在护理学专业课程设置上，教学理念滞后，传统生物医学模式仍起主导作用，重生物轻人文、重病轻人、重医轻护的现象较普遍，以致无法培养出能满足和适应时代需求的护理本科人才。大部分院校尚未完全摆脱生物医学模式的影响，仍沿用医学教育的课程框架和教学模式。
>
> 问题：
> 1. 根据案例中的课程设置出现的问题，课程设置应遵循哪些原则？
> 2. 课程与教学间存在什么关系？

护理学课程的设置，应结合人才培养方案目标来制订，应遵循以下几项基本原则。

（一）培养目标是护理学课程设置的基本依据

根据国家对护理人才需求的总培养方针，不同的护理院校根据自身的特点对人才培养目标都有适合的定位。因此，不同护理院校在课程设置时可根据培养目标的层次和规格，确定相适应的课程体系。例如，护理本科生教育和护理研究生教育，两种不同的人才培养目标，因此护理课程设置的侧重点不同。

（二）护理学课程设置应符合教学规律

1. 护理学课程设置应遵循教育学心理理论。符合认知规律，各门课程之间在知识点建构上，应符合逻辑关系。知识点难度上应循序渐进。

2. 护理学课程设置应符合教育理念的更新。现代教育理念与传统的教育理念相比，更加注重发展学生的主观能动性，注重保护学生的个性特点。因此，护理学课程设置必须具有与此相适应的结构。

（三）护理学课程设置应符合新技术发展的需求

1. 科学技术 现代科学技术的迅猛发展，对人类社会方方面面都产生了巨大影响，如信息技术使医院管理更加方便、快捷、高效。生物技术、基因工程等技术的发展对医学和护理提出了新的挑战。这也要求护理教育的课程结构必须进行调整以适应这些发展。

2. 医疗技术 随着生物技术的发展及医疗技术的不断发展，人们对医疗护理服务的要求和期望值也越来越高。这就要求护理学范畴得到延伸，护理学研究必须结合新的医学技术和对健康有影响的方面综合预防疾病、治疗疾病，能够使人类更加健康、长寿。

3. 教育技术 信息技术的发展，改变了人们的生活方式，其中也包括学习方式的改变，护理学课程设置必须符合新的现代教育技术的发展，才能更好地满足学生对知识的渴求。

知识拓展

×××学校本科护理学专业课程安排

第一学年：医用基础化学、组织与胚胎学、人体解剖学、药理学、生理学、病理学、病理生理学、医学微生物学、生物化学、医学遗传学等。

第二学年：护理学导论、健康评估、基础护理学、社会医学、内科护理学、护士人文素养概述、护士人文素养综合实训等。

第三学年：健康教育学、中医护理学、外科护理学、社区护理学、精神科护理学、妇产科护理学、护理伦理学、护理心理学、儿科护理学、急危重症护理学、护理研究学、护理管理学、护理教育学、基础护理学技能实训、临床综合实训、医学统计学等。

第四学年：临床实习。

第二节 护理学的课程计划

一、课程计划的基本概念

课程计划，又称教学计划或课程方案，是对学校课程设置的总体安排，是对学校教育的培养目标、课程的指导思想、课程设置与课程结构、课程管理方式等方面的规定，是学校教育、教学工作的指导性文件，也是学校组织教学和管理教学的主要依据。护理学课程计划是根据护理学专业的培养要求制订的，它既体现护理人才的培养规格，又反映护理学专业的特点和护理教学的规律。

二、护理学课程计划的基本结构

课程计划的基本结构包括：指导思想、专业培养目标和业务培养要求、修业年限及学位授予、课程设置及主要教学形式、学时分配、时序安排及主要教学活动、总学时数、每学期学时（学分）数和周学时数等。

（一）指导思想

指导思想是对制订课程计划的依据、设置本专业的目的和意义的说明和本专业的总体培养目标。指导思想应该具有高度的概括性，言简意赅。

（二）专业培养目标和业务培养要求

专业培养目标是说明专业上可以从事护理学专业工作领域及达到何种程度。业务培养要求是指达到专业培养目标后应具备的知识和能力。这两者都是课程设置的主要依据和检验学生是否达到培养要求的主要指标，要求明确，内容应具体，具有可操作性。

（三）修业年限：学制的长短

规定学生的入学程度，写明修业的年限，说明达到的学历规格及授予的学位类型。

（四）主干学科和主要课程

主干学科是根据培养目标所确定的本专业所必须具备的专业理论与技能体系。主干课程是为实现培养目标和达到知识和能力结构必须开设的有关课程。主干课程全部列为必修课。

（五）课程设置：教学计划的核心内容

课程设置是根据专业培养目标和业务培养要求而规定的课程门类，包括课程名称和学时分配。课程设置是课程计划的核心内容。

（六）教学安排和学时分配

教学安排和学时分配是对学生在修业年限内所有教学活动项目的总体设计和各种教学活动项目的时间规定。它包括以下内容：学生在校学习的总的时间安排和学年、学期、每周学时安排，以及学年、学期的划分。各种主要教学活动项目的安排和时间的确定，如临床实习时间、毕业论文开题及答辩时间等。

（七）成绩考核

课程计划中的成绩考核主要对课程设置的考核范围和方法做原则性的规定。包括：考查的课程时间安排、比例分配和考查形式等。

知识拓展

×××学校 外科护理学课时教案

授课教师：×××
教学内容：外科急腹症患者的护理
课时：2个课时
授课时间：×月×日
授课对象：××护理学专业
目的要求：1. 掌握外科急腹症患者的临床表现和护理措施
　　　　　2. 熟悉外科急腹症患者的病因、病理及处理原则
　　　　　3. 了解腹痛的机制
教学重点及难点：重点：外科急腹症患者的临床表现和护理措施
　　　　　　　　难点：外科急腹症患者的腹痛的机制
课型：理论课
教学手段：多媒体、教材
教学内容和时间分配：1. 复习+导入（10分钟）
　　　　　　　　　　2. 外科急腹症患者的病因、病理（15分钟）
　　　　　　　　　　3. 外科急腹症患者的腹痛的机制（10分钟）
　　　　　　　　　　4. 外科急腹症患者的腹部肿块的鉴别（10分钟）
　　　　　　　　　　5. 外科急腹症：患者的临床表现和护理措施（30分钟）
　　　　　　　　　　6. 总结（5分钟）
复习思考题：1. 叙述课外阅读有关急腹症的文献。
　　　　　　2. 外科急腹症常见的临床表现有哪些？

三、编制护理学课程的原则

（一）符合国家教育方针和护理学专业的培养目标

在编制护理学专业各层次课程计划时，应该结合国家"优先发展、育人为本、改革创新、促进公平、提高质量"的教育方针。注重思想品德教育和学生职业素养教育相结合，理论与实践相结合。

（二）符合学校人才培养方案的需求

在制订课程计划时，课程设置应根据学校制订的人才培养方案要求，合理分配课程门数和教学时数。

（三）保证教学内容的系统性

护理学课程计划应当构成一个具有内在联系的有机整体。要注意各门课程知识点之间的逻辑顺序和横向联系，体现循序渐进的原则。

（四）教学管理制度

学分制，是教学管理制度的一种，以选课为核心、教师指导为辅助，通过绩点和学分，衡量学生学习质和量的综合教学管理制度。19 世纪末，学分制首创于哈佛大学。1918 年北京大学在国内率先实行"选课制"，1978 年国内一些有条件的大学开始试行学分制，现在学分制改革已在国内高校全面推开。

学年制，其学年和学时根据不同专业的培养目标各有不同的规定，既规定一定的修业年限，又规定一定的教学时数。每一学年的课程，包括必修课程和选修课程的门类和教学时数，都有严格的规定。优点是整齐划一，便于管理，有利于保证一定的培养规格和质量。缺点是课程多、学生负担重、比较受限制，不利于因材施教，不利于调动学生的积极性和主动性。

学年学分制，是指大学既规定某一院系或专业的学习年限，又规定学分总数和每一学期的学分数，学习优秀的学生可以通过多选课来扩大知识面，充分发展自己的智力和能力，但是学生必须在规定的学习年限毕业而不能提前毕业,这样它在学分制精髓的基础上汲取了学年制教学管理模式中行之有效的内容，把学分制与学年制有机地结合了起来。既规定修业年限而又实行学分制的高等学校的教学管理制度。现代实行学分制的各国高等学校基本上是采用这种教学管理制度，凡是规定修业年限的高等学校，不论年限长短，都规定了一定的修习学分，有些同门类、同专业的高等学校互相承认在各校修习的学分，可以衔接转入他校。在美国等国家实行学分制的 2 年制的初级大学社区大学和其他类型的规定修业年限的短期大学，毕业后也可转入同门类、同专业的 4 年制或 4 年以上学制大学继续学业。不规定修业年限而带有普及高等教育性质的学校，如流动大学、开放大学等修满一个专业课程的全部学分就准毕业。

第三节　护理学的课程标准与教材

一、护理学的课程标准

课程标准（academic benchmark），就是对学生在经过一段时间的学习后应该知道什么和能做什么（what students should know and be able to do）的界定和表述，实际上反映了国家对学生学习结果的期望。课程标准通常包括了几种具有内在关联的标准，主要有内容标准（划定学习领域）和表现标准（规定学生在某领域应达到的水平）。国内有学者认为课程标准即教学大纲，依据培养目标，以纲要形式编制的关于一门课程教学内容及要达到的要求、实施建议及课程资源开发方面的指导性文件。

护理学课程标准也就是护理学各门课程的教学大纲，编制时应遵循人才培养方案的目标要求、各门课程的特点及素质教育理念，体现出该课程在知识与技能或情感方面需要达到的总体目标及分类目标要求，且制定的目标应具体可行、可测量。

二、护理学教材

教材包括教科书、讲义、补充材料、实验指导及视听材料等，根据课程标准所规定的内容和教学法的要求，以简明、准确的文字系统地阐述一门课程的知识，是教师教学和学生学习知识的载体。

教科书即课本，是按照课程标准的要求编写的教学用书，又称课本、教材。教科书是一个课程的核心教学材料。教科书的基本结构由正文、作业、实验、图表、附录、索引和注释等组成，正文是教科书的主体部分，按篇、章、节进行内容编排。护理学教科书通常有国定制教科书（即由国家教育行政部门按照课程标准统一组织编辑）、审定制教科书（即由民间编辑，经中央或地方教育行政部门根据课程标准审查合格、供学校选用的教科书）和自由制教科书（即由民间自行编辑出版发行、供各学校自由选用的教科书）。

对教师而言，教材是教师教学的基本依据，教师授课时的主要论点和新知识的补充亦围绕教材展开。对学生而言，教材是学生获取知识的主要来源之一，教材可帮助学生更为系统、简明、直观掌握学科基本知识。

三、课程标准与教科书的关系

课程标准是编写教科书和进行教学工作的依据，教科书式课程标准的具体化。课程标准规定了每门课程的基本内容，教科书阐述了课程标准所规定的系统知识和技术。所以，从制订顺序来看，先有课程计划，然后再根据课程计划编制每一门课程的课程标准，最后根据每门课程的课程标准，编写每门课程的教科书。

（王丽芳）

思 考 题

1. 请分析护理教育课程的基本类型包括什么？各类型的有什么特点？
2. 讨论护理学课程计划、课程标准和教科书的关系及其编制原则？

第五章 护理教学的心理学基础

【学习目标】

识记
1. 阐述记忆和遗忘的基本特征和记忆过程。
2. 陈述观察学习的阶段。
3. 说出建构主义理论关于学习环境的四大要素。
4. 阐述不同的学习分类。
5. 说出影响学习外部因素类目。

理解
1. 能用自己的语言正确解释下列概念：应答性行为、操作性行为、正强化、负强化、发现学习、有意义学习、接受学习、同化、外部强化、替代强化、自我强化。
2. 举例说明斯金纳强化理论的4种强化类型。
3. 举例说明信息遗忘的前摄干扰和后摄干扰。
4. 区分行为主义、认知主义、人本主义三大理论的不同。
5. 说明针对学习分类的教学内容。
6. 举例说明人际关系对学习的影响。

运用
1. 将行为主义理论、认知学习理论、社会学习理论、人本主义、学习理论、建构主义学习理论的主要观点应用到护理教学中。
2. 运用不同教学策略指导学习。
3. 运用课堂纪律管理策略处理课堂问题行为。

第一节 学习理论在护理教育中的应用

一、行为主义理论及在护理教育中的应用

行为主义理论是20世纪初产生于美国的一个学习心理学派别。其代表人物有华生（Watson）、巴甫洛夫（Pavlov）、桑代克（Thorndike）和斯金纳（Skinner）等。

（一）桑代克的学习理论

爱德华·李·桑代克（Edward Lee Thorndike，1874—1949年）是美国的心理学家，他受达尔文进化论的影响，认为人类是由动物进化来的，动物和人一样进行学习，只是复杂程度不同而已。因此，他通过动物实验来研究学习，提出了联结主义的刺激-反应学习理论。

1. 桑代克的动物实验 桑代克所设计的最成功的实验之一就是"猫开门"实验，如图5-1所示：他把饿得发慌的猫关进被称为迷笼的笼子，笼外放着食物，笼门用活动的门闩关着。被放进笼里的猫在笼子里躁动不安，在乱碰乱抓的过程中，偶然碰到那个活动的门闩，门被打开了，猫吃到了食物。如此反复，猫从笼中出来吃到食物所

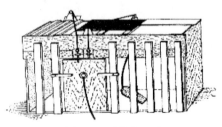

图5-1 桑代克迷笼

花费的时间会越来越少。实验表明,所有的猫的操作水平都是相对缓慢地、逐渐地和连续不断地改进的。由此,桑代克得出了一个非常重要的结论:猫的学习是经过多次的试误,由刺激情境与正确反应之间形成的联结所构成的。

2. 桑代克的主要理论观点

(1)学习是一种经过试误而建立刺激-反应联结的过程:根据实验研究,桑代克认为学习都不是突然发生的,而是通过一系列细小的步骤按顺序逐渐达到的一种渐进的、反复尝试的过程,是个体在刺激情景中反复尝试,建立一种刺激-反应联结的过程。在问题情境中,个体表现出多种尝试性的反应,直到一个特定的反应出现,将问题解决为止,即形成了固定的刺激-反应联结。

(2)试误学习的规律:根据实验的结果,桑代克提出了著名的三条基本规律。

1)准备律(law of readiness):指刺激-反应的联结,随个体的身心准备状态而异。当个体在准备状态下对某个刺激做出反应时,就会产生满足感,有过满足感的经验,以后在同样的情景下会做出同样的反应。当个体不准备对某个刺激做出反应时,就会产生苦恼,以后在同样的情景中也不会做出反应。

2)效果律(law of effect):指刺激-反应联结受反应结果的影响,即"学习=行为+结果"(Learning=Behavior + Consequence)。反应得到的结果是奖赏,联结的力量就会增强;反应得到的结果是惩罚,联结力量就会减弱。效果律是最重要的建立刺激-反应联结的规律,后来被持有这种学习观的理论家发展成为"强化学说"。

3)练习律(law of exercise):指刺激-反应联结随练习次数的多少而增强或减弱,包括"应用律"和"失用律"。应用律(law of use)指任何刺激-反应联结,通过应用或练习则可使之加强,练习越多,则联结力越强。练习的间隔越接近,刺激与反应间的联结力越强。失用律(law of disuse)指某一刺激-反应联结如果在一定的时间范围内不练习,联结的力量就会减弱甚至消失。

(二)斯金纳的操作性条件反射理论

伯尔赫斯·弗雷德里克·斯金纳(Burrhus Frederic Skinner,1904—1990)是美国著名的教育心理学家,他继承并发展了桑代克和华生的理论,进行了大量而持久的动物实验研究,提出了操作性条件反射理论。

1. 斯金纳的动物实验 为了分析动物的行为,斯金纳专门设计了"斯金纳"迷箱(图5-2)。"斯金纳"迷箱内部有一些动物可以通过某些操作获得奖励的食物。他设计的一种实验装置是在迷箱内装一个小杠杆,小杠杆与传递食物丸的机械装置相连接,杠杆一旦被压动,一粒食物丸就会滚进食盘。实验时,斯金纳把小白鼠放入迷箱,与桑代克实验中的猫相似,白鼠起初只是盲目地活动,当它踏上杠杆时,即有食物丸放出,从而获得了食物。再按压杠杆时,第二粒食物丸又滚进食盘。反复几次之后,这种条件反射很快就形成了。小白鼠会在箱内持续按压杠杆,反复取得食物,直到吃饱为止。

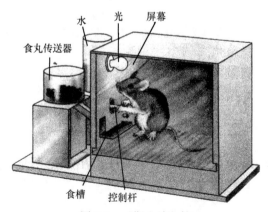

图 5-2 "斯金纳"箱

2. 斯金纳的主要理论观点

(1) 操作性条件作用与学习行为：对行为的预测和控制是斯金纳整个思想体系的中心内容。他所建立的行为公式是：$R=f(S)$，其中 R 表示行为反应，是因变量；S 表示刺激情景，是自变量。斯金纳认为操作性条件作用的学习过程是有机体在各种情景活动中，由于自发的反应而建立起的刺激-反应联结关系，主张行为的改变是操作条件作用的结果，并将人类的行为分为两种：应答性行为与操作性行为。

1) 应答性行为（respondent behavior）：由先行刺激所引发，是对刺激物的回答，这种行为比较被动，要受刺激物的控制，巴甫洛夫的条件反应就属于应答性行为。

2) 操作性行为（operant behavior）：是有机体自发操作的行为，这种行为是主动的，代表着有机体对环境的主动适应。操作性行为可以有效地应付环境，而应答性行为做不到这一点。在斯金纳看来，人类的大多数行为都是操作性行为，因此研究行为科学的有效途径就是研究操作性行为。

(2) 强化原则（principles of reinforcement）：斯金纳通过实验，总结出操作性条件反射具有以下四个强化类型。

1) 正性强化（positive reinforcement）：即指某种具体行为的效果是积极的，就能增加该行为重现的概率。教师如果对表现良好的学生报以赞许的微笑，或者在记分册上给予肯定的评价，则可以促进学生良好表现的出现。正性强化还可通过给予金钱、荣誉、物品、情感、信息、关注、赞同等方式实施。

2) 负性强化（negative reinforcement）：即指某种具体行为可以避开某种不愉快的结果，就会增加该行为重现的概率。有些学生之所以努力学习，很可能是为了避免考试不及格被家长和教师批评等不愉快的结局。

3) 惩罚（punishment）：即指某种行为可以导致某种不愉快的后果，个体为了避免这种后果会减少做出这种行为的概率。例如，一个学生做了某种不良的行为而受到批评后，他会减少再次表现这种行为的概率。

4) 强化消退（omission of reinforcement）：即指在反应之后，如果不继续给予强化，反应行为就会逐渐消失。强化的消失最终导致反应的消失。

(3) 强化程序（schedules of reinforcement）：斯金纳把强化程序分为两种类型：持续性和间断性。在持续性强化中，动物每一次反应都给予强化；在间断性强化中，强化不是每次反应后都给予，间断性强化还可以进一步分为比率强化和时间强化两种，前者强化取决于动物反应的速度，后者强化取决于时间。此外，每一种又可以按固定或变化的特点进一步进行分类，间断性强化分为以下四种类型（图5-3）。

1) 固定间隔强化：指在固定的时间间隔内给予强化，而不管有机体在这一间隔内做出多少次反应。这种强化作用模式，容易使有机体在时距的开端反应较少，而在时距的终端反应增多。

2) 变化间隔强化：指强化发生在变化的时间间隔里，有时长，有时短。例如，有时2分钟给予强化，有时3分钟给予强化。

3) 固定比率强化：指强化发生在预定的若干次反应之后。例如，小白鼠每次按压杠杆之后给予强化，或每按压3次操作杆之后给予一次强化。其效果与固定间隔强化类似，即在接近强化时，反应突然增多，而在强化后的一段时间里，反应则减少。

4) 变化比率强化：指强化发生在变化的反应次数之后。例如，有时在小白鼠按压了8次操纵杆反应后进行强化，有时却在按压了2次后给予强化。其作用比固定比率强化的作用大。

这四种强化模式对行为的影响有大有小，斯金纳认为，在对有机体进行强化时，不应只采用一种模式，而应联合使用多种模式。

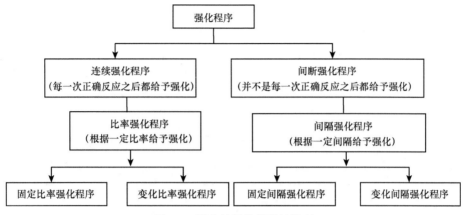

图 5-3 斯金纳强化程序的类型

(三) 行为主义理论在护理教育中的应用

1. 桑代克的学习理论在护理教育中的应用

(1) 准备律的应用：做好教前和学前的准备工作。教师应充分了解学生、钻研教材、精心设计教学过程的每一个环节，各种教学文件备齐。学生在课前复习旧课、预习新课，根据教师所规定的范围、内容和方法收集资料，激发并强化学生的学习动机，强调学习内容的重要性，唤起学生学习的需要，让学生在最佳的状态下接受学习。

(2) 练习律的应用：教学实施后，如对操作技能进行示范后，要安排学生练习的时间，指导学生的练习，使其达到熟练的程度。

(3) 效果律的应用：教师不仅安排学生进行练习，还要对学生的练习给予积极的反馈。对于学生学习方面的进步，如操作掌握得好的地方，及时给予表扬和鼓励。使学生产生满足感，增加学习的兴趣，增强学习的效果，即学习的联结。

2. 操作性条件反射理论在护理教育中的应用

(1) 强化类型的应用：在几种不同的强化类型中，以正性强化的效果最佳。护理教师要多运用正性强化，引导学生的正性情绪，来获取所期望的学习行为或表现。注意奖赏要针对所有的学生，不要限于少数"好学生"，成绩一般或较差的学生更需要奖赏，效果可能更加明显。另外，巧妙运用负强化及惩罚，对于所实施的负强化或惩罚措施，教师要让学生明白他错在哪里，哪些事情不应该做，否则学生会有迷惑不解的可能，也会导致效果的降低。

(2) 强化程序的应用：鉴于不同的强化程序可导致不同的习得速度、反应速度和消退速度，教师也可利用不同的强化程序，如定期考核（固定间隔强化）或不定期小测验（变化间隔强化），促进学生持续学习，提高教学的效果。

二、认知学习理论及在护理教育中的应用

20 世纪 50 年代，西方主流心理学兴起了"认知革命"，产生了认知理论。本节重点介绍布鲁纳的认知发现学习理论、奥苏贝尔的接受同化学习理论和信息加工学习理论。

(一) 布鲁纳的认知发现学习理论

布鲁纳（Jerome S. Bruner）特别强调学生的主动探索，认为从事物变化中发现其原理原则，才是构成学习的主要条件，因而被称为发现学习论（discovery learning theory）。布鲁纳认知发现学习理论的观点可以概括如下。

1. 强调形成学科结构 布鲁纳认为学习是类目及其编码系统的形成。类目（category）指一组有关的对象或事件。编码系统（coding system）是人们对环境信息加以分组和组合的方式（图 5-4）。

由于布鲁纳强调学习的主动性和认知结构的重要性，所以他主张教学的最终目标是促进"对学科结构的一般理解"，即学习某一学科要掌握该学科的基本结构。"基本"指构成学科的主要内容，包括概念、规则（原理、规律和公式）和生动的有意义的细节。"结构"即基本内容之间有层次的联系。图 5-4 就是食物这一概念的一种结构示例。布鲁纳认为，理解学科的基本结构有助于：①掌握整个学科的基本内容；②记忆学科知识；③促进知识的迁移；④提高学习兴趣。

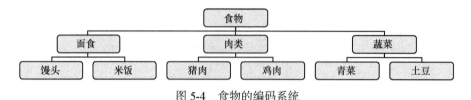

图 5-4　食物的编码系统

2. 提倡发现学习（discovery learning）　指学生在学习情境中，经由自己的探索和寻找而获取问题答案的一种学习方式。布鲁纳认为学生在掌握学科的基本结构的同时，还需要掌握该学科的基本方法，其中发现的方法和态度是最重要的。所谓发现，并不是发现人类未知的事物，还包括用自己的头脑亲自获取知识。布鲁纳发现学习的特征：①重视学习过程，认为学习重要的不在于铭记多少事实，而在于获取知识的过程和方法。与让学生学习一系列事实相比，让他们去表达一个问题、收集资料、选择资料、处理资料及做出推论等的过程是最重要的；②强调内部动机的重要性，他认为学习是一个主动的过程，对学习最好的激发乃是对于所学材料的兴趣，即主要是来自学习活动本身的内在动机，而非等级、奖赏等外部因素；③强调直觉思维的重要性，直觉思维指"以熟悉有关知识领域或其结构为依据，使思维者可能实行跃进、越级和采取捷径"。布鲁纳认为，在发现、发明、解决问题的过程中，常常是由直觉思维"猜测"出正确的答案，然后由分析思维去检验与证明。

（二）奥苏贝尔的接受同化学习理论

奥苏贝尔（David Ausubel）特别着重于对学生课堂学习的性质、条件、过程和机制的探讨，提出了接受同化学习理论。他的基本观点如下。

1. 有意义接受学习是学生学习的主要形式　奥苏贝尔认为，人们常将接受学习与机械学习等同，将发现学习与有意义学习等同。然而发现学习不一定是有意义的，接受学习仍然可以是有意义的。有意义学习（meaningful learning）是符号所代表的新知识与学生认知结构中已有的适当知识建立非人为的（非任意的）、实质性的（非字面的）联系的过程。有意义接受学习（meaningful reception learning），简称接受学习（reception learning）就是在各门学科的学习中，将以定论形式表示的有意义材料与学生也已形成的有关认知结构有机地联系起来，加以融会贯通的学习。发现法并非传授学科内容的首要方法，有意义接受学习为课堂学习的主要形式。有意义学习必须具备两个先决条件：一是学习材料必须具备逻辑意义，能够与学生原有的认知结构练习；二是学习者必须具有有意义学习的心向，类似于学习动机和学习积极性。

2. 有意义接受学习的同化模式　同化（assimilation）指所学的新知识与原有认知结构相互作用，原有认知结构包含了新知识并扩大自身，形成更高度分化的认知结构的过程。新旧知识相互作用的同化模式有以下几种。

（1）下位学习（subordinate learning）：指新的学习内容类属于学生认知结构中已有的、包括面较广的观念，有两种形式：①派生下位：新知识只是旧知识的派生物，学习结果导致的不是原认知结构的质变，而只是扩大；②相关下位：新学习的材料与具有较高包摄性和概括性的类属者结合并发生相互作用，但前者的意义并未完全蕴含在后者之中，也不能为后者所代表。新知识使旧观念发生部分质变，要么是限制，要么是扩充，要么是修改。

（2）上位学习（superordinate learning）：当学习一种包摄性更广，可以把一系列已有的观念从属于其下的新知识时，新知识便与认知结构中已有的观念产生上位关系。

（3）组合学习（combinational learning）：当新知识相对于原有认知结构既不存在上位关系，又不存在下位关系，只是和认知结构中的某些观念具有一般的吻合性时，就产生组合学习。

（三）信息加工学习理论

信息加工学习理论认为认知学习过程是信息的收集、加工、储存和需要时提取加以运用的过程（图5-5）。

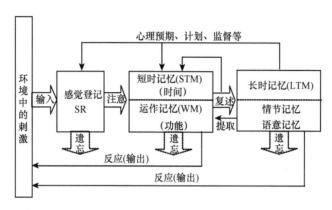

图5-5 信息加工的心理过程

1. 记忆的信息加工模式 一般认知心理学家，将信息加工分为三个彼此分离但又前后交流的阶段来解释。三个阶段代表三种不同形式与不同性质的记忆。

（1）感觉登记（sensory register，SR）：又称感觉记忆或瞬时记忆。感觉是通过各种感觉器官从环境中接收信息的过程。通过感觉接收到的信息一开始储存在感觉登记器中。但在这一阶段，信息只保留不足3秒的时间。如果信息没有被转入下一阶段，就会从感觉登记器中迅速消失。之所以把这个阶段称为感觉登记是因为它所储存的信息的形式与信息刚开始被感知时的形式是相同的。人类通过"注意"这一心理过程，对感觉登记中的信息进行选择性关注。注意（attention）是心理活动对一定对象的指向和集中。

（2）短时记忆（short-term memory，STM）：一旦信息获得注意，就被转入短时记忆。短时记忆指感觉登记后再经注意而在时间上延续到1分钟以内（多在20秒左右）的记忆。短时记忆是限量记忆，可以存储（7±2）个相互没有联系的信息。短时记忆的运作功能：短时记忆的容量虽有限制，但其具有运作记忆的功能，一方面，它通过复述、精加工和组块等作用，使信息保持较长久的时间，并促进信息转入长时记忆；另一方面，它又根据当前认知活动的需要从长时记忆中提取储存的信息进行操作。

（3）长时记忆（long-term memory，LTM）：指保持信息长期不忘的永久记忆。长时记忆的容量是无限的。储存在长时记忆中的信息大致分为两类：一类为情节记忆，指有关生活情节的实况记忆；另一类为语意记忆，指有关文字所表达意义的记忆。

2. 记忆的基本过程 记忆包括识记、保持和回忆三个阶段。从信息加工的角度看，这一基本过程是信息的输入、储存和提取。

（1）识记（memorizing）：是识别并记住事物的过程。根据识记的目的性及意志力程度，分为无意识记和有意识记。无意识记指事先没有预定目的，不需要意志努力的自然识记；有意识记指事先有预定目的，并经过一定意志努力的识记。根据识记的理解性及方法，分为机械识记和意义识记。机械识记指在不理解材料意义的情况下，采用多次重复的方法进行的识记；意义识记指在理解材料意义的基础上，依靠材料本身的内在联系进行的识记。

（2）保持（retention）：指识记的事物在头脑中储存和巩固的过程。保持并非是原封不动地保存头脑中识记过的材料的静态过程,而是一个富于变化的动态过程。这种变化表现在质和量两个方面。质的变化反应表现为个体并没有原封不动地保持识记信息的原样,而是不断受个体已形成的心理结构制约,对信息进行主观加工;量的变化反应一般表现为识记的内容随着时间的进程呈减少的趋势,甚至遗忘。

(3)回忆(recall):是对头脑中保持事物的提取过程,分再认和再现两个水平。再认(recognition)是当识记过的事物再度出现时能够把它识别出来。再现(reproduction)是当识记过的事物不在时能够在头脑中重现,这是一种高水平的回忆。

3. 长时记忆中信息的遗忘

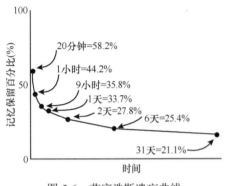

图 5-6　艾宾浩斯遗忘曲线

(1)遗忘的进程:德国心理学家艾宾浩斯(H. Ebbinghaus)采用机械重复的记忆方法对词表进行系列学习,当达到刚能一次成诵的程度时便停止,然后间隔一段时间后再测量自己还能记得多少。根据他的实验结果绘制了艾宾浩斯遗忘曲线(the curve of forgetting),如图 5-6,表明遗忘的规律:速度先快后慢、内容先多后少。

(2)遗忘进程的影响因素

1)识记材料的性质和数量:对熟练的动作和形象材料遗忘得慢;对有意义的材料比无意义的材料遗忘要慢得多;在学习程度相等的情况下,识记材料越多,忘得越快;材料少,则遗忘较慢。

2)学习的程度:一般认为,对材料的识记,如果没有一次达到无误背诵的标准,称为低度学习;如果达到恰能成诵之后还继续学习一段时间,称为过度学习(over learning)。实验证明,低度学习的材料容易遗忘,而过度学习的材料比恰能成诵的材料记忆效果要好一些。

(3)长时记忆遗忘的原因:对遗忘的原因,有各种不同的说法,归纳起来有下述三种。

1)衰退学说:该理论认为,遗忘是记忆痕迹得不到强化而逐渐减弱,以致最后消退的结果。在感觉登记和短时记忆的情况下,未经注意和复述的学习材料,可能由于痕迹衰退而遗忘。

2)干扰学说:该理论认为,遗忘是因为在学习和回忆之间受到其他刺激的干扰所致。一旦干扰被排除,记忆就能恢复。干扰有两类:先前学习内容对后继学习的干扰,称前摄干扰或前摄抑制;后继学习内容对先前学习内容的干扰,称后摄干扰或后摄抑制。不论哪种情况,先后学习的内容越相似,干扰程度就越大。

3)压抑学说:压抑理论认为,遗忘是由情绪或动机的压抑作用引起的,如果这种压抑被解除,记忆也就能恢复。

(四)认知理论在护理教育中的应用

1. 布鲁纳认知发现学习理论在护理教育中的应用

(1)合理设置课程及编排教材:按照学科基本结构进行课程设置,使学生在掌握学科结构的基础上获得系统的知识。转化与安排教材的知识结构,将原发现过程改编成适合学生在课堂上再发现的过程,为此必须做到:①教材编写和组织要缩短原发现过程,降低难度,使学生能在较短时间内完成再发现过程;②简化原发现过程中出现的启示期的思维过程,使学生能通过逻辑思维来解决;③整理原发现过程中出现的大量可能性,精简为少数几个主要的选择支;④改教材编写的演绎式为归纳式。

(2)创造有利于发现学习的情境:护理教师在日常教学中应强调主动学习的精神,强调内在动机。护理教师可利用惊奇、激发疑惑、提出具有几个解答的不确定的问题、设计困境、揭示矛盾等来激发学生的内在学习动机,鼓励学生主动学习。另外,护理教师可安排刺激学生思考的学习情境,并通过小组学习任务的设计,为发现学习创造条件。

（3）采用发现的教学方法：护理教师可采用如下教学流程，促进学生进行发现学习。

第一阶段，提供信息：呈现教具、图片、数据、影片、问题，让学生观察、操作、体验、比较、推论、假设、分析、判断、试验、探究。

第二阶段，互动澄清：让各组学生发展他们的探究（操作）方式和发现，鼓励全班学生讨论他们所获得的学习经验。师生互动，护理教师以启发式提问的方式，诱导学生依据既得的经验自行发现法则、关系。

第三阶段，应用印证：将所学习到的概念与规则，应用于学习与生活情境中。

2. 奥苏贝尔的学习理论在护理教育中的应用

（1）了解学生的认知结构：按奥苏贝尔的观点，只有学习材料能配合学生既有的认知结构，学习才会有意义。教师在讲解新知识前，应通过测验或非正式口头问答的方式确定学生是否拥有适当的认知结构，据此决定教学的内容。

（2）呈现前导组织：若学生没有具备适当的认知结构，教师应呈现前导组织，提供相关的背景知识。前导组织是指一种以学生已熟知的知识为基础设计的有组织的材料，它可以是一段文字叙述、一部影片或是一道问题。前导组织起桥梁作用，使学生更易将新教材融入旧知识当中，有助于学习的产生。

（3）合理组织教学内容：学习材料讲解的过程中，教师应遵守渐进分化和整合协调的原则。渐进分化即从一般概念的说明，逐渐进入详细内容的讲解。整合协调即教师在呈现教材时，协助学生理清学习内容中各项事实、概念和原则之间的关系，包括平行关系和上下从属关系，并对学习内容中重要的异同点进行比较，以便将各个重要内容之间的关系整合后，清晰而稳定地融入学习者的原有认知结构中。

3. 信息加工理论在护理教育中的应用

（1）引起注意：根据信息加工学习理论，注意促使信息从感觉登记进入短时记忆。教师应通过告知明确的学习目标、言语强调、音调变化、手势运用、板书重要内容、增加趣味性等方法吸引学生的注意。

（2）根据学生的学习限度安排教学：短时记忆的容量和时间都是有限的，超出这个限度就会使信息加工的效率大打折扣。因此，护理教师不应在短时间内呈现给学生过多信息，而应留给他们时间思考、加工信息，以促进信息转换。

（3）促进信息加工：信息加工学习理论告诉我们，个体通过复述、精加工和组块等方法可以使信息变得更有意义，转入长时记忆，长久地保留。护理教师应以多种方式呈现信息，运用大量比喻和例子说明新信息，通过提问促进学生对信息进行精加工、绘制图表、进行小结等方法促进学生对信息的加工。

（4）促进信息的保持：根据长时记忆遗忘的进程、影响因素及遗忘的原因，护理教师可采取如下方法，促进学生对所学知识的保持。①保证课间休息：课间休息有利于减少前后课程内容之间的干扰。②有效识记学习材料：运用记忆术为无意义材料人为赋予意义帮助记忆。③适当过度学习，以达到掌握标准学习量，以再增加50%为宜。识记较长的学习材料时，由于中间部分同时受前后内容的前摄干扰和后摄干扰，因此应有意识地加强学习。④合理组织复习：根据遗忘进程先快后慢的规律，必须及时复习学习内容，同时配合经常性的复习，以防止不断地遗忘。

三、社会学习理论及在护理教育中的应用

由于行为主义学习理论不能完全解释人类的复杂学习行为，于是20世纪60年代初产生了社会学习理论。美国斯坦福大学教授班杜拉（Albert Bandura）是这一理论的创始人。他认为个体可以只是通过观察他人的行为而习得新的反应。所谓观察学习（observational learning）是通过观察他人所表现的行为及其结果而发生的替代性学习。人们仅仅通过观察别人（榜样）的行为就能学会某种

行为。班杜拉认为，人类的大量行为都是通过对榜样行为的观察而习得的。

（一）观察学习理论

1. 观察学习的特点

（1）观察学习不一定具有外显行为反应：学习者经由观察可以获得新的反应模式，但并不一定表现出来。

（2）观察学习不依赖直接强化：在没有强化作用的情况下，观察学习同样可以发生。

（3）认知在观察学习中起重要作用：班杜拉认为，在观察学习中，学习者从接触榜样到以后表现榜样的行为，中间经历了注意、记忆、表象利用等认知过程。

（4）观察学习不同于模仿：模仿指学习者对榜样行为的简单复制。而观察学习时，学习者从他人的行为及其后果中获得信息后，可经过自我矫正的调整，抽象出超越所观察到的行为之上的规则，并通过对这些规则的组合，创造全新的行为。

2. 观察学习的过程　观察学习包括注意、保持、再生和动机四个阶段（图5-7）。

（1）注意阶段（attentional phase）：指在观察学习时，个体必须注意榜样所表现的行为特征，并了解该行为蕴含的意义，否则无从经由观察而成为自己的行为。注意是对榜样的知觉过程，决定了学习者在大量的示范事件面前观察什么、知觉什么和选取什么。

（2）保持阶段（retention phase）：指个体观察到榜样的行为之后，必须将观察所见转换为表征性的心向（把榜样行为的样子记下来），或表征性的语言符号（能用语言描述榜样的行为），才可形成示范事件的内部形象，以保留在记忆中，这些记忆代码在日后就能指导操作。演练是示范行为长久保持的重要方式。有些通过观察而习得的行为，此时如能在头脑中进行心理演练，也可增强保持时间。

（3）再生阶段（reproduction phase）：即观察者把表征化的示范信息转化为自己行为的过程。学习者能否用行为的方式显示出观察学习的内容，部分取决于他们是否已具备再现榜样行为所必需的子技能。另外，观察和行为的完全一致通常是通过对初步尝试的正确调整而实现的。在大多数日常学习中，人们通常是通过榜样作用大致掌握新的行为，然后根据自我矫正的调整，才逐渐熟练掌握这种技能。

（4）动机阶段（motivational phase）：指个体不仅经由观察从榜样身上学到了行为，而且也愿意在适当的时机将学到的行为表现出来。个体是否表现观察习得的行为，受个体动机变量的控制。个体呈现习得行为的动机受三种强化影响：一是外部强化，指榜样行为是否导致有价值的结果，如物质奖励、精神奖励等；二是替代强化，即看到他人表现示范行为后获得积极效果；三是自我强化，即学习者根据自己的标准，通过自我反省、自我奖惩等形式调整自己的行为，如人们倾向于做出使自我感到满足的反应，拒绝做出自己不赞成的行为。

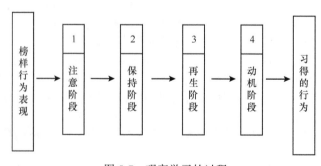

图5-7　观察学习的过程

3. 观察学习的影响因素

（1）榜样特点：①相似性，即在性别、年龄、价值观、文化背景等方面，榜样与观察者越相似，观察者越容易学习榜样的行为；②地位与声誉，即榜样的地位越高，声誉越好，越具有权威性，越能引起观察者注意并保持这些榜样的行为；③能力水平，即榜样所表现的能力水平要接近观察者，太低对观察者没有吸引力，太高又可能使观察者望而却步；④人格魅力，即观察者更愿意模仿具有人格魅力的榜样行为，榜样热情的态度，有教养的举止，对于吸引观察者的注意有重要的影响。

（2）观察者特点：对自己的行为反应恰当与否不确定的观察者，依赖性较强的观察者更会注意、模仿榜样的示范行为。观察学习也受观察者的动机影响，与观察者自我判断相符合的行为容易被模仿。此外，由于观察学习也受个体的认知水平影响，注意、保持、再生和动机任何一个阶段发生认知不协调，都可阻碍观察学习的顺利进行。

（3）榜样显示的特点：①真实的示范：真实榜样的行为操作，更生动有趣，更容易引起并保持观察者的注意，并可通过行为简化和重复示范突出重要部分。②符号性示范：指通过传媒如图片、幻灯片、电影、录像等显示榜样。该类榜样可供观察者反复使用，但生动性不如真实示范。③内隐的示范：指要求学习者想象某种榜样行为进行观察学习。④创造性示范：指人们把不同榜样的各个方面组合成一个新的示范榜样，观察者可通过示范学到带有创新性的行为模式。

（二）社会学习理论在护理教育中的应用

在当前注重反思和评判性思维的护理教育氛围下，很容易忽视观察学习在护理教育中的作用，但观察学习依然是最普遍、成功的学习方式之一。

1. 发挥护理教师的角色榜样力量 学生每时每刻都在观察和倾听护理教师的一言一行，护理教师对学生来讲就是一个专业角色榜样。护理教师应充分认识到这一点，不断学习，扩充专业知识，熟练操作技能，形成良好的职业素质和道德风范。为学生提供符合职业操守与规范的角色榜样，帮助学生逐步建立正确的学科价值取向和积极的学科情感与态度，形成良好的专业行为角色模式。

2. 采用示范教学，传授新行为 在护理教学中采用各种形式的示范教学，充分发挥教师的榜样作用。演示时，教师需要引起学生对学习情境中相关细节的注意。同时，示范必须清楚明白，符合逻辑。根据社会学习理论的观点，学生呈现习得行为的动机受三种强化即外部强化、替代强化和自我强化的影响。因此，如果学生没有模仿护理教师演示的行为，可通过奖赏模仿示范行为的学生（替代强化），教学生对自己说"很好，我做到了"（自我强化）等方式，达到促进学生呈现所演示行为的目的。

3. 利用同伴发挥示范作用 护理教师并不是学生唯一的榜样。与教师一样，学生也可以通过观察习得同伴的高成就取向或低成就取向。学生往往更倾向于模仿高地位的示范者。因此，在教学过程特别是专业技能的教学和临床实习中，可让学生以配对或小组学习的方式进行。将学习较差的学生和能力较强的学生配对形成练习或实习小组，使"差生"通过对同伴的观察学习来提高。

四、人本主义学习理论及在护理教育中的应用

> **案例 5-1**
>
> **温暖的教师**
> 某大学教师，女，从事护理教学 20 年，其教学风格严谨真情，不仅注重知识和技能的传授，同时精神饱满，音容并茂，被学生评为学校最受欢迎的教师。实验课上对不同的学生均耐心诱导、指导、鼓励和支持。
> **问题**：请应用人本主义理论来分析该教师受学生欢迎的原因。

人本主义于 20 世纪 50~60 年代在美国兴起，70~80 年代迅速发展，它既反对行为主义把人等同于动物，只研究人的行为，不理解人的内在本性，又批评弗洛伊德只研究神经症和患者，不考察正常人心理，因而被称为心理学的第三种运动。主要代表人物：马斯洛（Abraham Harold Maslow,

1908—1970）和罗杰斯（Carl Ranson .Rogers，1902—1987）。

（一）人本主义学习理论

罗杰斯是作为一名心理咨询者开始他的生涯的。他在给人们进行心理治疗，帮助他们解决日常生活问题的过程中，发展了他的"以患者为中心"的心理治疗原则。这一原则把患者视为主人，认为患者具有解决自己问题的能力，治疗师只要赋予同情及支持，就可帮助患者。因此，"以患者为中心"的心理治疗过程中，治疗师并不指导或劝告患者做什么，而是创造一个非评论性的气氛，帮助、促进其发展自我意识，加深对自己的了解，引导及促进患者克服暂时的情绪障碍，并集中力量解决所面对的问题。罗杰斯认为治疗师与患者之间的这种关系也同样可以用于教师和学生之间，提出了"以学生为中心"的教育理念，并提出了一系列以自由为基础的学习原则。

1. "以学生为中心"的教学理念 罗杰斯将以人为中心的思想反映到了教育教学理论中，确立了"以学生为中心"的教育观点。他认为，教育的宗旨和目标应该是促进人的变化和成长，培养能够适应变化和成长的人，即培养学会学习的人。从这一教育目标出发，他提出学校教育应该建立以人为本、以学生为本的理念，"学校为学生而设，教师为学生而教"。罗杰斯认为，在促进学生学习的过程中，最关键的是培养学生良好的态度、品质及人格。罗杰斯反对把学生看成是自私、反社会的动物。强调要把学生当人来看待，相信学生自己的潜能。他的这种教育思想主张在20世纪80年代美国教育改革时代反响异常强烈，被誉为二战以来最有影响的三大学说之一。

2. 以自由为基础的学习原则 他的非指导性教学理论，提出教师要尊重学生，在感情上和思想上与学生产生共鸣，要信任学生，并同时感受到被学生信任。这样才会取得理想的教育效果。因此，他特别提出要建立良好的师生关系，确立以自由为基础的学习原则。在罗杰斯看来，良好的师生关系应具备的三个基本条件是真实、接受和理解。

（1）主张"以学生为中心"，强调发挥学生的内在潜能。

（2）强调学习内容应是对人有价值、有意义的知识。这样的教学内容，学生感兴趣并容易记忆，也有利于以后的应用。因此教师在教学中应注意了解学生的兴趣及爱好，尊重学生的选择，在课程内容的选择上考虑学生的需要，教学中所用教材必须有意义且符合学生的要求。

（3）在压力较小的情况下学习效果最佳。

（4）学习是一种自觉的心理过程。

（5）最有用的学习是掌握学习方法及过程。

（6）自己评价学习效果可以培养学生的独立思维能力及创造能力。

（7）重视学生能力的培养以适应将来的社会生活。

（8）教师在学习中主要起促进作用。

（二）人本主义理论在护理教育中的应用

1. 重视人的价值和人格的发展

（1）在日常教育过程中注意培养学生健全的人格。将人格教育理念融合在护理学各学科的教育活动中，使学生在潜移默化的过程中形成健全的人格。

（2）在教学中贯穿良好的道德观念及价值取向。护理服务的对象是人，养成良好的护理道德观念是护理教学的一个重要内容，教师在教学中应鼓励学生分析自己的行为与价值观，以澄清自己的价值观念。鼓励学生对社会上有争议的问题进行讨论，如目前医疗卫生中的红包问题等，让学生思考并认知道德问题的复杂性。教师在教学中以身作则，为学生树立遵守各种道德规范的榜样，并能公正地评价学生的行为。

2. 重视师生关系，让学生参与教学活动 教师应该真诚地面对学生，信任并接受学生，同时能够从学生的角度来理解事物。教师越信任和支持学生，学生将越自信，也更容易实现自己的学习目标。护理教师应该让学生参与决策，以便促进学生个人价值感的发展。当然，让每一个学生都参与计划决策似乎是不可能的，但可以由学生代表提出建议。例如，为了让学生参与教学过程，可以邀请每个小组选派代表来参加学习计划会。

3. 接受学生个体差异 大多数教师往往意识到学生在学习课程之前存在个体差异,但并未意识到在课程结束时学生之间还会存在差别的事实。教师应持续地意识到尽管学生经过了相同的训练,他们仍然是不同的个体,应该鼓励学生保持独特的态度和价值观,而不是成为一个遵奉者,成为规格统一的产品。在高等护理教育中更应注意学生有自主的需要,当发现学生的错误时,有时不必当众直接指出,以免使学生感到受挫折,教师应该促进学生的自我反省。

4. 教师是帮助者和促进者 人本主义者认为教师的角色是帮助者和促进者,而并非是信息的传递者。换言之,教师应成为学生的另一个学习资源。因此,当学生提出问题时,教师不应简单地提供信息或忠告,而应以同情、认可、鼓励等方式来满足学生的需要。

5. 重视课堂气氛 人本主义理论在教学中十分强调课堂气氛,理想的课堂气氛应该使学生感到平静并且有心理安全感。教师与学生之间关系的某些障碍,可以通过重新安排座位、应用小组讨论等方法使其改善。

五、建构主义学习理论及在护理教育中的应用

建构主义的思想来源于认知加工学说,20 世纪 70 年代末被极大推动,90 年代以来,媒体计算机和基于 Internet 的网络通信技术为该理论的成熟和发展提供了保障,被誉为当代教育心理学中的一场革命。

(一)建构主义学习理论

建构主义(constructionism)认为,知识不是通过教师传授得到,而是学习者在一定的情境,即社会文化背景下,借助其他人(包括教师和学习伙伴)的帮助,利用必要的学习资料,通过意义建构的方式而获得。建构主义学习的四大要素或四大属性有"情境""协作"交流"和"意义建构"。

1. 情境 学习环境中的情境必须有利于学习者对所学内容的意义建构。在教学设计中,创设有利于学习者建构意义的情境是最重要的环节或方面。

2. 协作 应该贯穿于整个学习活动过程中。教师与学生之间,学生与学生之间的协作,对学习资料的收集与分析、假设的提出与验证、学习进程的自我反馈和学习结果的评价及意义的最终建构都有十分重要的作用。协作在一定的意义上是协商的意识,包括自我协商和相互协商。

3. 交流 是协作过程中最基本的方式或环节。例如,学习小组成员之间必须通过交流来商讨如何完成规定的学习任务达到意义建构的目标,怎样更多的获得教师或他人的指导和帮助等。其实,协作学习的过程就是交流的过程,在这个过程中,每个学习者的想法都为整个学习群体所共享。交流对于推进每个学习者的学习进程,是至关重要的手段。

4. 意义建构 是教学过程的最终目标。其建构的意义是指事物的性质、规律及事物之间的内在联系。在学习过程中帮助学生建构的意义就是要帮助学生对当前学习的内容所反映事物的性质、规律及该事物与其他事物之间的内在联系达到较深刻的理解。

(二)建构主义学习理论在护理教育中的应用

1. 强调"以学生为中心" 明确"以学生为中心"这一点对于教学设计至关重要,护理教师要让学生在学习过程中充分发挥其主动性,要能体现出学生的首创精神;要让学生有多种机会在不同的情境下去应用他们所学的知识;要让学生能根据自身行动的反馈信息来形成对客观事物的认识和解决实际问题的方案,实现自我反馈。

2. 强调"情境"对意义建构的重要作用 建构主义认为,在实际情境下进行学习,可以使学习者能利用自己原有认知结构中的有关经验去同化和索引当前学习到的新知识,从而赋予新知识以某种意义。目前,护理院校尝试开展的情境教学法即是建构主义理论的运用。

3. 强调"协作学习"对意义建构的关键作用 建构主义认为,学习者与周围环境的交互作

用,对于学习内容的理解,即对知识意义的建构,起着关键性的作用。学生们在护理教师的组织和引导下,针对某一主题一起讨论和交流,共同建立起学习群体,并成为其中的一员。在这样的群体中,共同批判地考查各种理论、观点、信仰和假说;进行协商和辩论,先自我协商,然后再相互协商。小组教学法的核心即是协作学习,即是建构主义理论的运用,护理教师可以多加运用该教学方法。

4. 强调对学习环境的设计 建构主义认为,学习环境是学习者可以在其中进行自由探索和自主学习的场所。在此环境中学生可以利用各种工具和信息资源来达到自己的学习目标。在建构主义学习理论指导下的教学设计应是针对学习环境的设计而非教学环境的设计,特别是 PBL 教学,一定要有专门的 PBL 教室,护理教师在开展 PBL 教学时一定要创设相应的学习环境。

5. 强调利用各种信息资源来支持"学" 为了支持学习者的主动探索和完成意义建构,护理教师要多为学生着想,在学习过程中要为学习者提供各种信息资源,包括各种类型的教学媒体和教学资料。对于信息资源应如何获取、从哪里获取及如何有效地加以利用等问题,是主动探索过程中迫切需要教师提供帮助的内容。

6. 强调学习过程的最终目的是完成意义建构 在建构主义学习环境中,强调学生是认知主体、是意义的主动建构者,整个学习过程的最终目的是学生对知识的意义建构。教学设计通常不是从分析教学目标开始,而是从如何创设有利于学生意义建构的情境开始,整个教学设计过程紧紧围绕"意义建构"这个中心而展开,不论是学生的独立探索、协作学习,还是教师辅导,学习过程中的一切活动都要从属于这一中心,都要有利于完成和深化对所学知识的意义建构。

第二节 学习的分类与教学策略

案例 5-2

"左右为难"的专业

张某,男,18 岁。学习成绩良好,心理素质欠佳,高考第一志愿为××医科大学临床专业,因分数不够调剂为护理学专业。入学后,该生情绪低落,成绩一直处于班级末尾。授课教师与之交谈,他说自己很矛盾,总觉得自己最喜欢的专业还是临床医学,但又觉得护理学就业前景很好,有点"左右为难",学习过程中,觉得护理学专业需要识记的内容太多,实在记不住。

问题:
1. 分析该生学习困难的原因。
2. 如何帮助该生对抗遗忘,记忆所学知识点?

学习是由经验引起的能力或倾向的相对持久的变化。学习是人类一生都在进行的活动,是一个极其复杂的过程,心理学家和教育学家通过反复研究和论证发现,如果想改进教学效果,掌握学习的分类是前提条件,根据学习分类,选择有针对性的教学策略,可以达到事半功倍的教学效果。

一、学习的分类

(一)加涅的学习分类

20 世纪 60 年代,美国著名学习与教学心理学家加涅开始对学习进行分类研究,在其撰写的《学习的条件和教学论》一书中,按照学习结果将学习分为五类:言语信息、智慧技能、认知策略、动作技能和态度,其中,言语信息、智慧技能和认知策略属于认知领域,动作技能属于心因动作领域,态度属于情感领域(表 5-1)。

表 5-1　加涅的学习结果分类及举例分析

分类	举例分析
言语信息	说出生命体征的正常值
智慧技能	
辨别	指出消毒与灭菌的区别
概念	识别解剖学中人体的三个面，即冠状面、矢状面和水平面
规则	按照输液总量计算每分钟输液滴数
高级规则	运用补液的原则，为烧伤患者设计补液方案
认知策略	运用"时间管理"知识提高学习效率
动作技能	静脉输液、心肺复苏术
态度	待患如亲

（二）奥苏贝尔的学习分类

20 世纪 60 年代，美国著名认知教育心理学家奥苏贝尔提出了学习分类，他所提出的学习分类只涉及认知领域，其撰写的《教育心理学——认知观点》一书中，按照学习进行的方式，把学习分为接受的和发现的；按照学习者是否需要理解所要学习的材料，将学习分为有意义学习和机械学习两类，其中，奥苏贝尔将有意义学习由简到繁划分为五类：符号表征学习、概念学习、命题学习、概念和命题的运用、解决问题与创造。

（三）我国流行的学习分类

我国教育心理学家冯忠良按照教育系统中传递的不同经验内容，将学习分为：知识学习、技能学习和社会规范学习三类，其中技能学习包括心智技能和操作技能。对比发现，知识学习类似于奥苏贝尔分类系统中的知识，社会规范的学习相当于加涅的态度学习，心智技能相当于加涅的认知策略。

（四）乔纳森等的分类系统

乔纳森等主张对传统学习分类系统进行完善和发展，他们提出应在学习分类中增加结构性知识、心理模型、情境性问题解决、延伸技能、自我知识、执行控制策略和动机形成等内容。

二、针对学习分类的教学策略

教学是师生之间所构成的一种人类特有的人才培养活动，通过对学习进行分类，选择正确的教学是提高教学效果的重要方面，以上四种学习分类中，加涅的学习分类理论应用最为广泛。作为一名护理教师，通过对该理论的学习，我们不仅需要注重护理学生的专业知识和技能的培养，还要注重对学生人生观、价值观的培养。下面就针对加涅的分类理论分析一下每类学习的具体内容和相应的教学。

（一）言语信息的教学

1. 言语信息（verbal information）**的学习**　指能运用言语（或语言）陈述信息的能力，通过言语信息的学习帮助学生解决"是什么"的问题。其中又分三小类：①符号记忆，如人名、地名、医院常用给药的外文简写，如知道 qd 代表每日一次；②事实的知识，如知道"静脉输液过快可以导致急性肺水肿"；③有组织的整体知识，如说明糖尿病的护理措施。言语信息不仅要求对信息进行记忆，更涉及对信息的理解，最终学生可以通过自己的语言进行阐述，护理学专业学习中言语信息众多，在护理教学中，教师应注意帮助学生获得并记忆言语信息，对抗遗忘。

2. 言语信息学习的条件

（1）内部条件

1）学生原有的知识基础：学生的原有知识对于学习新的言语信息十分重要，只有学生储备了原有的相关知识，在学习新的言语信息时，才可以与原有知识建立联系，为新信息的学习提供联结点，使之较容易地被纳入学生的认知结构中，逐步完善认知结构图式，如学生学习骨折分类的前提是学生已经掌握了解剖学的相关知识。

2）学生的主动学习能力：学生在具备原有知识的情况下，想要完成新的言语信息学习活动，达到掌握所学知识的含义、有意识地将新旧知识相互关联、找到内部相互联系、建立认知结构的目的，学生本身需要有较强的学习动机，坚强的意志，付出努力，且能够选择适宜的学习方法和策略。例如，护理学专业学生在生产实习过程中，遇到不懂的知识，学生迫切地想知道"为什么"，学生会结合临床的具体案例，带着问题重新学习这部分知识，通过自学或向教师请教，积极思考，最终找到答案，且印象深刻。

（2）外部条件

1）提供有内在逻辑联系的材料：学生使用的教材、教师授课使用的课件、教师的授课演讲及相关参考书籍等。

2）提供有意义的情境，给予恰当的教学方法和指导：教师为了促进学生学习所采取的教学方法，授课前后所给予的指导，如采取案例分析法进行心肺复苏术的讲解，学生更容易被吸引，教学效果更佳。

3. 言语信息的教学策略 根据言语信息学习的特点，如何对抗遗忘，保持已习得的言语信息知识是需要重点把握的环节。在此类知识的教学中，教师应采取适宜的教学策略，培养学生良好的学习和记忆习惯，以达到提高学习效果的最终目的。

（1）改进教师的教学策略

1）明确教学目标和任务：有意识记的保持优于无意识记，而进行有意识记的前提条件是确定识记的目的、任务。目标与任务越明确、具体，学生越能将注意力集中于应识记的内容上，记忆效果也就越好。因此，护理学教师在教学中，应向学生提出具体的识记任务与要求。

2）学习材料的组织策略：教师要根据学习材料本身的内在逻辑关系将其整理为一个有序、条理性强的系统结构。①学习材料的数量：学习材料的量应适当，否则，信息量过大，记忆困难的同时，学生也容易产生消极情绪。此外，应在原有知识掌握后，再引入新知识。②学习材料的意义：有意义材料比无意义材料更容易记忆，保持也更持久。③学习材料的准备：考虑新旧学习材料的衔接，将学习材料按照系统进行归类，有序地组织材料，给出具体标题，或者对需要记忆的材料补充细节，以便于学生能够有效地提取信息。

3）正确检查知识，促进学生进行有意义的学习：检查知识一方面可以帮助学生强化知识的提取练习，有效阻止遗忘，另一方面可以促进学生进行有意义的学习，包括加强学生有意义学习的心向和运用有意义学习的方法，加强学生融会贯通地理解与运用言语知识体系的能力。正确检查知识的方式很多，如对学生进行提问、测验、批改作业等。

4）鼓励学生积极参加护理实践活动：记忆的目的是提取，学以致用。研究表明，与机械的记住答案相比，通过自己发现和习得的知识保持时间长，且易迁移。因此，在护理教学中，教师应鼓励学生多参加护理实践活动，在活动中学习和应用知识，以保持良好的记忆效果，激发学生的学习兴趣，提高学生学习信心。

5）培养学生良好的记忆品质：包括识记的敏捷性、记忆的持久性、精确性及准备性，这些对学生从事学习活动和未来的护理职业活动都具有重要意义。护理学教师应根据记忆规律，指导学生采用科学的记忆方法，学会有效记忆；指导学生养成对学习材料进行分类、概括、加工和总结，培养良好的记忆习惯。

（2）培养学生的学习策略

1）精细加工策略：①做学习笔记：笔记除了具有外部信息储存的作用，还有助于新旧知识的连接、加工和整合。②记忆术（mnemonics）：是指给本来无意义的材料人为地赋予某种意义、抽象内容形象化或利用谐音等帮助记忆的方法。这类方法在机械性程度较高的言语信息的学习中是很有效的。常用的记忆术包括首字联词法、位置记忆法、限定词法、关键词法和视觉联想记忆法等。③提问：对所学重要信息进行提问，学生在学习过程中，训练自我提问、相互提问，培养有效的提问能力。

2）组织策略：是指将所学新旧知识之间及新学知识相互之间的内在联系，整合形成新的知识结构的相关策略，是需要学生掌握的策略，组织策略具体包括列提纲、整理和设计系统结构图、网络关系图、流程图和表格等形式。

3）合理安排复习的策略：由于人的记忆存在遗忘，若想保证已习得的言语知识不被遗忘或延缓遗忘，合理的安排复习策略是非常必要和重要的，有效的复习不仅可以防止记忆痕迹衰退而产生的遗忘，并能使已有的知识不断分化和综合贯通，从而提高知识保持效果。

A. 合理安排复习次数和复习时间：学习材料仅复习一次是远远不够的，必须进行经常复习。研究表明，复习有其自身的规律，在复习时间上多采用分散复习，分散复习效果优于集中复习，既可避免学生疲劳，又可减少前摄抑制与后摄抑制。复习次数也并不是越多越好，一般来讲，对机械性程度较高的学习材料，学习后应及时复习，复习次数应多一些，复习时间长一些，复习间隔短一些。随着知识巩固程度的提升，复习的次数可以少一些，复习时间可以缩短一些，间隔时间也可以逐渐延长。

B. 科学安排复习内容：应根据学习材料的内容及排列顺序安排复习。复习时应注意，两种相似的学习材料尽量不要安排在一起复习，尽可能的排除多余的、不必要的干扰信息；对较长的学习材料进行复习时，要考虑前摄干扰与后摄干扰的影响，对中间内容应给予重点关注。

C. 适当进行过度学习：过度学习又称超额学习，指对学习材料达到正确回忆的程度之后附加的学习。研究表明，学习程度会影响知识遗忘进程，学习程度越高，遗忘概率越小，如学习英语单词过程中，如果背10次就能够回忆起来了，此时不要停止复习，继续复习3~5次，其保持的效果将大幅度提升。过度学习的量不是越多越好，一般应以达到掌握标准学习量后，再增加50%为宜。量不足，不足以阻止遗忘，而太过量又可能引起厌倦、疲劳。学生往往不懂这个道理，通常是刚能记忆就停止学习，再增加学习时间就会感到厌烦。护理学教师应了解学生这一特点，指导学生合理安排学习时间和节奏，做到既保证适量过度学习，又不使学生感到单调、厌烦。

D. 采取多种形式进行复习：将所学知识用实验证明、书写报告、总结归纳、讨论分析、向他人讲授、阅读与背诵相结合等形式进行复习，这样的复习效果要优于简单重复。

以上保持知识的策略也同样适用于智慧技能的学习。

（二）智慧技能的教学

1. 智慧技能（intellectual skills）的学习 是指个体运用概念和规则办事的能力，通过智慧技能的学习帮助学生解决"怎么做"的问题。加涅将智慧技能又分4种亚型：辨别、概念、规则和高级规则，每一级智慧技能的学习要以低一级智慧技能获得为前提。这就要求教师在护理教学过程中应遵循循序渐进的原则。

2. 智慧技能的分类

（1）辨别：对某一综合概念中的不同成分进行识别和区分并做出不同反应的能力。简单地讲，辨别就是指个体是否能够指出两个事物的区别。如护理学专业学生应知道"消毒"与"灭菌"的区别。

（2）概念：是指个体运用一类事物的关键特征将某一事物识别为该类事物一员的性能。加涅进一步将概念分为具体概念和定义性概念，两者的区别是，具体概念是指学生通过事物的物理属性来识别，而定义性概念是指学生通过定义来识别，如血压的测量单位为"mmHg"，属于具体概念，患者所患疾病为"冠心病"属于定义性概念。概念一般用词来表示，由四个方面组成：①概念名称：如压疮、生命体征等；②概念属性：指概念的关键特征、本质属性，如"慢性病"这个概念的本质属性是病情持续时间长和发展缓慢等；③概念定义：是对概念所代表的同类事物本质属性的概括，如"心动过速"的定义是：成人脉率超过 100 次/分，称心动过速；④概念例子：即概念所代表的同类事物，一个类事物当中又有许多成员，如"呼吸道传染病"这个概念的例子是麻疹、脑脊髓膜炎等。凡符合概念本质特征的例子是概念的正例，凡不符合概念本质特征的例子是概念的反例，如痢疾、甲型肝炎是"呼吸道传染病"的反例。

（3）规则：是学生在多种情境下一致地应用若干概念之间关系的性能，一般用句子来表达，如"严格执行查对制度"描述了注射法的一条规则。

（4）高级规则：也称为问题解决，是指由若干简单规则组合而成的复杂规则，即在新的情境中将所学的规则重新组合，在新情境中应用规则解决问题。如对心跳、呼吸停止的患者实施抢救，就会用到无菌操作、注射、心肺复苏等多项操作规则。

3. 智慧技能的教学形式

（1）辨别的教学形式：①突出关键特征：尤其是细微特征，在教学过程中，通过特殊标记、语言强调等手段来突出关键特征；②对比：在辨别多个事物时，将彼此进行对照，有助于进行辨别；③重复：通过多次的重复，提升辨别能力。

（2）概念的教学形式：①概念形成：是指学生从概念的具体例子中寻找概念的关键特征，归纳出一类事物的共同属性，从而获得概念的方式；②概念同化：是指通过直接下定义的方式来揭示某类事物的本质特征，学生利用原来已经习得的知识来理解和同化概念的关键特征，从而获得概念的方式；③变式练习：变式是指概念正例的变化，通过变化概念的无关特征，帮助学生牢牢掌握概念的本质特征，是知识转化为技能的有效途径。

（3）规则的教学形式：①例规法：从例子到规则的学习，这种学习中，先呈现规则的若干例证，让学生从例证中分析、概括、假设，最后提出规则的教学方法。学生的这种学习方式属于发现学习或者有指导的发现学习。②规例法：从规则到例子的学习，这种学习中，先为学生呈现要学习的规则，然后用例证说明规则的教学方法。学生的这种学习方式属于接受学习，采用规例法的前提条件是学生已经掌握了构成规则的概念。

（4）高级规则的教学形式：①从示范教学或应用程序的样例中进行学习。学生通过他人的示范和讲解，将其具体步骤类比到自己所要解决的问题上，反复练习并反馈。②学习过程中，学生自己发现或构建出适宜的高级规则。③提供高级规则的步骤清单。

4. 智慧技能学习的条件

（1）内部条件：①学生已习得的原有相关知识。所有高层次的学习都是在低层次学习完成后才可以进行的，如规则的学习前提是已掌握构成的规则的概念；②学生的个人情况，包括学生的年龄、经验和智力。研究表明，学生的智力水平影响智慧技能的学习，学生获得概念和规则的能力随着年龄和经验的增长而提高。通常情况下，若学生缺乏相应的实际生活经验，则很难真正理解概念。

（2）外部条件：①语言指导：是指在智慧学习过程中，从外部获得的相关提示，语言指导是智慧学习的重要条件，缺少了语言指导，很多情况下学生很难找到事物的关键特征。②例证：概念、规则、高级规则的学习往往需要运用例证进行学习，例证的质量和数量影响学习的效果。③练习：智慧技能需要反复的练习，如何进行练习及练习的时间与强度都会影响最终学习效果。④反馈：是指为学生提供有关练习效果的信息。通过反馈，学生可以沿着正确的方向，最终形成正确的智慧技能，否则，很可能形成错误的智慧技能。例如，传染病分为三类，其中鼠疫和霍乱属于甲类传染病，传染性非典型肺炎属于乙类传染病，但传染性非典型肺炎按照甲类传染病标准处理，针对此知识点，学生在练习识别过程中，要给予反馈，以免形成错误识别分类的技能。

5. 智慧技能的教学策略

（1）提供有效学习指导：纯粹的发现学习并不是智慧学习的有效方式，在指导下的发现学习才能促进智慧技能的学习。有效学习指导包括：①引导学生正确认识概念、规则与例证之间的关系。教学过程中，教师应做到例证数量充分、难度多样、合理安排。突出有关特征，控制无关特征。概念的关键特征越明显，学习越容易。通过对例证的讲解、分析，最终达到促使学生掌握概念和规律的目的。②揭示概念间的相互关系。任何学科理论都是概念与规则的一个体系，学科之间也有许多相关概念。教师要善于把相关的概念、规则归纳出来，引导学生横向比较、新旧知识衔接、不同学科知识融会贯通。③合理采用迁移策略。通过示范教学，选择具有代表性的例证，指导学生掌握同一类智慧技能，触类旁通，模仿进取，帮助学生由点及面。④教授学习方法：如"发现法""图示法"。"发现法"是指在教师指导下，学生独立利用学习材料，通过自己探索、研究发现所要学习的概念结构、基本原理等内容。"图示法"是指教师指导学生，通过字母、单词、数字等信号，把需要掌握的知识用图标展示出来，以帮助学生把握知识的整体结构，促进智慧技能的形成。

（2）合理运用例证：选择最符合概念定义的特征、最能概括规则信息的例证。具体包括：①选择和呈现适宜的正例。正例在无关特征上的充分变化有利于学生形成正确的概括，有助于学生真正掌握概念或规则。②设计和寻找适宜的反例。反例有助于加深对概念与规则本质的认识，如传染性疾病的本质特征是"传染性"，其最常见的无关特征是"体温过高"，因而作为传染性疾病匹配的反例就是有"体温过高"但没有"传染性"的疾病，如甲状腺术后的"外科热"、颅脑损伤后的体温调节中枢受损引起的体温过高。

（3）设计并提供有效练习：①合理安排练习。研究表明，对于智慧技能的提升，间隔练习的效果要优于集中练习。②运用变式练习。由于智慧技能涉及学生在不同情境中运用概念与规则，所以需要不断变换情境进行练习使用同一种概念、原理或程序，以帮助学生获得更精确、稳定、易于迁移的概念。③采用多种形式进行灵活练习。④在教学中，为学生提供反应与运用的机会，以提高智慧技能运用的能力。

（4）及时给予正确反馈：反馈是保证智慧技能准确性的有效手段，反馈信息应正确、及时且讲究方法，不能只是简单地回答正确与否，应针对智慧技能操作过程的细节进行分析，为学生技能的改进提供相关信息，通过反馈应该让学生知道错在哪里、为什么错、如何进行改正等。

（三）认知策略的教学

1. 认知策略（cognitive strategies）**的学习**　是指个体用于支配自身注意、学习、记忆和思维活动等内在组织的能力，认知策略作用的对象是学生自身的思维、记忆等内部认知过程，即学生用来"管理"自身学习过程的方式。认知策略是一种特殊的智慧技能，一般的智慧技能定向于外部环境，认知策略定向于学生自身的"内部认知"。认知策略是一种可控的、有着明确的目标指向性（理解、记忆等）的高级的认知活动。例如，学生通过联想记忆法和谐音法，为达到更好的记忆和理解护理知识要点的作用。

2. 认知策略、元认知策略与学习策略

（1）认知策略：包括精细加工策略、组织策略和合理安排复习的策略。这三种策略的具体内容详见"言语信息的教学"中培养学生的学习策略。

（2）元认知策略

1）元认知：又称反省认识或后设认识，是个体对自己认知过程与结果的意识。例如，阅读一本书，遇到不懂的地方，你会放慢速度或者多读几遍，这个过程就是元认知。元认知包括元认知知识、元认知体验和元认知监控三个方面。

2）元认知策略：指对信息加工过程进行控制的策略，即学生在元认知过程中所使用的不同方法和技术，包括计划策略、监控策略和调节策略。加涅认为元认知策略的功能之一就是支配其他策略的使用，监控自己的策略执行情况，它让学生知道在什么环境下选择和使用什么样的策略。

（3）学习策略：是指学生为了完成学习任务而制订的认知计划，在学习过程中信息加工的方式、方法和调控技能的综合。学习策略包含认知策略、元认知策略和资源管理策略。

3. 认知策略的种类

（1）根据适用范围：①一般的认知策略，是指跨学科领域的认知策略；②专门领域的认知策略，只针对特殊领域的认知策略。

（2）根据所支持的学习过程的阶段分类：见表5-2。

表5-2 根据所支持的学习过程的阶段分类

学习过程	支持学习过程的策略
选择性知觉	集中注意
	划线
	先行组织者
	附加问题
	列提纲
复述	解释意义
	做笔记
	列提纲
	运用表象
	组块
语义编码	概念示图法
	分类学方法
	类比法
	规则/产生式
	图式
提取	记忆术
	运用表象
执行控制	元认知策略

4. 认知策略学习的条件

（1）内部条件：①学生原有的知识储备。原有知识储备包括言语信息、相应智慧技能及作为特殊智慧技能的认知策略。②学生的学习动机水平。策略性学习知识必须通过大量的练习才能作为一种概括化的策略能力迁移到与原先的学习情境不同的新情境中去。进行这样的学习，如果学生没有强烈的要求改进自己认知加工过程的愿望（即学习动机），是难以完成的。③元认知发展水平。认知策略中的元认知发展是策略训练成败的关键，也是影响策略可迁移性的重要因素。而元认知发展的情况则主要受到个体自我意识发展水平的制约。人的认知发展的自然顺序是先认识外部世界，再认识自身。④学生对学习的认识情况。学生对有关知识和学习的看法影响其对策略的学习和使用。例如有的学生认为知识是正确、不容争议的，有的学生认真一切知识都需要质疑、论证，两者的学习所采用的策略会很不一样。

（2）外部条件：①合理的训练。为了帮助大多数学生发现认知策略的规则，教师需要提供大量的、精心设计的、合理的例证，结合教材内容给予长期系统的练习和直接的指导。②指导规则的发现及其运用条件。根据现代心理学研究成果，教学过程中，教师需要清楚告知学生认知策略的规则、应用条件和优缺点，以帮助学生正确选择和应用策略。③提供变式练习机会。只有在变化的情境中练习，学生才能深刻领悟习得的规则，并且在练习过程中，教师应给予及时的反馈。

5. 认知策略学习的特点

（1）学习的内隐性：认知策略是对内调控的技能，他人不能观察到这种认知活动，因此教师不能通过直观演示的方法教给学生。

（2）学习的概括性和模糊性：学生要学习的认知策略主要是思维和解决问题的策略，通常支配这些策略的规则具有高度的概括性，高度概括的同时也存在模糊性，缺少对细节的具体描述。

（3）学习的制约性：个体认知发展水平是影响认知策略的学习和应用的重要方面。

（4）学习的启发性：支配认知策略的规则大多数是启发式的，只能说有助于学习，却不能保证学习的成功性。

6. 认知策略的学习过程

（1）将认知策略描述给学生，学生构建出对策略的理解和认识。由于认知策略具有内隐性，大多数情况下，学生需要教师用语言描述出具体的执行策略，或者通过具体例证来分析如何应用认知策略，极少数情况可以由学生通过在练习使用策略过程中自行发现和领悟。

（2）给学生提供运用认知策略的练习机会，学生练习使用构成策略的相应概念、规则等。练习应遵循循序渐进、因人而异的原则，教师应给予及时反馈、适时指导，本阶段的目标是学生学会正确执行所学策略。

（3）加强练习，促进策略运用的泛化和灵活性。本阶段主要采取变式练习，针对不同的情境下的材料进行练习，以提高策略运用的灵活性，最终达到让学生掌握在什么情况下使用哪种策略的目的。

7. 认知策略的教学策略

（1）结合护理教学，强化基本技能和知识：学生必须具备构成思维内容的基本技能和知识，才可以发展认知策略，否则如果离开了具体的学科知识，紧张思考也就成了无源之水、无本之木。

（2）进行解决问题能力的训练：教学中，应该采取课堂教学与课堂外的思维能力、解决问题能力的训练活动相结合的模式，实现从教师讲授为主到学生在教师的指导下自主学习为主的转变，让学生在自主学习的过程中形成有效的认知策略。为学生提供灵活使用认知策略的机会，培养学生的认知策略和创造能力，提高学生解决该学科问题的能力。

（3）激发学习热情，培养批判性思维：创造良好课堂气氛，通过良好的教学设计，培养学生的学习兴趣和动机，在教学、工作及生活中为学生做出执行批判性思维的榜样，在具有挑战性的情境中训练学生的各种批判性思维的认知技能，通过讨论、辩论和撰写研究报告等多种形式，培养学生敢于质疑、不断发现问题、解决问题的能力与态度。

（4）引导学生选择适宜的学习策略：认知策略的教学不能单单让学生执行策略，教师应该结合学科的专业知识，让学生知道什么条件下使用哪种策略有助于学习的效果，这样学生才会继续使用某种策略的动机。

（四）动作技能的教学

案例 5-3

教师"高超"的技术

小王，护理学专业二年级学生，在一次临床见习课上，看到急诊科的护理带教教师紧张有序的对一名外伤导致的心跳、呼吸骤停的患者进行抢救，经过教师的积极抢救，患者终于抢救成功，教师娴熟高超的技术给小王留下了深刻的印象。

问题：

1. 带教教师的抢救技术属于哪种学习类型？
2. 小王在学习中可以采取哪些策略来提高自己的抢救技术？

动作技能（motor skills）的学习是指通过练习所获得的、按一定规则协调自身肌肉运动的能力。动作技能必须经过长期不断地学习，才能准确、流畅和及时完成，如护理学技能操作，学生必须反复练习，才能够在指定时间内按标准完成。

1. 动作技能的分类

（1）按照动作连贯程度和持续时间分类：连续性动作技能、非连续性动作技能，如跑步、游泳属于连续性动作技能，肌内注射进针、篮球队员投篮属于非连续性动作。

（2）按照完成动作技能时所参与肌肉群的性质分类：粗大的动作技能、精细的动作技能，如打球、跑步属于粗大的动作技能，刺绣、雕刻属于精细的动作技能。

（3）按照完成动作技能对外界环境条件的依赖程度分类：封闭的动作技能和开放的动作技能。封闭的动作技能具有相对固定的动作模式，主要根据个人的动作反馈完成，如体操、举重等。开放的动作技能需要根据外界的刺激变化来调整自己的动作技能，如羽毛球比赛、拳击比赛等。

（4）按照完成动作技能是否需要借助工具分类：工具性动作技能和非工具性动作技能，如弹钢琴、钓鱼属于工具性动作技能，跳舞、跑步属于非工具性动作技能。

2. 动作技能学习的条件

（1）内部条件

1）学生的知识基础水平：学习动作技能之前，学生必须具备或事前习得的一些与所学动作技能相关的内容，主要包括局部动作技能和执行性子程序。通常，一套完整的动作技能可以分解为若干个局部技能。执行性子程序是指将局部技能综合起来的规则，它控制着局部动作技能执行的先后顺序。只有当学生具备局部动作技能和执行性子程序后，才可以开始动作技能的学习。

2）学生个人条件：包括学生的学习动机、个性品质、正常的智力水平、年龄和经验等。学习动机越强，动作技能学习效果越好。学生的良好个性品质有助于动作技能的提高，再者，学生掌握动作技能的能力是随着年龄和经验的增加而提高的，尤其是简单技能。

（2）外部条件

1）言语指导与示范：主要是在动作技能学习早期使用，动作技能的形成是从掌握局部动作和习得执行性子程序开始的。这两者的完成主要是通过教师的指导与示范来实现的。言语指导有助于执行性子程序的学习，还可以影响学生对动作技能学习的目标或标准，通过言语指导可以为学生提供运动本身有用的信息，如在学习心肺复苏术时，告诉学生应该做什么、看什么、听什么，当学生出现"颈动脉触及位置不正确或者按压式手臂未伸直"等失误时，通过言语对其进行提示和纠正。示范是将动作技能演示给学生观看，示范通常是由榜样进行的，榜样包括专业榜样和学习榜样，专业榜样的执行者通常是专家，通过专业榜样示范，学生可以通过专家的示范可以获得执行任务的基本信息，而学习榜样的执行人通常是初学者，通过学习榜样，学生可以看到容易出现的失误。研究表明，学生通过学习榜样学习效果更佳，也就意味着学生从错误表现中学到的更多，这也是护理实验教学中，教师演示后，通过一段时间的练习，再安排学生进行演示的主要原因。

2）练习：是影响动作技能学习的最重要因素。任何新的、比较复杂的动作技能学习都要经过一定量的练习。按照不同分类标准，练习形式可以分为集中练习和分散练习，随机练习和区组练习，身体练习和心理练习等。不同的练习形式对动作技能的学习效果可以产生不同的影响。

3）反馈：研究表明，反馈在动作技能学习中的重要性仅次于练习，在学生练习过程中，给予适当的反馈信息是提高学习效率的有效方法，通过反馈，学生可以了解到自身动作完成的正确与否，还可以了解到动作是否符合要求。按照不同标准，反馈可分为内部反馈和外部反馈。内部反馈是学生通过自身各种感觉通路，获得对自己练习效果的信息，如在练习静脉穿刺时，练习者看到有回血后便会知道针头已刺入血管。外部反馈指由教师或某些自动化的记录装置提供给学生的信息。如在心肺复苏人体模型上进行心脏按压训练时，当按压部位、力度或频率不正确时，模型人内安置的蜂鸣器会发出声音，提示练习者。学期前期外部反馈作用较大，中期和后期内部反馈作用效果明显。

3. 动作技能的形成阶段 动作技能的形成，是指学生通过理解和练习逐步掌握的某种动作方式。动作技能的形成需要从领会动作要点、逐渐掌握分解动作开始，到建立动作直接的联系，然后达到完整动作的自动化，熟练操作是动作技能形成的标志。心理学家费茨和波斯纳将动作技能的形成分为三个阶段。

(1) 认知阶段：也称知觉阶段，是动作技能形成的初级阶段。此阶段的主要学习任务是理解学习任务，并形成目标意象和目标期望。目标意象是指学生对自己完成任务的目标模式反应和动作形式，即学生通过指导教师的言语讲解、动作示范来理解学习的任务与要求，并根据自己以往的学习经验，进行初步尝试操作，在头脑中形成动作技能的表象——明确解决问题的目标模式，知晓"做什么、怎么做"。而目标期望则是对自己的作业水平的估价，即明确自己能做得如何。这两种期望对动作技能的学习起着定向作用。此阶段，学生注意范围较小，容易出现只注意个别动作、整体动作不连贯或不协调、多余动作多、精准性差、难以发现错误等问题。

(2) 联系形成阶段：学习过程中，学生通过强化技能各组成部分之间的联系和消除对技能的错误理解，逐渐把局部动作连接起来形成系列动作。但此时各个动作结合不够紧密，转换动作时经常出现停顿现象。本阶段，学生紧张程度逐渐降低，视觉控制作用逐渐减弱，反应时间缩短，肌肉神经紧张程度下降，多余动作减少。

(3) 自动化阶段：动作技能形成的最后阶段，学生对构成技能的程序性知识的执行变得自动化，整个动作在时间和空间层面组合为一个整体巩固下来，达到了协调和完善，似乎是自动流出的，无须特殊注意与纠正。技能逐步由脑的低级中枢控制，紧张状态与多余动作消除，注意范围扩大。学生能根据情况的变化，灵活、迅速而准确地完成动作，能自动地完成一个接一个的动作，几乎不需要有意识的控制。

4. 动作技能形成、保持和迁移 动作技能形成会具有以下特征：①动作的正确性、灵活性和稳定性增强；②利用线索减少；③反馈方式从外部反馈逐渐转换为内部反馈；④局部动作综合成大的连锁，受内部程序控制；⑤在不利条件下能维持正常操作水平。动作技能一经学会后便不容易遗忘。分析其原因主要包括：①动作技能是通过大量练习获得的，其中有大量的过度学习，经过过度学习的动作技能不易遗忘；②许多动作技能是以连续任务的形式出现的，连续任务相对简单，故不易遗忘；③动作技能保持主要依赖小脑及脑低级中枢，这些部位记忆能量可能较大。迁移是指已掌握的动作技能有助于或阻碍新的动作技能的学习。例如：掌握了注射前准备的动作技能有助于肌内注射动作技能的习得。而打羽毛球和打网球由于发力部位不同，存在负迁移作用，若先掌握了羽毛球动作技能，再学习打网球时就会很不习惯。

5. 动作技能的教学策略 护理工作者不仅需要具备丰富的专业知识、高度发展的智慧技能，而且还必须熟练地掌握专业动作技能，既善于动脑，又善于动手，才能符合护理学专业的发展需要。因此，作为一名护理学教师，必须对动作技能的相关内容了然于心，以便采取有效的培养方式提高学习的专业动作技能学习。

(1) 明确练习任务和要求：在动作技能学习的认知阶段，教师应告知学生动作练习的任务和要求，这样有助于提高学生的积极性、主动性和学习效果。例如：学习"铺床法"，教师提出通过四周强化练习，达到5分钟以内按照规范完成备用床操作。

(2) 有效的语言指导与示范：学习初期为学生提供有效的语言指导和正确的动作示范是促进学生动作技能形成的有效措施。在实际教学中，通常情况下，语言指导和示范相结合使用，共同达到让学生理解所学动作技能的目的。

1) 激发学习动机：教师通过合理的教学设计和安排，通过引起和维持学生的注意，激发学生对所授动作技能的学习兴趣。

2) 合理安排内容和节奏：在动作技能学习的初期阶段，要保证指导和示范有效性，应考虑学生的学习能力和水平。对于复杂的动作技能，应结合动作特点进行分解，先用语言描述一部分，掌握之后再进行下一个部分的学习指导，示范动作必须慢速，必要时也进行分解处理，否则初学者会因新的信息量过多而发生信息超载，导致学习终止。

3）采用适宜示范方式：教学过程中，只通过教师的一次示范，学生往往无法全部理解，所以在教师进行示范之后，还可以通过其他方式来进行示范，如让学生彼此之间结成对子，其中一名作为练习者，另一名作为观察者，指导和反馈可以由教师承担，也可以由学生的观察者承担，通过这样的示范，学生易于发现练习者出现的错误，且可相互交流各自所掌握的动作要领，促进动机技能的形成。

4）利用多途径进行讲解和示范：教师进行讲解和示范时，既可以选择口头讲解，也可以借助文字模型、草图等进行，示范可以由教师亲自演示，也可以通过多媒体设备来呈现动作技能的学习过程，便于学生反复观察完整的操作过程和复杂的局部动作，从而促进技能学习。

（3）有效的练习：练习是动作技能形成的基本途径，只有经过不断的练习，才能达到平稳、精准、连贯，并在规定时间内完成完整的操作动作。

1）练习的原则：①因人而异；②先易后难、由简到繁、循序渐进；③分解与综合练习并用；④先求精确，后求速率。

2）动作技能练习的一般趋势：①开始进步快；②中间会出现高原现象，即在复杂动作技能练习中，练习到一定程度会出现练习成绩暂时停顿，再经过一段时间的练习，成绩才会继续提高；③后期进步慢；④练习成绩有起伏变化。了解练习趋势，有助于合理解释技能训练中出现的问题，增强学生的信心。

3）合理安排练习：教师应根据学生的情况，练习的内容、性质和技能掌握程度，合理安排练习的次数与时间。安排过多，学生容易疲劳、厌倦，练习效果下降。安排过少，达不到巩固、强化的目的。

4）选择适宜的练习方法：相对于不变的练习条件，在不同的情境中采取不同的练习方法，能更好地促进动作技能的学习。①模拟练习法：教师指导学生进行动作模拟，帮助学生掌握动作要领的方法。②实地练习法：对于护理学专业学生而言，实地练习法就是指将学生带去医院进行临床见习，结合不同的病例，通过临床教师的指导，强化学生所学的动作技能。③程序练习法：将要学习的动作技能分为若干阶段，系统的排列起来，学生逐步进行练习，只有确认前一步骤正确，才可以进入下一步骤的学习。④动作-时间分析法：是指通过练习让学生用最短的时间，以最快的动作取得最佳的活动效率的方法。例如，在参加护理技能大赛时，为了提高时效性，在最短的时间内最好的完成整个操作流程，每位参赛选手都需要进行相应的训练。⑤心理练习法：是指没有身体活动，仅在头脑内反复思考动作技能进行过程的练习形式，称心理练习。研究表明，心理练习与身体练习相结合时，练习效果更佳，同时心理练习不受时间、地点、用物的限制，且身体几乎不产生疲劳。因此，在不能进行身体练习的情况下，可利用心理练习促进动作技能学习。⑥过度练习法：为了保证操作的流畅和精准，还需要安排适当的过度练习，以促进动作技能的保持。

（4）提供适当反馈：①内容：教师提供的反馈应该具体，帮助学生分析产生的原因和如何改正。②性质：反馈应根据动作技能的形成特点，在练习的初期要经常提供外部反馈，因为此时学生难以形成和觉察自身反馈。随着技能的形成，应逐渐减少外部反馈，目的是让练习者学会依赖内部反馈，逐步获得独立觉察自己错误的能力。③时机：教师可以通过延迟给予外部反馈，或在给予练习者外部反馈前，先让练习者对操作错误的情况进行估计等方法，帮助练习者获得内部反馈。否则，如果练习后立即给予反馈，会使学生过分依赖这种信息，不利于学生察觉动作执行中的错误，失去在没有外部反馈的情况下学习时一些十分重要的信息加工活动的心向。

（五）态度的教学

1. 态度（attitudes）的学习 是指通过学习获得的内部状态，这种状态影响着个人对某种事物、人物及事件所采取的行动。态度是一种内在的反应倾向，是后天习得的，一般需经过相当长时期才能逐步形成或改变。如通过对护理学生进行"慎独"教育，使学生在进行护理操作时，无论是否有他人在场，都能够严格按照操作标准进行。

2. 态度与品德　两个有着密切联系，既有共同点，又有区别的两个概念。品德是个体依据一定的社会道德行为规范所表现出来的稳定的心理特征和倾向。道德和态度两者涉及的问题是同质的，都可以影响个人的行为选择，某些情况下，很难把两者截然区分，如某人"尊老爱幼"，既可说他具有尊老爱幼的品德，也可以说他具有尊老爱幼的态度。道德和态度的区别：①价值内化程度不同，态度根据价值内化程度不同，依次可以出现接受、反应、评价、组织和价值性格化五级不同的发展水平，只有当态度价值内化达到最高水平时，才可以成为品德。②涉及范畴不同，只有涉及社会道德规范的稳定态度，才能称为品德，其他的方面不涉及品德，如果某学生不爱学习，我们可以说他学习态度不端正，却不能说他品德不端正。

3. 态度的构成　态度包括三个成分。①认知成分：指个体对态度对象所具有的带有评价意义的观念和信念。这些观念和信念通过赞成或反对的方式表现出来，是由许多观点构成的认知体系。②情感成分：指个人对态度对象的情感体验，如喜欢或讨厌，是态度的核心成分。③行为倾向成分：指个体对态度对象企图表现出来的行为意向，即准备对态度对象做出某种反应。这里的态度对象包括人、事物、事件、问题等。通常这三种成分是协调的，但也会出现不协调的情况。研究表明，这三者之中，态度的情感成分与行为成分之间相关性较高，而认知成分、情感成分和行为倾向成分三者之间的相关性较低。应注意，人们很难从外显的行为推断出一个人的真实态度，如有的学生表现出有学习态度却没有实际行动。

4. 态度的形成过程

（1）依从：指个体为了获得奖励或逃避惩罚而采取的与他人表面上相一致的行为，但在认知与情感上与他人并不一致。在这种情况下，个人态度的改变是由外在压力造成的。在个体早期生活中，态度的形成很大程度上依赖于依从。

（2）认同：表现为在思想、感情上认为他人的意见是正确的，自愿地、主动地接受他人影响，改变自己的态度。

（3）内化：是指个体真正从内心深处相信和接受他人的观点，并将自己所认同的思想纳入自己的态度体系，形成和谐、统一的价值体系。此时的态度已成为个性的一个组成部分，具有稳定、持久、不易改变的特征。内化在个体态度形成的过程中起着非常重要的作用。

5. 态度学习的条件

（1）内部条件

1）对态度对象的认识：态度学习的前提，是学生头脑里必须具有那种新态度所指向的人、事物、事件或问题的观念，而观念的形成与学生的年龄、智力水平和受教育程度等这些因素都有关系。

2）认知失调：很多心理学家提出，人类具有"维持平衡和一致性的需要"，即力求维持自己的观点、信念等方面保持一致。如果出现不协调时，个体就试图通过改变自己的观点或者信念以达到新的平衡，在这个过程中，个体的态度就可能发生变化。

3）形成或改变态度的心向：是指个体要求形成或改变态度的动机或愿望。在学生已具备上述两个条件时，也未必改变态度，究其原因往往是由于缺乏形成或改变态度的心向。

（2）外部条件

1）环境的影响：青年学生的态度很容易受到周围环境、社会风气的影响。

2）榜样和同伴作用：个人的态度在很大程度上是由他同伴的集体行为准则和风气决定的，社会心理学家称这种现象为从众现象。

3）强化与惩罚：强化可以起到引导和调控态度的作用，通过合理的强化或惩罚手段有助于良好态度的养成。

6. 态度的教学策略

（1）亲身经历学习策略：①提供良好的态度对象：如通过为学生提供良好的物质情境、文化情境和人际情境等，通过长时间的影响，使之"潜移默化"地对学生的态度、信念及行为产生积极的正向引导。例如：护理学专业学生需要进行大量临床见习，通过经常观察临床一线护理工作，从而形成对护理学专业的态度。②经典条件反应法：通过给予一些条件刺激，使学生逐渐形成教育者所需要的态度的方法。③操作条件反应法：当学生做出某些态度反应时，给予一定的强化，如鼓励或惩罚，以固化或消除这种态度。

（2）提供榜样策略：许多态度是通过模仿他人的行为而习得的。在态度学习中，教师身教重于言教，教师应设计和控制自己的教学行为，以身作则，为人师表，热爱学生，用自己对专业的热爱和广博的知识为学生树立榜样，产生积极正面的榜样力量。

（3）角色模拟策略：通过角色模拟，一方面可使学生主动参与教学过程，另一方面可使学生获得特定角色心理需求及其满足的移情理解，从而形成或改变某种态度。例如：通过对患者的模拟，从患者的角度思考问题，从而形成解除患者病痛，为患者服务的态度。

（4）言语沟通策略：在教育工作中，教师想帮助学生改变不良态度，形成一些社会倡导或者认可的态度，通常需要使用言语来说服学生。沟通之前，教师首先应构建出一个强有力的信息，在沟通时还要注意沟通的有效性，最后还要注意根据不同的沟通对象、学习情境、学习内容，采取有效的说服技巧。例如，强调和重复说服信息、从学生的自身利益出发、合理利用正面论据和反面论据等。

第三节　影响学习的内部因素

一、学 习 动 机

（一）概念与分类

学习动机（learning motivation）是指激发和维持个体进行学习活动，并使学习活动朝向一定学习目标的心理倾向。

根据动力来源，学习动机分为内部动机和外部动机。内部学习动机是指个体对学习任务或活动本身感兴趣所引起的动机，以获得知识为满足。它是与学习活动相联系的动机，动机的满足在活动之内，不需要外界的诱因、惩罚来使行动指向目标。外部学习动机是指由学习活动以外的诱惑所引起的动机，动机的满足在活动之外，与外部奖励相联系，如教师和家长的表扬或批评、奖励或惩罚。

但内部动机和外部动机是可以相互转化的。内部动机对学习活动影响强烈、持久，教育者应十分重视内部学习动机的形成，使学生对获取知识本身感兴趣。同时，也应采取相应的策略，不断地使外部动机转化为内部动机。

（二）功能

学习动机的功能主要表现在四个方面。

1. 唤起功能　即唤起学习者对学习的准备状态，增强观察力、记忆力、思维力、想象力等智力因素和集中注意力、坚持不懈、忍受挫折等非智力因素来促进学习。

2. 指向功能　即促使学习者的学习行为指向学习客体，促使学习活动朝向某一目标，有选择地进行。

3. 强化功能　指可促使学习者在学习活动中更具有主动性和积极性。

4. 维持功能　即促使学习者保持学习行为的适当强度，直至完成学习活动。

（三）学习动机的激发与维持

1. 激发和维持学习动机的一般原则

（1）激发学生对学习的需要之前，必须先满足低层次需要：根据美国心理学家马斯洛（Maslow AH）的需要层次论，当个体的生理、安全、爱等低层次需要尚未满足之前，则不可能产生强烈的高层次需要，全力以赴投入学习。在教学活动中，教师首先应给予学生归属感、安全感和自尊感，这是调动学生积极学习的前提。

（2）以激发内部动机为主、外部动机为辅：内部学习动机是一种稳定的动机，它可以使学生在学习活动结束后，仍能自觉努力地提高自己，进而形成积极进取的人格特征，但也不排斥外部学习动机所具有的作用。

（3）学习动机的激发必须适当：总体而言，学习动机越强，学生学习活动的积极性就越高，从而学习效果越佳，但个体的学习动机并不是越高越好。过高的学习动机会造成学习者过分紧张、焦虑，从而影响学习效果。对一项具体的学习活动而言，只有当学习动机的强度处于最佳水平时，才能产生最好的学习效果。

最佳动机水平随任务的性质不同而不同。对于比较简单的任务，效率随动机提高而上升，中等偏高最佳；对于比较困难的任务，效率随动机增强而下降，中等偏低最佳。随着任务难度不断增加，动机的最佳水平有随之下降的趋势（图5-8）。

2. 激发与维持学习动机的措施

（1）帮助学生认识学习材料的意义：护理学教师应使学生明了所学习的材料与其将要从事的专业之间的关系及其意义。

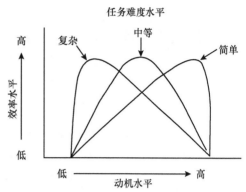

图5-8 耶基斯-多德森定律

（2）提出明确、适度的期望和要求：学生从事某项学习任务之所以失败，常常是因为不清楚究竟要他们做些什么。因此，在护理教学之初，就应向学生提出具体及适当的学习目标，并始终对学生报以成功的期望，并给予积极的评价。

（3）创设问题情境：在教学过程中，通过提问、设疑，激发学生的探究欲望，产生良好的动机效果。

（4）采用灵活多样的教学方法：内部学习动机可通过变换不同的教学方法而增强，但应结合教学内容的特点，精心设计，以保证学生的注意力集中于教学内容上。

（5）给予成功的满足与失败的威胁：在教学过程中，让学生不断获得成功体验，可使其原有的学习动机得到强化，并产生进一步努力。在教学过程中，给予学生适度的失败威胁也是必要的，这种威胁同样可促使学生在学业上做出长期艰苦的努力。

（6）给予明确、及时和恰当的反馈：学生在完成学习任务的过程中，如能及时得到明确反馈，可明显激发学习动机，调动学习积极性。

（7）恰当运用评价：对学生学习的肯定性与否定性评价对激发学习动机有不同的作用，适当的可读性评价具有正强化作用，能激励学生再接再厉、积极向上；适当的否定性评价能使学生看到自己的缺点与不足，产生克服缺点、弥补不足的决心。因此，教师对学生的评价要客观、公正、恰到好处。

（8）发挥教师自身言行的激励作用：在学习活动中，对学生最富激励作用的因素之一是好的教师。教师的人品师德、个性魅力及在教学中所表现的高度热情和高超的教学技巧都会深深打动学生心灵，激发学生学习的热情和对教师所学科的热爱。

二、认 知 结 构

认知结构（cognitive structure）是人内心的心理结构，有广义和狭义之分。广义的认知结构是指个体原有知识（或观念）的全部内容和组织；狭义的认知结构是指个体在某一特殊领域内的知识（或观念）的内容和组织。每个人的认知结构各有特点，良好的认知结构有助于学习的迁移。

（一）认知结构变量

奥苏贝尔将个人认知结构在内容与组织方面的特征，称为认知结构变量。他提出了三个影响学生对新的学习和保持的主要认知结构变量。

1. 可利用性　指认知结构中是否具有恰当的起固定作用的观念可被利用。认知结构中原有观念的抽象和概括水平越高，可利用性越高，也就越适合同化新知识。

2. 稳定性　指原有起固定作用的观念的巩固程度。认知结构中原有观念越清晰、稳定，越有助于同化新知识，促进学习的保持和迁移。

3. 可辨别性　指新的学习内容与同化它的原有观念的分化程度。新旧观念的可辨别性越高，越能防止新旧知识间的干扰，有助于知识的保持和迁移。

（二）建构良好认知结构的方法

1. 改革教材结构，促进学习迁移　奥苏贝尔认为，学生的认知结构是由教材的知识结构转化而来。好的教材结构必须适合学习者的能力，必须包含学科中具有高度概括性、包摄性和强有力解释效应的基本概念和原理。好的教材结构即可简化知识，又有助于产生新知识，有利于知识的运用。

2. 同类归纳，提高知识的系统性　在教学中，护理学教师应注意将同类概念、原理加以归纳，以形成认知结构的层次序列化，提高稳定性与组织性。

3. 综合贯通，促进知识横向联系　在教学中，护理学教师还应注意加强不同概念、原理及定律间的意义联系，引导学生探讨它们之间的关系，辨别它们之间的异同，使学生融会贯通地掌握知识、运用知识。

三、学习迁移

学习迁移（transfer of learning）是一种学习对另一种学习的影响，包括积极的促进作用和消极的干扰作用。

（一）分类

1. 顺向迁移和逆向迁移　按迁移顺序划分，学习迁移可分为顺向迁移和逆向迁移。先前学习对后继学习的影响，称顺向迁移（proactive transfer）；后继学习对先前学习的影响，称逆向迁移（retroactive transfer）。不论顺向迁移还是逆向迁移，其作用都有正负之分。

2. 正迁移和负迁移　按迁移的效果，学习迁移可分为正迁移和负迁移。一种学习对另一种学习起促进作用，称正迁移（positive transfer）；一种学习对另一种学习起阻碍作用，称负迁移（negative transfer）。正向迁移又可分为纵向迁移和横向迁移。横向迁移（lateral transfer）是指个体把已学到的经验推广应用到其他内容和难度上类似的新情景中。纵向迁移（vertical transfer）是一种已有的较容易的学习对难度较高的另一种学习的影响。

将以上两种分类结合起来，可形成顺向正迁移、顺向负迁移、逆向正迁移和逆向负迁移四种形式。教育者所期望的是正迁移，正迁移越大，说明学生通过学习发展的适应新情境、解决新问题的能力越强，教学效果越好。

（二）促进学习迁移的策略

迁移不可能自动产生，护理教育者应努力为学生创造条件，促进学习迁移发生。

1. 合理整合教学内容和组织教学序列　要注意把各自独立的教学内容整合起来，即要注意各门学科的横向联系，要鼓励学生把在某一学科学到的知识运用到其他学科中去，融会贯通地掌握知识。

2. 建立新旧知识技能和简单与复杂知识技能联系的桥梁　教师要促进学生将已学过的内容迁移到新的学习内容中去。可通过提问和提示，帮助学生利用已有的知识，从而较容易地掌握新的、比较复杂的内容。

3. 注重学习原理、规则、模式等方面内容的重要性　因为这些内容有助于学生超越仅仅简单累积事实性知识的范围，发挥正向迁移的作用，达到事半功倍的效果。

4. 帮助学生掌握认知策略　包括注意策略、记忆策略等。学生一旦掌握了这些策略，就能较好地应对各类学习任务，就能在各种情景中有效地运用这些策略解决问题。

5. 培养学习者良好的心理准备状态和积极的学习态度　除了要结合学生的特点，营造良好的学习氛围外，教师还可通过积极反馈和正确归因等方式帮助学生确立学习的自信心，形成积极的学习态度，在每次学习前要注意帮助学生形成良好的心理准备状态，避免不良情绪、反应定势等消极心态产生的负迁移。

四、人 格 因 素

人格（personality）通常指一个人所具有的独特的、稳定的心理特征的综合。个体的人格特征制约其在社会情景中的行为模式，进而对学习产生影响。人格因素涵盖面较广，此处仅重点介绍对学生学习活动影响较大的两种人格因素，即心理控制点和焦虑。

（一）心理控制点

1. 控制点的概念和类型　控制点（locus of control）是指人们在归因过程中对控制自己行为的原因和心理力量的看法，可分为两种类型：内部控制型与外部控制型。

2. 心理控制点对学习的影响　心理控制点作为一种影响学生学业的人格特征，主要是通过影响学生成就动机、投入学习任务的潜力、对待学习的态度与行为方式、对奖励与惩罚的敏感性、责任心等一系列变量影响学生学习。

一般来说，内控型者具有较高的成就动机。他们把学业的成功归结于能力和勤奋，把失败归结为努力不够。对他们来说，成功是鼓励，而失败则是需要付出更大努力的标志。这样他们对困难学习任务的态度是积极的，在挫折面前能坚持。他们常选择适合自己能力的、困难适度的学习任务。外控型者则把学习成功或失败归结于他人或题目太难等。这样他们对学习缺乏必要的兴趣时，常从保险角度选择过于容易的学习任务或太难、不现实的学习任务。

3. 帮助学生建立平衡的控制点　把学习的成功与失败全部归因于外部因素固然是错误的，但全部归因于自己的不够努力也是不现实的。科学、正确的观点能帮助学生发展平衡的控制结构。护理学教师应在观察学生日常行为的基础上，经常指导和鼓励学生进行正确的归因，做到既不让学生因过于自责反倒于事无补，也不会造成学生找借口不努力学习，同时对其准确的归因给予强化，对那些能实事求是地阐述、承认责任的学生给予表扬，逐渐使学生掌握合理的自我责任标准，建立平衡的心理控制点。

（二）焦虑水平

1. 焦虑的概念与分类　焦虑（anxiety）是指当前或预计的对自尊心有潜在威胁的任何情境具有一种担忧的反应倾向。按焦虑的性质，可分为正常焦虑和过敏性焦虑。正常焦虑是客观情境对个体自尊心可能构成威胁而引起的正常的焦虑。如学生面临重要考试而又把握不大时产生的考试焦虑；个人做了错事感到有可能损害自己形象时产生的焦虑等。过敏性焦虑不是客观情境对自尊心构成威胁引起，而是由遭到严重伤害的自尊心本身引起的。自尊心受损害程度越高，过敏性焦虑水平越高。对于某些学生，由于他们在成长过程中没有得到外界的认可和评价，主要是父母的内在认可和评价，从而导致缺乏内在的自尊心和价值感，当他们遭受失败或挫折时，就极易引发神经过敏性焦虑。

2. 焦虑对学习的影响　无论是正常焦虑还是过敏性焦虑，与学习之间的关系十分复杂，其对学习是促进还是抑制，受到多方面因素的影响，包括原有焦虑水平的差异、学习材料的难易程度及学习者的能力水平等。许多心理学家指出，高度的焦虑只有同高能力相结合才能促进学习；如果高度焦虑同低能力或一般能力相结合，则往往会抑制学习。因此，就促进大多数人的学习而言，应该

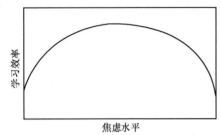

图 5-9 焦虑水平与学习效率之间的关系

把焦虑控制在中等程度，才能有利于一般能力水平者的学习。焦虑水平与学习效率之间的关系，可以描绘成一条倒"U"形曲线（图 5-9），即中等水平的焦虑学习效率最高，而过低或过高的焦虑均对学习不利。

3. 协助学生维持适度的焦虑水平 在教学中，教师应灵活采取各种有效的教学方法，如适当地组织学习竞赛活动、调整考试考查的频率和正确运用奖励与惩罚手段等，把学生的焦虑水平控制在中等程度，使之有利于一般能力者的学习，激发学生有效的学习行为。同时，要通过各种形式的教学活动，提高学生的学习能力。随着学生学习能力的提高，焦虑对学习的消极影响就会日益减少。

第四节 影响学习的外部因素

> **案例 5-4**
> **"难教"的学生**
> 某护理学校，原来承担护理教育学课程的教师因病请假不能上课，安排新毕业一年的小李教师代课。上课时，多媒体课件因电脑版本关系没有打开，小李教师由于紧张和授课经验少，只顾自己低头讲课，学生听课状态也不好，很多同学在玩手机或者睡觉，小李教师也没管理。下课后，小李教师向教研室主任汇报授课情况，说现在的学生实在是不愿意学习，太"难教"了。
> 问题：
> 1. 分析是否真的是学生不愿意学习？
> 2. 除了内部因素，学习还有哪些影响因素？
> 3. 分析小李教师觉得学生"难教"的原因，应该如何改善？

个体学习的最终效果除了受个体内部因素的影响，还受到众多外部因素的影响，例如：学校及班级的环境、教学设备、教学方法、教风、学风、学术氛围、师生关系、同学之间关系等。护理学专业学生通常接受的是中等教育或高等教育，根据护理教学的特点，护生的学习环境除了学校，还包括医院和社区卫生服务中心等不同场所，而且每所护理学校的教学环境也有很大差别，所以作为护理教师，必须要充分认识到影响护生学习的外部因素，提高自身素质，为护生营造良好的学习环境，提高学习效果。

一、课堂氛围

课堂气氛是指在课堂中师生之间和学生之间围绕教学目标展开的教与学的活动而形成的某种占优势的态度和情感的综合心理状态。课堂氛围是影响学习的重要因素，既可以影响学生的学习，又可以影响教师的行为。

（一）课堂气氛的分类和特点

1. 积极的课堂气氛 师生均热情饱满，教学目标明确，态度端正，课堂纪律好，井然有序，学生求知欲强、注意力集中，教师与学生有充分的情感交流，双方处于积极互动的状态，课堂弛张有度，和谐统一，师生均有实现学习目标的成就感。

2. 消极的课堂气氛 教师自己的"独角戏"，教师表现出绝对权威，学生注意力不集中、精神状态欠佳，缺少情感交流和互动，学生害怕参与教学活动。

3. 对抗的课堂气氛　课堂秩序混乱，教师与学生各行其道，师生关系紧张，学生故意捣乱、不遵守课堂纪律，教学任务无法完成。

（二）课堂气氛的影响因素及调控措施

影响课堂气氛的因素很多，如教师、学生、教学内容、教学方法和手段等，其中教师是创造良好课堂气氛的决定性因素。

1. 教师的领导方式　是指教师行使权力与发挥领导作用的行为方式，分三种类型：专制型、民主型、放任型。研究表明，民主型领导方式可使学生心情舒畅，表现出较高的独立性，学习效率高。因此，在护理教学中，教师应以民主型领导方式组织教学活动，设计和创造积极的课堂气氛，唤起学生的学习兴趣和热情，挖掘学生学习潜能，培养学生热爱学习的内在动机。

2. 教师的期望　杰特研究表明在课堂上"教师的期待会转变为学生传递这些期待的实际行为，而学生也会按期望的方式来塑造自己"。教师通过关注学生，运用表情、语言、姿势等向学生传递积极期望，以达到激发学生学习热情和积极性的目的，促使学生更好地改变自己。

3. 教师的课堂驾驭能力　授课过程中，往往会出现这样或那样的教学问题，如何第一时间做出合理的处理，考验着教师的应变能力和解决问题的能力。睿智有经验的教师通常课堂驾驭能力强，有助于课堂良好氛围的保持。

二、人 际 关 系

人际关系是人与人在交往过程中所形成的心理关系。学校作为一种社会组织，其内部存在多种人际关系，例如：教师与教师之间的关系、领导与教师之间的关系等，在这些关系中，师生之间的关系、学生之间的关系是学校内部最重要的两种关系，也是影响学习效果的因素之一。

（一）师生关系

师生关系是基于教学任务而建立起来的教学中最基本、最重要的人际关系。

研究指出，当前的师生关系基本上是"二元对立的"，具体表现为"以教师为中心"模式、"以学生为中心"模式、"教师主导、学生主体"模式及"师生互为主客体"模式。研究表明，和谐的师生关系有助于提升学生的安全感，为学生提供支持和帮助，有利于促进教学效果的提高；不和谐的师生关系会导致学生产生压抑和紧张感，师生之间容易出现冲突。教学过程中，如果想建立和保持和谐的师生关系，教师应热爱学生、尊重学生，双方平等，提倡民主，保持有效沟通。

（二）学生之间的关系

因为有共同的生活和学习，学生之间的交往频率远远大于师生之间交往的频率，和谐的学生之间的关系决定班集体的凝聚力和心理气氛，可以影响学习的效果和身心健康。学生之间关系受很多因素的影响。

1. 学生群体的影响　按照性质可以将学生群体分为班集体和同伴群体。两者的区别是，班集体是指按照教育管理的要求而组织产生的、有规章制度、权利和义务的正式群体。同伴群体是指自发产生的、无明确规章制度、权利和义务的非正式群体。同伴群体的产生和维持有赖于成员之间的相互直接接触和交往，情感成分在调节彼此人际关系方面具有重要作用。在学生群体中，尤其是在同伴群体中，从众现象比较明显，同伴间的良好交往有助于学生获得社会价值、培养社会能力和完善人格。在教学过程中，教师需要观察班级中的同伴群体，了解同伴文化，进行有的放矢的合理引导，以提高学生的学习效果，保证人才培养目标的完成。

2. 课堂学习方式的影响　不同的学习方式也可以影响学生之间的关系。

（1）集体学习与个人学习：其有效性，取决于学习任务的性质、集体的规模与凝聚力、领导的有效性等。两种学习方式都各有利弊，实际教学中，教师应根据实际需要，来运用这两种学习方式，给予学生两种学习经历，使学生既有集体合作学习的经验，又具有独立思索、解决问题的机会。

（2）合作与竞争：合作，是指群体成员为了共同利益，协调一致地为实现同一目标而共同努力的行为。竞争，指个体或群体为了实现自己的目标，力争按优胜标准使自己的成绩超过对手的过程。合作与竞争是互相对立的人际行为，两者都有积极和消极的方面，合作与竞争在学校生活中是比较普遍的现象，是矛盾的统一体，是彼此共存的关系。教师在教学中运用这种手段时，应注意两者的互补与协调，尽量利用两者积极的一面，避免消极的一面，力争做到在竞争中合作，在合作中竞争，使之相辅相成，成为促进学习的有益手段。

三、教材的组织与呈现

教材是知识的重要载体，是教师进行教学的基本资料，是学生获取知识的主要来源，是师生双方顺利完成教学任务的基本要素，也是影响学生的思维方式、学习方法和认知结构的重要的外部因素。通过改进教材的组织与呈现，可以达到提高教材的可读性，改进学生对教材知识的认知水平的目的。

（一）设计先行组织者，促进知识的保持与迁移

先行组织者简称组织者，指在先于学习材料之前呈现的一个引导性材料，以学生能够理解的语言呈现，可以是一条定义、一个规则或一段概括性的说明文字等。通常在学生学习比较陌生的新知识，缺乏必要的背景知识准备时，对学生的学习可以起到明显的促进作用，有助于学生理解不熟悉的教材内容。它的概括性和包容水平高于要学习的新材料，因为组织者的目的是为后面呈现的学习材料提供学习引导的，是新旧知识连接的桥梁。

（二）设计符号标志，使教材结构鲜明

在教材中合理设计和使用符号标志，有助于突出教材中的关键知识点，可以提高学习的效果，常用的符号标志包括变更字体、颜色使用下划线、序列号、重点号等。在使用符号标志时，应注意：①标识的一致性，教材内容结构标志应使用相同或相似的用语、标签、组织形式和顺序进行标识。②标识方式的层次性，有助于呈现学习材料的内部知识结构。

（三）设计附加问题，巩固学习效果

在学习材料呈现前提出问题，会影响学生的选择性注意，对知觉产生顺向影响；在学习材料呈现之后提出问题，学生会回过头重新感知问题中提到的信息，对知觉产生逆向影响，影响学生对问题中提到的相关信息的注意。在教学中运用此项技术时，应围绕教学目标，设计恰当、合理、有针对性和启发性的问题。

四、课堂纪律管理

进行有效的课堂管理，为学生创造一个良好的学习环境，可以帮助学生在有限时间内尽可能多的学习，达到促进学习的目的。在课堂教学过程中，经常会出现各种教学问题，其中纪律问题就是常见的问题之一。如何加强课堂纪律管理，维持课堂秩序，形成良好的课堂教学内部环境，是保证取得良好的教学效果的重要因素。

（一）课堂纪律

课堂纪律是对学生的课堂行为施加的外部控制与规则。根据形成原因，可分为四种类型。①教师促成纪律：指在教师的帮助指导下形成的班级行为规范，通常对低年龄学生作用较强。②集体促成纪律：指在集体舆论和集体压力的作用下形成的群体行为规范。③自我促成纪律：简称自律，是在个体自觉努力下由外部纪律内化而成的内部约束力；自律是课堂纪律管理的最终目的。自律的养成，标志着学生的成熟。④任务促成纪律：指某一具体任务对学生行为提出的具体要求。

（二）课堂秩序的维持策略

1. 为学生树立遵守课堂秩序的榜样　最好选择做得比较好的学生，形成榜样的力量，教师对其进行表扬和奖励，进行强化。

2. 做好课堂设计和安排　要保证课堂上所有学生都有事可做，如在PBL教学中，有的学生在进行汇报，教师要保证其他的同学一样有事可做，以免走神、进行与课程无关的动作。

3. 科学处理违反课堂规范行为　有学生违反课堂规范时，教师应在最短的时间内，选择合适的时机，指出学生的错误所在，并且要做到公平、公正、奖罚分明。

（三）课堂问题行为

在课堂教学中，经常会出现各种各样干扰正常教学的行为，课堂问题行为普遍存在，即使优秀学生也会产生问题行为，因此，不能将有课堂问题行为的学生简单等同于"后进生"或问题学生。为了保障授课质量，教师必须对行为问题进行正确的认识，并采取适宜的教学调控措施，教师的认识和措施的实施受时间、空间、事件性质、课堂气氛、教师好恶等因素影响。

1. 定义　课堂问题行为是指在课堂教学中，学生不能遵守学生行为和道德规范，影响正常课堂秩序和教学效率的行为。

2. 分类

（1）根据引起问题行为的原因：①心理性问题行为，表现为强迫症、焦虑、抑郁、偏执、注意力缺陷等行为；②品德性问题行为，表现为故意违反课堂纪律、不礼貌、吵架、打架、考试作弊、偷盗等行为。

（2）根据学生在课堂上的表现：①外向攻击型，表现为行为粗暴、迟到、早退、顶撞教师等行为；②内向退缩型，表现为情感淡漠、不合群、沉默寡言、敏感多疑、焦虑不安等行为。

3. 产生原因

（1）学生方面的因素：大多数课堂问题行为是由学生本身因素引起的，例如：教学内容的难易程度不适中，教师要求过高，而学生达不到要求，不满情绪的宣泄，企图通过制造问题行为寻求他人的关注。

（2）教师方面的因素：教学态度不严谨，缺乏工作热情，缺乏教学技能，缺乏沟通交往能力，缺少自我批评精神等。

（3）环境方面的因素：校内外环境中的许多因素，都会对学生的行为具有一定的影响，如社会舆论、家庭环境、班级人数、课堂座位编排方式、教学环境的温度和色彩等。

4. 调控措施

（1）忽视或提醒学生注意其问题行为：当问题行为在个别学生出现、不影响其他学生时，如学生上课偷看手机，或者学生出现的偶发行为；铅笔盒不小心掉在地上，为了保证课堂秩序，不影响其他学生，此时不宜在课堂上以停止教学为代价，公开指责他们。教师可采取眼神、手势、在其身边停留一下等措施，提醒学生注意其问题行为。如果课上不方便提醒，教师也可以在课后与学生谈话，帮助学生纠正问题行为。

（2）正确对待和矫正不同的课堂行为：对学生的良好行为给予强化，当学生出现明显干扰课堂教学的行为时，应及时制止，对学生进行批评教育。当有问题行为的学生有进步时，应给予逐渐强化，采取多种行为矫正方式，因人而异，提高学生的自信心，帮助其良好行为的保持。

（3）建立平等、民主、和谐的师生关系，提高教学能力：师生关系不良，教学能力差，授课照本宣科是引发课堂问题的常见原因。教师应提高自身水平，加强授课和驾驭课堂的能力，与学生之间建立平等、民主、和谐的人际关系。

（4）帮助学生进行自我调控：对于自己意识到自身问题且愿意改正的学生，教师可以通过教会学生自我调控问题行为的方法，让学生掌控自己的行为，另外，通过帮助学生正确地认识和评价自我，确立良好的自我意识，充分发挥个人潜能，提高学习效果。

五、现代化教学媒体

媒体是指传播的信息资源和手段,例如:黑板、电视、互联网、教材和光盘在服务于教与学的过程时都是教学的媒体,不同类型媒体及其组合形式对学习具有重要影响。目前,互联网、多媒体、虚拟现实及流媒体等是在教学中应用比较广泛的教学媒体,通过对这些现代化教学媒体的合理应用,有助于激发学生的学习动机和兴趣,提高学生的学习能力,保证标准化教学,拓展学生学习的空间和应用新的教学方法等,达到促进学习的目的。

六、教师的职业素养

"师者,所以传道授业解惑也",教师作为培养学生的承担者,担负着为国家、社会培养人才的重任,教师的素质对于学生的学习效果也有着很大的影响。教师的职业素养包括:①文化素养,即扎实的专业知识、广博的人文知识和丰富的教育学、心理学知识。②能力素养,即具备良好的教学能力、组织管理能力、科研能力和沟通能力。③道德素养,即热爱教育事业、关爱学生、为人师表、具有团队协作能力。④人格特征,即拥有正确的人生观、价值观、育人观和学生观,具有良好的自我调控能力。一名高素质的教师,通常是在发展过程中逐渐形成的。

七、家庭的影响

家庭是人生的第一所学校,家庭和父母对学生学习的影响是不容忽视的。家庭教养是在家庭生活中发生的、以亲子关系为中心、以培养社会所需人才为目的的教育活动。良好的家庭教养方式有利于学生的社会化,家庭是学生社会化的最基本的动力因素,也是学生社会化的基础。父母的教育方式对学生学习兴趣的培养、良好习惯的养成和学习能力的培养都具有非常重要的作用。

八、其他因素的影响

1. 学习物理环境　良好的学习物理环境有助于提高学习效果。良好的学习物理环境包括空间、温度、空气质量、光线、安静、整洁、降低干扰等方面。

2. 社会因素　社会的风气、舆论导向、不同的社会信息,都会对青少年的学习产生影响。

3. 教学方法和手段　不同的教学方法和手段可以达到不同的教学效果,从而影响学生的学习效果,在教学过程中,教师应进行学情分析,根据学生、专业、课程等方面合理使用教学方法和手段。

(孟庆慧　孔祥颖)

思 考 题

1. 简述行为理论、认知理论、人本主义理论三大理论的主要区别。
2. 为什么说社会学习理论在帮助护理学专业的学生形成良好的学科态度和技能方面具有独到的功能价值,护理教师应如何在教学中应用社会学习理论?
3. 结合实际谈人本主义理论在护理教育中的应用。
4. 思考学习有哪些分类方法?
5. 选择自己熟悉的护理学规则,列举涉及该规则的正例和反例,思考一下如果自己是一名教师，如何讲解才能取得最佳教学效果。

6. 如何有效对抗遗忘？谈谈你自己的学习经验。

7. 护理学专业如何进行动作技能教学？

8. 回顾自己的学习历程，在学习中都曾应用过哪些学习策略？教师针对学习应用了哪些教学策略？效果如何？

9. 思考可以通过哪些途径来改善学习态度？

10. 如何创建和保持良好的课堂教学气氛？

11. 请思考如何建立民主、平等、和谐的师生关系？

12. 你能想到哪些课堂秩序的维持策略？

第六章 护理教学过程和原则

【学习目标】

识记
1. 能正确阐述护理教学过程的阶段及各阶段之间的关系、主要任务。
2. 能正确分述各条教学原则的依据、含义和运用要求。

理解
1. 能举例说明护理教学过程的特点。
2. 能解释护理教学过程的基本规律。

运用 能正确运用 1～2 个教学原则，并对你认为上得好的一堂课进行分析评价。

案例 6-1

教学原则的运用

护理学院张教师在讲解护理学的研究对象时，以流行性乙型脑炎为例，首先介绍了流行性乙型脑炎（乙脑）是由乙脑病毒引起的自然疫源性疾病，经蚊媒传播，流行于夏秋季。人被带毒蚊叮咬后，大多数呈隐性感染，只有少数人发病为脑炎，发病率一般在 2/10 万～10/10 万，病死率比较高，为 10% 左右，本病主要侵犯儿童，特别是学龄儿童，乙脑不仅病死率高，而且后遗症严重，约 30% 的患者病后残留不同程度的后遗症。临床表现为高热，出现不同程度的中枢神经系统症状，重症者病后常留有后遗症。张教师问："同学们想一想，针对乙脑，从生物学、流行病学、临床医学等角度分别研究该病的什么内容？"学生们分别回答："生物学研究蚊虫的类型等""流行病学调查人群感染、分布、流行因素等""临床医学研究临床表现、诊断、治疗。"接着，张教师说："同学们回答得挺好，那么，请同学们思考一下护理学研究什么内容呢？"

问题：
1. 这一教学实例体现了什么教学原则？
2. 你有什么感想？

护理教学（nursing teaching）是在护理教育目的和培养目标规范下，以课程内容、教学手段为中介的师生双方之间教与学的共同活动。对护理教师来说，科学的认识和把握护理教学过程的特点和规律，正确地贯彻和运用护理教学原则是成功地进行护理教学工作、提高教学质量的重要环节。教学过程与教学原则两者辩证统一、联系密切。在教学中，要建立科学的教学原则、组织合理的教学活动、选择适当的教学方法和实现预期的教学目的，就必须全面认识教学过程，遵循教学过程的客观规律。

第一节 护理教学过程

教学过程（teaching process），即指教学活动的展开过程，是包含教师、学生及师生相互活动的复杂过程，是师生在共同完成教学任务中的活动状态变换及时间流程。

一、护理教学过程的概念和基本要素

（一）护理教学过程的概念

护理教学过程（nursing teaching process）是护理教师和学生双方为完成护理教学任务，以教学内容、教学手段为中介所进行的共同活动，是使学生掌握护理学专业知识和基本护理操作技能，形成独立从事护理工作能力的过程。

（二）护理教学过程的基本要素

护理教学过程的基本要素包括护理教师、学生、教学内容和教学手段，这些要素在护理教学活动中相互联系、相互制约，并以整体形式和功能发挥作用，共同完成教学任务。

1. 护理教师 是教学活动的组织者和实施者，在教学过程中起主导作用，所以护理教师必须明确教学任务，熟悉教材，精通专业，了解学生，善于处理教材、教学手段和学生之间的关系。

2. 学生 在护理教学过程中，学生是护理教育的对象，是学习的主体。学生只有积极主动地参与教学，才能提高接受信息和加工信息的能力，实现知识和能力的有效转化。

3. 教学内容 是护理教师对学生施加影响的主要信息来源，教学内容的选择、编排和时间的安排必须合理，并具有一定的传递性。

4. 教学手段 是护理教师围绕着一定的教学内容、教学材料进行有效传递信息，提高教学效率的保证，必须是行之有效的。

护理教育的各要素之间既相互独立又相互影响，共同构成一个完整的实践活动。要使教学过程的整体功能达到最佳状态，就要深入研究这些基本要素的结构、功能及其相互关系，使之形成最优组合，发挥最佳。

二、护理教学过程的特点

护理教学过程是护理教师和学生共同活动的过程，是学生在护理教师指导下认识护理的过程，是认识过程中的一种特殊形式。护理教学过程除了具有一般认识过程的共同属性外，还具有其特殊性。

（一）学生的认识主要是系统地学习间接知识的过程

在护理教学过程中，学生主要是学习前人长期护理实践总结的科学文化知识及技术，以此为中介来间接地认识客观世界，所以学生的认识过程不受时间、空间的限制，大大提高了学生的认识起点，缩短了认识世界的过程，在较短的时间内达到现代社会需要的认识水平。

（二）学生的认识活动是在教师的指导下进行的

在教师的指导下，学生的认识过程具有明确的指向性、受控性。护理教师根据护理教学要求，遵循护理教育规律，借助各种教学场地（包括课堂、实训室、医院、社区），运用各种专业的教具、模型、标本、挂图及幻灯、录像、多媒体课件、计算机网络等，采取各种有效的形式和方法组织特定的教学环境，为学生迅速、大量掌握护理科学知识及技能提供重要的物质保证。

（三）学生的认识过程是德、智、体全面发展和个性全面培养的过程

学生在掌握护理科学知识及技能的同时，个人的情感、意志、性格、职业道德也在形成发展。护理教师在传授知识、技能过程中，必然会对学生思想品德的形成产生广泛而深刻的影响。同时教学内容中反映的知识体系，不仅是人类智能活动的结晶，还蕴含着价值观、世界观、方法论，具有伦理、美学等多方面的教育价值。所以护理教学是一个以学生的认识为基础的德、智、体全面发展过程，是个性全面培养的过程。

三、护理教学过程的基本阶段

护理教学过程的基本阶段是在认识护理教学目标和学生认知发展的基础上制订划分的。一般分为激发学习动机、感知教材、理解教学内容、巩固知识、运用知识、检查评定学习结果 6 个阶段。

（一）激发学习动机

学习动机是直接推动学生进行学习以达到某种目的的心理动因，表现为学习的愿望、兴趣等。它既是教学过程的前提条件，又是贯穿教学全过程的动力。学生是学习的主体，教学过程只有不断激发学生主动学习的心理动机，才能有效地实现师生间知识的转化。

学习动机根据个体不同可能会产生不同的需要。护理教师首先要帮助学生树立为人类健康事业服务的崇高信念，使他们对护理学专业有正确的认识，产生浓厚的求知兴趣和探索欲望，同时联系个人的前途、事业、理想，从中汲取更多的能量，从而能够自觉主动从事艰苦的学习活动。

（二）感知教材

学生要掌握的专业知识是护理前辈们的实践经验总结，要理解和掌握这种知识，必须以感性认识为基础。如果学生感性认识丰富，表象清晰，想象生动，理解专业知识就比较容易。

护理教师要引导学生感知教材，并获得与教学内容有关的感性认识，主要有以下途径。

1. 提供直观的感性材料或者场所，如教具、实验、演示、见习等。
2. 提出学习要求，引导学生有目的地观察。
3. 提出问题，引导学生回忆以往的知识经验。
4. 运用生动的语言形象描述，引发学生已有的表象和经验。
5. 复习已学过的旧知识，联系新知识，促进新旧知识的连接，引发丰富的联系，产生新的认识。

理解教学内容必须以感性认识为基础，每节课应根据学生的实际发展水平确定，并不要求必须从感知具体事物开始。

（三）理解教学内容

理解教学内容，是教学过程的中心环节。学生在感知教材的基础上，逐步理解教学内容，形成科学的概念，从而深入了解事物的本质，把握事物的客观规律。学生理解教学内容是一个复杂的思维过程，为使学生正确地将书本知识与感性知识结合起来理解，转化为自己的内在知识，护理教师应该做到以下几点。

1. 了解学生思维发展过程及其规律，根据科学的教学程序编写教学内容，提高教学质量。
2. 选择恰当的感性材料，运用典型实例揭示事物本质，注意联系新旧知识，引导学生去分析新问题。
3. 创设合适的问题情境，启发学生积极思维。
4. 善于运用比较、对照、分析、综合、归纳和演绎等方法，引导和组织学生认识事物，培养他们的逻辑思维能力。
5. 注意概念的确切，并给予精确定义，相似的术语要加以区分。同时注意纠正学生已有的、与科学概念不符的生活概念，以形成科学的概念体系。

（四）巩固知识

巩固知识是教学过程中不可缺少的环节。学生必须经过知识的巩固才能把学习的书本知识转化为自己的精神财富，从而顺利地吸收新知识。

为了帮助学生巩固知识，护理教师应用多种方法加强记忆，引导学生掌握理解的知识，教学过程中应注意以下几点。

1. 研究保持记忆的规律，提高学生的记忆能力。
2. 科学地组织学习材料，便于学生理解记忆。

3. 引导学生在理解的基础上记忆，将意义记忆和机械记忆结合起来，提高意义记忆的比重。

4. 指导学生掌握记忆的方法，养成边阅读、边理解、边记忆或者用自己的语言复述知识的习惯，使学生通过联想、推论等方法追忆所学知识。

5. 根据遗忘规律，正确组织学生复习，强化所学知识在大脑中的记忆痕迹。

（五）运用知识

学习的最终目的是应用知识，解决实际问题。运用所学的知识有助于巩固和加深所学知识的理解，促进技能、技巧的形成，丰富直接经验，使认识逐步深化，进一步巩固知识，提高分析问题、解决问题的能力。有效地运用知识，不仅需要动脑，而且需要动口、动手，进行反复地练习和实际操作才能达到。因此护理教学过程要注意以下几点。

1. 使学生明确练习目的和教学实践的要求，调动学生参与实践的积极性。

2. 根据教学要求，精心设计组织多种形式的教学实践活动，并逐步加深教学内容。

3. 适当组织综合性强的社会实践活动，以提供综合运用知识的机会。

（六）检查评定学习结果

检查是一种反馈措施，是评价教学的手段之一，对教师和学生都有积极的反馈作用。在护理教学过程中，只有通过检查，才能确定学生掌握护理知识与技能的质量。护理教师在教学过程中，不仅要随时了解学生对知识的理解与技能的掌握情况，及时调节教学内容、方法、进度，还要在完成一定教学量之后进行专门检查，了解学生知识掌握与能力发展的情况，以便改进教学方法，提高教学质量。为提高学生自学能力，护理教师还应注意培养学生对所学知识的自我检查能力和习惯。

护理教学过程各阶段都有各自的具体教学任务和独特功能。它们既相互区别又相互联系，并不是每堂课都要体现和遵循这六个阶段，而是随着教学任务的变化、教学过程中各要素的变化而改变，护理教师应根据教学对象的实际情况和学科知识本身的特点灵活地掌握。

四、护理教学过程的基本规律

护理教学过程中的基本规律是护理教学过程诸因素之间最根本的关系。正确处理好这些关系就是遵循了教学规律；反之，就是违背教学规律。

（一）教师与学生的关系

护理教学过程是护理教师与学生共同活动的过程。教师与学生的关系是护理教学过程中最主要、最本质的关系。处理师生在护理教学中的地位和作用的关系，是护理教学过程中一个十分重要的理论与实践问题。

1. 教师的客观主导作用 发挥教师的主导作用是学生简捷有效地学习知识、发展身心的必要条件。教师的客观主导作用是指教师设计、主持、调整教学过程的作用。教与学是矛盾的统一体，教是矛盾的主要方面。教师必须根据教学目标和教学内容的要求及学生的身心特点周密地计划和安排教学过程。教师受过教育专业训练，精通所教专业的知识结构，了解学生身心发展规律，能够根据社会与护理事业的需要，把教学大纲和教科书所规定的内容传授给学生。教学的效果与质量主要由教师的教学水平决定。

2. 正确认识学生的主体地位 在教学过程中，学生是教育的对象，又是学习活动的主体。学生的主体地位是指学生在学习过程中的自觉性、独立性和创造性。教师的教对学生的学习活动来说是外因，外因必须通过内因起作用。学生只有充分地发挥自己的主观能动性，才能将教师传播的护理知识、技能、思想等转化为自己的知识财富、思想观点。学生的主体意识越明确，学习的主动性就越强，学习的效果也就越好。

3. 教师的主导作用与学生的主体地位的有机结合 在护理教学过程中，教与学双方是辩证统一的。在教学中，把学习的主动权交给学生，激发学生学习护理知识的兴趣，鼓励他们积极思考，创造性地进行活动。同时，学生的主体地位以教师的教学为前提，是对教师教学的积极配合，如果背离了教师的主导作用，学生学习就会存在盲目性，效率就会降低。因此在教学过程中，既要充分发挥教师的主导作用，又要充分体现学生学习的主体地位。随着学生年龄的增长、知识的增多、能力的增强，学习的独立性也将提高，护理教师针对不同年龄学生教学时，主导作用的要求也应有所变化。

（二）间接经验与直接经验的关系

在护理教学过程中，学生知识的获得有两个方面，一是直接经验，即亲自活动获得的知识；二是间接经验，即从他人的认识结果获得的知识。直接经验与间接经验的获得关系是护理教学过程中一对基本矛盾关系，正确处理这对矛盾应该明确以下两点。

1. 学生学习知识必须以间接经验为主　随着历史的发展，人类对世界的认识也在不断加深，作为学生，在有限的活动范围和生命时限内，无论如何努力，也不可能仅凭直接经验认识世界。他们要在短时间内掌握系统的科学文化知识、护理学专业知识和技能，达到专业现有的科学认识水平，并继续攀登科学文化新高峰，就必须以学习间接经验为主。

2. 直接经验是学习间接经验必要的补充　在护理教学过程中，学生仅掌握书本知识是不够的，要把书本上的理论知识转化为自己能理解、运用的东西，必须有一定的直接经验、感性知识作基础，只有把直接经验与间接经验结合起来，感性知识与理性知识结合起来，学生才能获得把知识运用到实践中的能力，从而真正掌握完全的知识。在护理教学过程中，要创造条件为学生增加学习新知识所必需的感性认识，如课堂举例、观看录像、见习等，促进学生将已有经验、知识及感性认识与所学的新知识联系起来，提高护理教学质量。

（三）掌握知识与培养能力、发展能力的关系

在教学过程中，掌握知识与培养能力、发展能力是学生成长的两个要素，它们之间相互依赖、相互促进、相互制约、共同发展。

1. 掌握知识是培养能力、发展能力的基础　在教学过程中，学生能力的发展依赖于他们对知识的掌握，系统的学科知识是专业能力发展的必要条件。学生学习的护理学及相关学科知识，既是人类知识长期积累的成果，又是人类认识能力的结晶，本身蕴含着丰富的认识方法。

学生在学习知识的过程中掌握基本的认识方法，可以发展自己的基本能力与专业能力，并运用到以后的护理实践中去。学生掌握的知识越丰富，理解知识就越深刻，运用知识越灵活，能力的发展水平也就越高。

2. 培养能力、发展能力是掌握知识的必要条件　学生学习知识依赖于他们能力的发展。一般来说，能力发展好的学生，学习效率较高；能力较差的学生，学习困难较多。在科学技术迅猛发展的当代社会，教学内容的信息逐步增多，难度逐渐加大，这就更需要教师在教学过程中培养和提高学生的能力，不断获取知识，自我发展，自我完善，使学生能够适应未来社会的需要。

3. 在教学过程中实现知识与能力的统一发展　掌握知识与培养能力、发展能力是在同一认识活动中实现的，两者有一定的相互关系，但它们并不一定同步发展，也不会自然转化。从知识掌握到能力发展是一个极其复杂的过程，不仅与学生掌握知识的量、性质、内容有关，也与他们获取知识的方法和运用知识的态度有关。学生的能力不是主观自生的东西，而是客观事物的关系及其运动变化规律在他们头脑中的反映。因此，在护理教学中，应加强教学内容的科学性、系统性，注重启发式教学，调动学生学习的主动性与探索精神，引导学生积极参与教学过程，充分运用自己的认识能力，正确进行比较与判断、分析与综合、抽象与概括、演绎和归纳等思维活动，使他们深刻理解和把握知识所反映的客观事物的关系与规律，创造性地运用知识来理解和解决实际问题。

（四）课堂教学与课外教学的关系

传统的教学过程是以课堂教学为主，课外教学是指在教师指导下发展学生个人兴趣和特长的活动。课堂教学与课外教学在实现护理人才培养目标的教学过程中相辅相成。

1. 课外教学必须以课堂教学为基础　课外教学是以开展各种活动为主，不受统一的教学大纲、教材的限制，是在学生自愿原则基础上组织起来的各种小组、协会或个别活动，教师起辅导、咨询作用。学生能及时、广泛地从多种渠道接受多种信息。但是课外教学活动的开展必须要有系统的基础知识、以专业知识为指导，离开课堂教学，课外教学活动就成了无本之木、无源之水，因此护理教师需要努力提高课堂教学的质量和效率，为课外教学打下基础。

2. 课外教学是教学过程的重要组成部分　开展课外教学，学生接受信息的速度快、容量大、内容丰富多彩，在拓展学生知识面、丰富学生精神生活方面具有不可忽视的作用。同时，开展课外教学给学生提供了更多的实践机会，并把科学研究引入护理教学领域，有利于培养学生的探索、创造精神和独立开展护理科研活动的能力，并能较好地培养锻炼学生的意志、性格和行为习惯，充分发挥学生作为认识主体的能动作用，充分发挥和发展个人的智慧与才能。我国成人课外教学的组织形式主要有广播卫星传播教学、网络教学、实战模拟培训。

> **知识拓展**
>
> "慕课"是什么
>
> "慕课"（massive open online course，MOOC）在国内外已成为了教育改革的一个热门话题。"慕课"英文直译就是"大规模网络开放课程"。massive，大规模的，指课程注册人数多，目前斯坦福大学一门《人工智能导论》的免费课程注册人数已达 16 万；open，开放的，指没有设置门槛，世界上任何一个角落，只要有一台互联网电脑，就可以注册学习；online，在线的，指课程 7d×24h 在线，学生可以在线观看视频、完成并提交作业、讨论互动、互评作业、参加测试；course，课程，指一个完整的教学模式，有参与、有反馈、有作业、有讨论和评价、有考试与证书。
>
> "慕课"引发了教育的第二次革命，使大规模网络开放的学习成为可能，使全世界的人们共享优质教育资源成为可能。

（五）知识传授与思想教育的关系

在护理教学活动中，知识传授与思想教育是统一的，两者之间的关系反映了教学内容本身知识性和思想性的辩证统一关系。

1. 知识传授是进行思想教育的基础　教学具有教育性是客观存在的规律。在护理教学活动中，教师不仅传授科学知识，还要培养学生的道德品质和世界观。教师传授知识受到一定思想体系、社会需求、阶级立场或观点的支配。知识本身蕴含的价值观、世界观、方法论及传授者的态度、意志、性格等精神力量对学生明辨是非，加强对社会职业道德规范的认识，为学生确立正确的、科学的世界观和职业价值取向奠定基础。同时，在护理教学活动中，教师的立场、观点、思想情感、工作态度等也会对学生产生不同程度的影响。因此教师需要严格要求自己，注意为人师表，热爱护理教育事业，从而对学生产生潜移默化的思想教育作用。此外，学生掌握知识的过程，本身就是道德实践、思想觉悟提高的过程。教师要教导学生培养自觉、认真、诚实的态度和顽强的意志等。

2. 思想教育能促进知识的掌握　护理教师在教学过程中，要结合学生的实际情况和护理工作性质的特点，对学生有的放矢地进行思想教育。掌握了知识并不等于提高了思想觉悟，要使知识转化为学生的思想观点，必须发挥教师在教学过程中的主导作用，有意识地培养学生的思想品德。同时教师也应努力提高自己的道德修养，严格要求自己，以人格魅力去教育和影响学生，在各种教学活动中为人师表，做出榜样，培养学生良好的思想品德。

第二节　护理教学原则

教学原则是人们在长期教学实践中总结而形成的理论认识，具有一定的主观性，并且随着实践的深入、认识的发展而不断发展。教学原则是重要的教学理论问题，也是重要的教学实践问题，对教学工作的各个方面有重要的指导意义，护理教师掌握并全面贯彻教学原则是实现教学目标、提高教学质量的重要保证。

一、教学原则的概念

教学原则（teaching principle）是教师在教学工作中，通过总结教学实践经验，根据一定的教育目的和对教学规律的认识而制订的基本要求。

教学原则与教学规律二者既有联系又有区别。科学的教学原则是教学规律的具体体现和直接反映。教学规律（objective law of teaching）是教学现象中客观存在的，具有必然性、稳定性、普遍性的联系，是制订教学原则的重要依据。教学原则是由教学规律派生的。教学规律是不以人的意志为转移的客观存在，是教学过程中内在的、本质的、必然的联系。

二、教学原则的作用

教学原则是教学过程必须遵循的，保证教学有效性的基本要求。教学原则的作用主要是学校组织教学，制订教学计划，编写教学大纲、教科书的准则；是教师合理组织教学，运用教学方法与教学手段，完成教学任务，提高教学质量的指南；也是各级教育部门管理者指导教学、检查评估教学质量的依据。

三、护理教学原则体系及应用要求

正确理解和执行护理教学原则，是完成护理教学任务、提高教学质量的根本保证。

（一）科学性、思想性和艺术性相统一的原则

科学性、思想性和艺术性相统一的原则反映了护理教学具有教育性的规律，是由社会主义教育目的决定的，体现了我国护理教学的根本方向和特点。

科学性是指护理教师向学生传授的知识必须是正确的、科学的知识，反映当代最先进的科学思想及理论体系。思想性是指护理教材内容的安排及教室讲授过程都应注意对学生进行良好的思想品德教育，使学生树立正确的人生观和世界观。艺术性是指教师在护理教学中要遵循学生的成长规律，充分发挥教学的感染力，培养学生的学习兴趣，提高学生的学习能力，使教学内容的科学性、思想性通过教学方法转化为学生内在的东西。

教学的科学性、思想性和艺术性三者之中，科学性是根本，思想性渗透在科学性的教学中，艺术性是科学性、思想性教学达到最优效果的途径与方法。科学性、思想性和艺术性三者有机结合，护理教学才能有效、可靠。护理教学过程中，贯彻此项原则的基本要求如下。

1. 确保护理教学的科学性，充分发挥科学知识的教育力量　在护理教学内容的选择上，教师要用辩证的观点分析教材，选择和补充教学内容，引导学生掌握正确的、系统的、能反映现代护理学发展水平和科学研究成果的知识。在护理教学方法上，教师要科学地组织教学内容，准确表达概念，严密论证原理，使用可靠的资料，规范地演示各项技能。介绍不同学术观点时要在讲清基础知识的基础上，具体情况具体分析，培养学生尊重科学的态度。要做到以上几点，护理教师必须刻苦钻研业务，加强科学研究，跟踪本专业本学科的最新发展动向，不断提高专业学术水平。

2. 结合护理学的专业特点，进行思想品德教育　护理的对象是人，在护理教学中，对学生进行思想品德教育非常重要，护理教师应根据学科特点，深入挖掘护理教材的内在教育因素，将思想品德教育有效地和学科知识结合起来，才能有力感染学生，收到潜移默化的教育效果。例如，护理管理学、护理伦理学等本身具有鲜明的政治性、思想性和道德准则，在进行教学的过程中要给予

正确的引导。

3. 贯穿教学各环节，培养学生思想品德　护理教师不仅要在课堂上对学生进行思想品德教育，还要注意通过课下、批改作业、课外辅导、实习、课外实践等各种教学活动，对学生提出严格要求，进行思想教育。要培养学生自觉主动、脚踏实地、刻苦钻研、一丝不苟、持之以恒的学习态度和富有爱心、关心他人、不畏苦累、乐于奉献的职业品质。同时，护理教师应以身作则，尤其要注意自身素质的提高，教师优秀的人格魅力和高尚的品质是最具有感染力的教育资源，通过言传身教，为人师表，成为学生学习的楷模，做到既教书，又育人。

4. 研究教学艺术，提高教学效率　教学艺术是教师在教学过程中，遵循教学的客观规律，适应主体的学习能力，具有美学价值和创造性运用各种教学方法的个人才华，是教师在教学经验基础上形成的教学技能发展的高级阶段。护理教师要刻苦钻研教育理论和教学技能，不断提高自己的教学艺术水平，形成个人独特的教学风格，以提高教学的艺术感染能力，激发学生的积极情感，使学生在轻松、愉悦的气氛中，体验美的教学过程，获取知识，接受思想教育。

（二）理论与实际相结合的原则

理论与实际相结合的原则是辩证唯物主义认识论的基本原则，也反映了间接经验和直接经验相结合的规律。在护理教学中，教师要重视和加强基础理论知识和基本技能的训练，密切结合护理实践活动，使学生在掌握基本知识与技能的同时，也提高发现问题、分析问题和解决问题的能力，从而解决教学中直接经验与间接经验、感性知识与理性知识的关系，也使学生在获得较完善知识的同时得到道德实践锻炼，培养理论联系实际的能力。

护理教学中贯穿理论和实际相结合的原则，需要做到以下几点。

1. 以理论为主导，结合实际进行教学　理论联系实际首先必须加强基础理论知识的掌握和基本技能的训练。护理教师在理论教学的过程中，结合护理学科的特点和学生实际开展实践，包括联系护理学科知识在护理实践与社会生活中运用的实际；联系学生的生活经验、知识、能力、兴趣和品德的实际；联系当代最新科学成就的实际，使抽象的知识能够容易地被学生理解、记忆、吸收、转化和应用。

2. 通过实践教学，强化基础知识和基本技能的掌握　护理学是一门应用性学科，护理教师要充分认识到实践教学在护理人才培养中的重要地位和作用。教师根据护理教学特点，安排学生积极参加各种实践活动，如实验、见习等，通过参加各种实践活动，使课堂学习的理论知识得以消化吸收并能正确地应用到护理实践中去。

3. 根据学科和学生的实际情况，确定理论联系实际的深度与广度　理论联系实际应从各门课程的实际需要出发，结合不同层次学生的身心发展状况、专业思想水平、参与能力等，合理安排学生参与实践的深度、广度和具体形式，以切实提高学生参与实践活动的积极性，保证实践活动的教学效果。

（三）专业性与综合性相结合的原则

专业性与综合性相结合的原则是根据我国教育目的和护理学专业人才培养目标而提出。护理是一种帮助人类恢复健康、保持健康、促进健康的社会活动，这就要求护理院校的一切护理教学活动都是使学生掌握护理学专业知识、专业技能和树立为人类健康服务的思想，因此明确的专业方向是护理院校教学的基本特点。但是当代科学发展的高度分化和高度综合等特征，要求任何专业人才都需要广博的知识和融会贯通的能力，同时，护理的对象是人，也决定了从事护理活动的人不仅要掌握自然科学知识，还必须了解社会、人文科学知识，才能适应现代护理事业发展的需要。因此，护理教师在教学过程中不应狭义地理解专业的目的性或职业的倾向性，而应把专业性和综合性有机地结合起来。

1. 建立合理的知识结构和能力结构　护理教学的课程设置、教材选择、教学活动的组织等应根据社会对护理学专业不同层次人才的需求来确定，使学生做到既掌握主要的护理学专业活动，又通晓相关学科知识。在学生的智力结构方面，既要针对不同层次的学生提出不同的能力要求，又要侧重培养护理学专业的核心能力，如评判性思维能力和临床决策能力等，来加强学科的专业性。

2. 注重学科课程和各种教学活动的整体化效应 护理学专业各学科课程和各种教学活动是一个有机组合的统一整体，在培养护理人才的过程中共同发挥作用。因此。在整个教学过程中，护理教师应注意把各门课程联系起来，并综合协调各种形式的教学活动，以发挥最佳教学效果，提高教学质量。

3. 注重专业方向性教育与护理职业道德教育 明确的专业方向有利于激发学生的学习动机，使学生积极主动地参与学习过程，提高学习效率。护理职业道德教育是护理工作者必须遵循的行为规范，护理教师除了在日常教学活动中对学生进行显性课程的正面教育外，还可以通过校园文化、社会活动、人际关系情景活动等隐性课程进行教育，从而使学生得到潜移默化的影响。

（四）教学与科研相结合的原则

教学与科研相结合的原则是指教师在教学过程中引入科学研究，使学生在学习护理知识的同时，掌握科学研究的基本方法，培养科学精神与科学态度，提高护理科学研究的能力。教学与科研相结合的原则是根据学生身心发展的特点和规律而提出。

1. 密切跟踪学科发展前沿，向学生介绍新成果 在教学过程中，护理教师不仅要掌握本学科的知识和理论，还要密切关注学科发展动态，并有目的、有计划地指导学生通过阅读报刊、参加学术交流、运用电子信息等手段，了解护理学和相关学科的研究动态、发展趋势，掌握护理学科的新信息和新成果。

2. 结合教学进行科学态度、科学精神和科学道德的教育 科学态度是指实事求是、严谨扎实的工作作风。科学精神是指坚持真理、敢于创新、勇攀科学高峰的精神与意志。科学道德是指科学工作者行为规范遵守的道德。护理教师在教学过程中要严格要求学生实事求是地开展学习研究活动，既要努力获取成功，又要敢于承认失败，同时善于总结经验教训。

3. 讲授科学研究方法，培养学生的科学思维 护理教师通过护理教学过程，要使学生学会运用比较与分析、综合与归纳推理等逻辑方法和运用辩证、系统的观点看待问题的方法，并通过文献检索、收集整理资料、进行实习调查等活动，使学生既学到学科知识，又得到科研能力的培训和科学思维的完善。

（五）统一要求与因材施教相结合的原则

统一要求是指对相同层次的护理人才制订统一的教学要求。因材施教是护理教师根据学生身心特点、知识水平和接受能力等的不同，区别性地进行教学。护理教学要根据统一的教学目的和既定的教学计划进行安排，同时也必须从学生实际出发，承认个体差异，因材施教。

统一要求是因材施教的目的和任务，因材施教是实现统一要求的途径与方法，这两方面相结合由我国社会主义教育目的决定，也由教学过程的本质特点及其规律决定，反映了学生的年龄特征及个性特征的发展规律。

1. 面向大多数学生，坚持统一要求 护理教学必须根据教学大纲及人才培养的基本规格，严格要求学生，完成教学的基本任务。同时教学的进度、广度和深度要符合大多数学生的接受能力和水平，处理好教学内容传授的多与少、快与慢、难与易的关系。

2. 了解学生，根据学生的实际因材施教 护理教师要经常利用多种方式了解学生，研究学生的身心发展规律，既要全面了解全班学生学习的特点，如知识水平、接受能力、学习风气等，又要了解每个学生的具体情况，如学习兴趣、爱好、记忆力等个人心理特征，以便有针对性地进行教学，使每个学生都能扬长避短，获得最佳的发展。

3. 正确对待个体差异，实现共同进步 护理教师在教学过程中，了解学生的个别差异，是为了发挥他们的长处，弥补他们的短处，把他们培养成合格的护理人才，因此，对待学生要热情关怀、一视同仁。对卓越生要精心培植，对他们提出更高要求，发挥潜力，使他们尽快成才。对学习有困难的学生要善于挖掘他们身上的积极因素,及时改正缺点和错误,因势利导,帮助他们分析学习困难的原因,使之通过刻苦努力,逐步赶上大多数同学的学习步伐,绝不能歧视他们。

(六)直观性与抽象性相统一的原则

直观性和抽象性相统一的原则是指教师在教学过程中要善于利用学生的多种感官,通过多种形式的感知教学,使学生掌握知识更加具体化、形象化,提高学生学习的兴趣和积极性,减少学生学习抽象概念的困难。同时,帮助学生更好地理解和运用知识,培养学生的形象思维和抽象思维能力。

1. 选择和运用适当的直观手段 护理教师应根据学科特点和教学任务,选择具有典型性、代表性的直观教具,有效地使学生形成清晰的表象。直观手段一般分为实物直观、模像直观和语言直观。实物直观包括实物标本、实地参观、见习和实验等;模像直观包括图片、幻灯片、照片和录像等;语音直观通过形象化语音表述进行,如听磁带或者通过教师的语言表达。恰当地选择直观手段,还要考虑到学生的年龄、生活经验和知识积累的情况,不要滥用。

2. 遵循感知规律进行教学 护理教师在教学过程中要注意研究人类的感知规律。这些规律包括感知任务明确程度、图像与背景间差别、图像活动性和多种感官协同感知的规律等。在教学过程中正确地运用这些规律,可以提高教学质量,获得更好的教学成效。

3. 根据教学内容有目的的引导 教师在应用直观性手段进行教学时要注意引导学生,提高学生的观察能力,使学生发现事物间内在的联系,提高观察或感知的效果。也可以从教学中某个结论出发,通过直观形式的论证,达到教学目的。特别指出的是,护理教师要重视语言直观的作用,教师的生动讲解、形象描述可以给学生深刻的感性认识,启发学生进行积极地思维。

4. 从直观教学到抽象思维的过渡 护理教师要经常鼓励学生将形象思维与抽象思维有效地结合起来,做到感性体验与理性思考的统一。如在教学过程中从模具的使用到不需借助模具也能再现有关表象,进而摆脱具体形象而进行抽象思维活动。同时也要注意克服盲目直观、追求形式主义的教学方式。

(七)系统性与循序渐进性相结合的原则

系统性与循序渐进性相结合的原则是指护理教学要按照护理学科的知识体系、逻辑体系和学生认识的发展来进行,使学生系统地掌握护理学基础知识、基本技能,形成系统严密的逻辑思维。它是根据科学知识的本质和学生认知发展的顺序而提出,反映了科学知识的整体性、逻辑性和学生认识活动规律的辩证关系。

1. 按照学科知识的系统性进行教学 护理院校在设置护理课程时,要考虑到各学科知识的系统性和各学科之间知识的连贯性,避免教学重复和教学遗漏。护理教师要认真研究教学大纲、教材,制订翔实的教学计划和教学进度。在教学过程中要注意新旧内容的衔接、知识的前后连贯和相关学科的有机联系等。

2. 详略得当,突出重点,解决难点 贯彻系统性原则,更要强调逻辑性、层次性,要分清主次和难易。突出重点是把较多的精力放在学科的重点内容上,以保证学生牢固地掌握。难点是学生较难理解和掌握的教学内容。每个学生难点可能不同,但是难点不一定就是重点。突出难点是针对学生的困难采取有效的措施,使学生能够充分地理解并加以掌握。

3. 遵循教学的基本规律 包括从未知到已知、由易到难、从简单到复杂、由近及远、从具体到抽象、从现象到本质等。护理教师在教学过程中,应在学生现有的基础上灵活地运用这些规律,培养学生循序渐进的学习习惯,使其系统化获得知识。同时护理教师也要灵活处理"渐进"与"骤进"的关系,教学过程要求"渐进",但并不否认特殊情况下的"骤进",应根据学生的接受能力进行安排。

4. 培养学生系统学习的习惯 护理教师应通过有计划、有目的地安排预习、作业、复习,检查学生知识掌握程度、技能水平,使学生所获得的知识系统化、综合化,并使他们养成系统的、循序渐进的、坚持不懈的学习习惯,克服学习上贪多求快和急于求成的缺点。

（八）启发性原则

启发性原则是指教师最大限度地调动学生学习的积极性和自觉性，激发其创造性，促使学生在融会贯通地掌握知识的同时，锻炼能力与培养人格。启发性原则是根据教学过程中教师的主导作用和学生的主体地位相结合、掌握知识和发展能力相结合的关系而提出。护理教学中贯彻启发性原则，要求做到以下几点。

1. 激发学生兴趣和求知欲　学生的学习兴趣和求知欲是学生积极、自觉学习的重要条件，也是提高教学质量的重要前提。护理教师要充分发挥教学内容本身的吸引力，理清讲授思路，采取灵活多样的教学方法，联系实际展现所学知识对人类健康的重要作用，使学生产生探求知识的欲望，激发学习动机。

2. 引导学生积极思考　启发式教学的目的之一是使学生的思维活跃起来，护理教师在教学过程中要善于提问，提出质疑，引导学生思考，开阔学生思路。在启发的过程中，要适当控制问题数量与难易程度，同时要有耐心，给学生留有一定的思考时间和空间。

3. 培养学生发现问题、解决问题的能力　护理教师要针对不同层次的学生，采取不同的启发方式，培养学生自己发现问题、解决问题的能力。同时还要为学生提供素材、情景或条件，引导学生独立思考、发现问题、解决问题，创造性地完成各种任务。

4. 发扬民主教学，形成良好的师生关系　教学过程中除师生之间知识信息的传递之外，还包含情感交流。护理教师应注意建立平等、民主的师生关系，创造和谐的教学氛围，鼓励学生发表不同的见解，允许提出质疑，对发言提问给予鼓励。

贯彻启发性原则，并不是盲目激发学生"好奇心"，而是通过揭示学生头脑中已有的知识和经验中的矛盾因素，促使学生主动去寻找解决问题的途径。贯彻启发性原则的关键在于教师的引导，在护理教学中，启发式的方法多种多样，如目的启发、问题启发、比较启发、互动启发等，其最终目的都是为了达到最优的启发效果。

（九）量力性原则

量力性原则又称"可接受"原则，是指教师在教学内容、方法、进度等安排上要与学生的接受能力相吻合。量力性原则是根据学生身心发展的客观规律对教学过程的制约性提出，学生的接受能力一是受身心发展水平的影响，二是受知识积累程度的影响。因此，教师在教学过程中要注意把握以上两点，使教学适当地走在学生发展的前面，这样学生在适度紧张的智力活动和克服困难的过程中富有成效地学习，不断取得进步。

1. 以学生发展水平为基础进行教学　德国教育学家第斯多惠（Dieserweg FAW）指出："学生的发展水平是教学的出发点。"护理教师要随时了解学生已有的知识、经验和已经具备的能力，在此基础上确定传授知识的进度、深度和难度，使学生在学习过程中能够处于积极的智力活动状态中。

2. 认真钻研教学大纲和教材，合理组织教学　教学内容的深浅、教学进度的快慢，在一定条件下可以转化。这种有效的转换可通过护理教师认真钻研教学大纲和教材，灵活变通教学方法而实现。教师在讲述教学内容时深入浅出、条理清晰、逻辑性强，可以加强学生的理解和记忆。

（十）巩固性原则

巩固性原则是根据人类知识保持的心理活动规律而提出的，反映了教学过程的特点与规律。巩固性原则是指护理教学要引导学生在理解的基础上，牢固地掌握知识和技能，使之长久地保持在记忆中，并能根据需要正确无误地再现，以利于知识技能的运用。在护理教学中贯彻巩固性原则十分重要，因为学生在短时期内接受大量非亲身实践得来的间接知识容易遗忘，同时护理操作技能的学习需要反复大量的练习才能熟练掌握，但巩固并不等于简单重复、死记硬背，而是在科学方法指导下的知识积累、理解及运用。护理教学中贯彻巩固性原则，要求做到以下几点。

1. 在理解知识的基础上加以巩固　护理教师在传播知识时，要让学生能够清晰感知、深刻理解。教师在教学过程中也要指导学生在学习时集中精力、深入思考，养成良好的学习习惯，才能牢固地掌握所学知识。

2. 合理组织学生复习　复习是把已经学过的知识重新温习，是巩固知识的主要手段。通过复习，可以使记忆得到强化。护理教师应该根据教学任务和重点合理组织好各种复习，如学期始复习、经常性复习、阶段性复习和期末复习等，同时提向学生提出记忆任务，注意复习方法的多样性，及时引导学生复习，使知识得以巩固，提高教学质量。

3. 在综合运用知识中巩固知识　护理教学还可通过引导学生努力学习新知识和积极运用旧知识于实践中来巩固知识，是一种更为积极的巩固，要求学生在前进中巩固提高。

4. 重视对学生知识质量的检查　在护理教学中，巩固知识必须检查知识，这样才能了解学生对知识的掌握情况，以便采取相应措施，查漏补缺。教师可以通过合理安排实践环节，适当设置综合性病例等方法了解学生对知识点的掌握水平及综合运用能力。护理教师不仅要在检查中发挥主导作用，还应培养学生自我检查和评价知识质量的能力。

护理教学的这些原则虽各具特色，但又紧密联系、相互补充。在教学过程中通常是多项教学原则共同发挥作用。因此，护理教师在教学中，要善于根据实际教学情况，将它们有机结合、灵活运用，从而提高护理教学的效果与质量。

（袁　娟）

思　考　题

1. 学生掌握知识的过程有哪几阶段？他们之间有何联系？
2. 简述护理教学过程的基本特点。
3. 从培养学生思维能力角度出发，试述如何在护理教学中运用启发性原则？
4. 请联系实际具体说明在教学中怎样有效地掌握知识与培养能力、发展能力。

第七章 护理教学的组织形式

【学习目标】

识记
1. 说出选择教学组织形式的依据。
2. 叙述课堂教学的基本程序。
3. 陈述临床教学的主要形式。

理解
1. 能用自己的语言正确解释下列概念：教学组织形式、班级授课制、小组教学、个别教学、临床教学、临床实习、临床见习、带教制。
2. 能说明课堂教学各环节的主要内容。
3. 举例说明实训室教学的目标与环境、设计与实施、组织与管理的要点。
4. 能比较临床见习和临床实习的异同。
5. 能比较临床教学常用教学方法的特点。

运用
1. 能根据上好一堂课的要求，准确地评价一堂课。
2. 能写出一份合格的教案。
3. 能制订一份2学时的实训室教学计划。
4. 能制订一份实习2周的教学活动计划。

案例 7-1

如何上好一堂课

李护士，女，硕士研究生毕业，工作10年，是某医学院附属第一医院ICU的一名护士，兼任临床护理教师，本学期要到医学院护理学院为四年制本科护理学专业三年级学生进行2学时《急危重症护理学》的课堂讲授。

问题：
1. 李护士该如何制订课堂讲授计划？
2. 李护士想要上好这一堂课，应符合哪些要求？

护理教学过程是按照一定的教学理念和教学内容，通过相应的教学组织形式来进行的。护理教学组织形式是有效开展护理教学活动的必要条件，且直接影响着教学活动的质量和效果。护理学专业教师应了解不同的教学组织形式对教学产生的作用和影响，并注重研究教学的组织形式和实施程序，以确保护理教学活动能够顺利有效地开展。

第一节 概 述

一、教学组织形式的概念

教学组织形式（organizational form of teaching），又称教学形式，是指为实现预期教学目标，有效完成教学任务，教师与学生开展教学活动的组织方式和结构，包括如何控制教学活动规模、安排教学活动时间及利用教学活动场所等要素。

二、教学组织形式的分类及特点

随着社会生产方式的变化、经济发展水平的提升、教育理论的发展、教学实践的丰富、教学改革的深化及教学方法手段的变化，教学组织形式也随之不断发展。教学组织形式一般按组织学生的方式分为班级授课制、小组教学和个别教学三个基本形式。

（一）班级授课制

班级授课制（class teaching system），又称为课堂教学，是将学生按照相对一致的年龄和知识水平编为有固定人数的班级，由教师根据教学计划、教学大纲中规定的课程内容和教学时数，按照学校的课程安排进行教学的一种教学组织形式。班级授课制是在教室这个相对固定的环境中上课，可保持教学活动的相对稳定性；以固定班级为形式的集体教学，使用统一的课程计划、课程标准和教材，由同样的教师上课，体现教学的集体性；在教师的主导下，以系统传授知识为主；按照学时规定进行教学，上下课为统一的时间，不同课程之间可交替进行教学。

1. 优势 效率高，有利于大规模、经济、有效地培养护理学专业人才；便于系统地传授知识，以保证学生循序渐进地学习和掌握各学科相关知识；保证教学正常有序地开展，并达到一定的质量；能充分发挥教师的主导作用，提高工作效率，并使各学科教师教学活动协调一致；利于发挥班级集体的教育作用，学生可以互相帮助、取长补短。

2. 局限性 难以照顾学生的个体差异及发展学生的个性，不能很好地开展因材施教；如过于强调教师的主导作用，学生学习的主体性和独立性则会受到限制；对学生能力的培养效果不够理想。

（二）小组教学

小组教学（group teaching），又称分组教学，是将2人以上的学生编为一个小组，以小组为单位进行教学的组织形式。小组教学可以有效弥补集体教学的某些不足，给予教师和学生、学生和学生之间互相交流的机会，利于引导学生思考及学生开展合作性学习，是培养学生健全人格，促使个体社会化的一种有效途径。

1. 优势 利于情感领域教学目标的实现，如形成态度、培养鉴别能力、形成团队合作精神和良好的人际关系；利于开展项目或作业活动，使学生认知领域的某些高层次技能能够得以更好发展；利于提高学生的组织能力和表达自己见解的能力；利于学生不同经验与想法的交流，培养学生的思维能力；利于教师了解学生情况，及时给予适当指导，发挥教师的主导作用。

2. 局限性 教学组织工作和学生学习准备有时存在困难，稍有疏忽会影响学习的效果；教师发言的时机和时间长度如控制不当则会影响师生之间、学生之间的相互作用；保证小组所有成员均保持积极的活动状态有一定的难度；不易鉴别学生的能力和水平；教学进度有时不易控制。

（三）个别教学

个别教学（individualized instruction）是教师分别对学生进行讲授和指导的教学组织形式。个别教学能够较好地解决个别差异问题。个别教学不仅是教师个别地教，学生个别地学，更重要的是能够明确对于每位学生进行最适当的教学，设计满足每位学生所要求的教学计划，采用适合每位学生特点的教学方法。现代教育技术的发展为实现个别化教学提供了便利。

1. 优势 教师可以因材施教，发展学生的个性、潜能和特长；允许不同程度的学生按照自己的能力和教学条件进行选择性学习，如学习方式、学习内容及教学资源等，使每个学生都能最大限度地获得学习效益；学生自己制订学习进度，对自己的学习负责，利于培养学生的自主学习能力；允许教师利用更多的时间去关注个别学生；学习在时间上和空间上灵活性较大，特别适用于高年级或成年学生。

2. 局限性　不够经济，需要有充足的资源支持；可能会导致缺少学生之间的相互交流与合作、多样化的教学活动，不利于学生个性的健康发展；缺乏自觉性的学生学习效果可能不够理想。

以上三种形式是教学组织形式中具有代表性的类型，每种教学组织形式都有自身的优势和不足，护理教育工作者应了解各种类型的教学组织形式并合理运用，从而更好地改进和提高教学质量。

> **知识拓展**
>
> **特朗普制**
>
> 特朗普制是由美国教育学家特朗普（J. L. Trump）于20世纪50年代创立的教学组织形式。它将大班上课、小班讨论、个人自学有机地结合在一起。大班上课是由优秀的教师采用现代化的教学手段为几个平行班级一起上课。小班讨论是每个小班20人左右，由教师或优秀的学生带领，研究讨论大班授课的教学材料。个人自学是由学生独立自学完成作业。这种教学组织形式很好地兼顾了班级授课、分组教学和个别教学的优点。

三、护理教学组织形式选择的依据

教学的组织形式多种多样，各有其特点和应用的适应性，护理教育者应科学地选择教学组织形式，以利于更好地贯彻教学原则，促进教学目标的实现。护理教学组织形式选择的依据如下。

（一）依据护理教学目的和任务

护理教学过程是由多个教学阶段或环节组成的，每一个教学阶段或环节都有其具体的目的和任务。传授知识的教学阶段多以课堂教学为主，形成技能、技巧的教学阶段则多以小组教学或者个别教学为主。如在一个教学阶段中要完成几项教学任务，可同时采用几种教学组织形式，以其中一种形式为主、其他形式为辅。

（二）依据护理教学内容

依据护理教学内容确定教学组织形式，就是依据护理学科的性质和内容来选择适当的教学组织形式。

（三）依据学生身心发展特点

护理教育包括多种层次的教育，各层次的教学对象在年龄、知识结构、身心发展上都有不同的特点。因此，应根据教育对象的年龄阶段和身心特点，选择最适合的教学组织形式。

（四）依据学校办学条件和教学设施

各种不同教学组织形式所需要的教学设施和设备条件也有所不同，如基础护理学实验课需要具有提供多人实验模拟教学的实验室，临床教学需要有具备临床教学基地和热爱护理教学工作、专业水平过硬的临床师资队伍。

护理教学的组织形式主要有课堂教学、临床教学、小组教学、远程教学等，其中课堂教学和临床教学是护理学专业教学采用的最为普遍的教学组织形式。

第二节　课　堂　教　学

教学活动是实现学校教育目的和人才培养目标的基本途径。课堂教学主要由备课、上课、作业的布置与批改、课外辅导和学业成绩的测量与评定等教学基本环节构成。护理学专业教师应熟悉各环节的任务，做好各环节的工作，以保证和提高课堂教学的质量。

一、备　课

备课（preparation for lesson）是教师教学工作的起始环节，是顺利完成教学任务的前提和基础。备课是上好课的先决条件，备课是否充分将直接影响教学的效果。一堂高质量的课是教师精心准备的结果。因此，教师在课前应认真准备，充分备课，根据课程标准和课程特点，结合学生具体情况，全面规划教学活动，对教材内容进行恰当处理，以保证学生能进行有效学习。备课主要是做好钻研课程标准和教材、了解学生、设计教学方案三项工作。

（一）钻研课程标准和教材

1. 钻研课程标准　课程标准是该课程教学内容的总体设计，教师应把熟悉和执行课程标准作为该课程教学的起步点和落脚点，备课时必须明确本课程的教学目标、教材体系、基本内容及对教学方法的基本要求。

2. 钻研教材　教材是护理学专业教师进行课程教学的基本依据。备课应认真钻研教材，要掌握教材中的各个知识点，明确教学内容的重点、难点和关键点。护理学专业教师钻研并掌握教材，应做到"懂""透""化"。"懂"就是要掌握教材的基本结构；"透"是对教材能够融会贯通、运用自如；"化"是教师的思想感情要与教材的思想性和科学性融化在一起。

3. 广泛查阅参考资料　护理学专业教师在钻研教材的同时，应利用各种方法和途径，收集与教学内容相关的参考资料，包括中外文书籍、报纸杂志、网络资源等，了解其相关的新进展，以便充实和丰富教学内容。

（二）了解学生

教师要全面了解学生，包括学生的思想品德、学习态度、基础知识、理解能力、个性特点、兴趣爱好、健康状况等。教师可以通过在课堂直接观察学生、批改作业、发放问卷调查等方式了解，也可以与辅导员、班主任、其他任课教师或学生干部交谈了解。在全面了解学生的基础上进行分析，概括出授课班级学生的共性情况，同时还要把握学生的个别情况，使教学具有适宜的难度与进度，同时有针对性地进行整体指导和个别指导。

（三）设计教学方案

护理学专业教师必须对一堂课教学过程的各个环节进行认真研究和设计，拟订出比较详细的教学实施方案。

设计教学方案可具体化为编制三种计划。

1. 学年或学期教学进度计划　该教学计划应在学年或学期开始前完成制订。其内容包括本学期或学科的教学总体要求、章节编排顺序、教学课时数和时间的具体安排、教学形式和教学手段的安排等。

2. 单元计划　是对教材的某一单元拟定的教学计划，其内容包括该单元的教学目的、课时类型、课时划分、教学方法和必备的教具等。

3. 课时计划　又称教案，是备课中最深入、最具体和需要落实的一步。课时计划的内容包括：确定具体的、可行的、可测量的教学目标；确定教学的重点和难点及关键点；确定课程的类型与结构；选择合适的教学方法与教学媒体；设计教学的语言行为和非语言行为；设计提问、练习和课外作业；确定各个教学进程的步骤及时间安排。

教案需要按照一定的格式进行编写。新教师一般需要写详细的讲稿式教案，经验丰富的高职称教师可根据自己的情况写提纲式教案。一份规范的教案一般应包括：授课课程、授课章节、授课对象、授课时数、使用的教材及参考书、目的要求、重点难点、教学内容与进程、教学组织形式与方法、教学手段、时间安排、专业英语、复习要点、课后思考及讨论、实施后情况记录等。

要写出一份合格的教案，应注意以下几个方面。

（1）全面透彻地掌握教材：教师编写教案主要是依据教材，反复钻研教材，直至熟悉并掌握教材的全部内容，才能对教案的编写做到心中有数，并能做到立足于教材而不拘泥于教材。

（2）思路清晰，层次分明：一堂课需要讲的内容很多，教师要理清思路，主次分明，前后衔接恰当，详略得当。对教材中复杂的教学内容应提出要点，分解成若干小问题，按顺序排列出来，使教案看起来一目了然，便于学生的理解。对所讲授的内容可在时间上做好划分，一般按10分钟为基数，过大不易掌控，过小缺乏机动性。

（3）材料充实，重点突出：教材受出版周期和篇幅所限，内容存在一定的局限性和滞后性，有些内容仅阐述了结论，不利于学生的理解。教师在编写教案时应对有关内容进行更新补充，将科学结论的形成依据和理论演变发展过程适当反映在教案中。编写教案时，选择教材的内容应抓"三基"内容，突出课程标准要求学生必须掌握的重点内容，确定难点和用什么方法突出重点，讲清难点。

（4）语言通顺，精练准确：在语言上应做到通顺、精练、准确，同时还要贯彻教材的科学性。编写教案不是照搬照抄教材，应注意把书面语言转换为口头语言，使讲课显得自然、流畅，学生们也容易与教师互相沟通交流，积极地参与到护理教学过程中来。

二、上　课

上课是教师的教和学生的学相互作用的最直接体现，是护理教学工作的中心环节。教师上课应按照教案进行，但也不能完全受制于教案，可根据课堂的进展情况灵活掌握，进行适当的调整。

（一）课的类型和结构

1. 课的类型　根据上课的主要任务，可把课分为不同类型，如一节课只完成一种教学任务称为单一课，如练习课、复习课、测试课等；一节课要完成两个或两个以上的教学任务，称为综合课。

2. 课的结构　即一节课的操作程序，基本程序是组织教学、检查复习、讲授新内容、巩固新学知识、布置作业。组织教学即管理课堂，使学生明确一节课的任务和内容，把学生注意力集中到学习任务上来。检查复习是指检查学生预习或复习情况，已学习内容的掌握情况。讲授新内容，巩固新学知识，即在理解的基础上，使学生通过复述、练习、概括性讲授等方法随堂熟练掌握教材。布置作业是为了进一步巩固和加强理解教学内容，预习将要学习的内容。

（二）上课的基本要求

要想上好一堂课，一般应遵循下列基本要求。

1. 目标明确　包括三层含义：一是师生双方为一节课所要达到的教学目标应达成一致认识；二是教学目标要全面正确，合乎教材与学生的实际，不仅要培养知识的掌握，还应包括情感与态度的培养；三是课堂上的一切活动都应始终围绕着教学目标进行。

2. 内容正确　是指教师要确保教学内容的科学性、正确性和思想性。教师的教学技能和行为必须符合规范。教师对学生提出的问题应持严谨认真、实事求是的态度，不能含糊不清、模棱两可地做没有把握的随意性回答。

3. 重点突出　是指在一节课上，教师应把主要精力放在重要内容的教学上。教学中避免出现"满堂灌"的现象，也不要所有内容都平均分配。经验丰富教师的做法是课堂教学的各环节均力求少而精，根据教学大纲的要求引导学生对重点知识关注，也可采用典型案例，帮助学生将重点知识学懂学透、熟练掌握。

4. 方法恰当　教师在课堂上应根据教学目标和内容灵活选择教学方法，既符合教材和学生的特点，又能够充分利用现有的教学条件。教学有法，教无定法，贵在得法。教师要善于选择适当的教学方法，并创造性地加以运用，以利于学生能够更好地理解教学内容，力求取得较好的教学效果。

5. 表述清晰　教师上课应使用普通话，音量大小应适中，语速快慢应适合学生的接受能力，条理要清晰，言语要生动流畅、明白易懂。板书要清楚、工整，媒体制作应规范。

6. 组织得当　指一堂课的进程基本能符合课时计划的设计。结构严密，进程有条不紊，不同任务转换时能够过渡自然，课堂秩序井然。各种教学媒体的使用能做到合理地选择与搭配，且使用熟练，为突出教学内容而服务，达到提高教学效果的目的。教师在上课进程中应加强对导课、组织课堂进程、结课等环节的控制，并注意揣摩学生的心理状态，善于运用"注意"规律，妥善处理课堂各种问题行为。

7. 师生互动　教学过程需要师生双方共同努力才能完成。师生互动是指课堂上教师和学生之间具有良好的双向交流，教师主导作用和学生主动性都得到以充分发挥。教师能够积极引导、启发学生进行思考，激发学生的学习热情，充分调动学生学习的积极性。教师在上课过程中应随时观察学生的反应，并根据学生的反应适当调整自己的教学进度和教学方法。

三、作业的布置与批改

作业包括课内作业与课外作业，可帮助学生更好地理解和巩固所学知识，熟练技能与技巧，培养学生应用知识的能力，同时教师可借此获得教学效果的反馈，为调整和改进教学提供依据。

护理教学中的作业包括：口头作业，如口头解释、复述和回答问题等；书面作业，如写读后感、论文、护理病历等；实践作业，如绘制体温单、护理技能操作等。

护理教师在布置和批改作业时应注意下列问题。

1. 作业的内容要符合教学大纲和教材要求　针对不同层次的教学目标设计不同类型的作业。作业应有代表性、典型性和启发性，要兼顾理解性、巩固性、应用性和创造性等方面的要求，重点放在基础知识的掌握和基本技能的培养上。

2. 作业的形式应多样化　可设计为个人独立作业或小组作业，以充分发挥个人学习及集体学习的优越性。

3. 作业的难易应适度，分量应适当　应按学生一般水平确定作业的难易程度，并根据所讲课程和自习时间的比例确定作业量，而不能给学生增加过多的负担。

4. 作业的要求应明确、具体　教师对作业中的难点和疑点可给予必要的指导，指导应是启发性的，但不可代替学生的独立思考。

5. 作业的布置和批改要做到及时并反馈　必要时应做集体讲评或个别指导，使教师及时了解教学的质量和效果，使学生能够及时了解学习的掌握情况。

四、课外辅导

课外辅导是课堂教学的补充和延伸。课外辅导有个别辅导和集体辅导两种形式。课外辅导可采用答疑、拾遗补缺；对学习优异的学生进行个别指导；指导学生学习方法，进行学习态度教育；为有学习兴趣的学生提供课外研究的帮助；开展课外辅助教学活动等。

课外辅导是师生互相了解、交流思想情感的好机会，因此辅导内容不应仅仅局限于书本及学科领域内，还可广泛地涉及世界观、人生观、价值观和职业观等。

五、学业成绩的测量与评定

学生成绩的测量与评定是教学活动的重要环节。通过对学生学习成绩的测量，教师能够获得学生在课堂教学中获取知识的情况，及时发现教学中存在的问题，及时调整教学方案，使课堂教学满足学生的需求，更好地发挥课堂教学的作用和效果。

第三节 实训室教学

实训室教学（laboratory teaching）即护理教师组织学生在模拟真实场景的训练室里进行行为和护理操作技能教学的一种教学组织形式，是护理教学形式的主要类型之一。护理教师在实训室为学生讲授、示教护理技术操作和护理规范行为，并要求学生进行操练，直至达到教学目标的要求。

护理实训室教学包括模拟教学和虚拟教学。目前国内的护理模拟教学包括场景模拟教学、高仿真模拟教学等。无论是模拟教学还是虚拟教学，对于实训室硬件和软件都有较高的要求，不仅包括仪器设备的配备，还包括对整个教学内容、环境、方法的设计、组织与安排，充分发挥实训室教学的优势，以提高实训室教学的效果。因此，实训室的建设和管理对提高护理教学质量显得尤为重要。

一、实训室教学的目标与环境

根据教学内容的不同，实训室可分为形体训练室、健康评估实训室、模拟病区（护士站、模拟病房、ICU）等，实训室教学能使学生掌握护士基本礼仪、各种评估技巧、护理学专业基本技术和专科技术等。

（一）实训室教学的目标

实训室教学是护理教学的一部分，其教学目标应在以"知识、能力、素质"为核心的护理学专业人才培养目标指导下而制订。不同护理院校的培养目标有所不同。一般来说，实训室教学的目标主要包括以下几方面的内容。

1. 培养学生的护理操作技能 护理院校一般会模拟医院、社区、康复中心等布局来建设实训室。在模拟环境中，通过教师示范和指导，学生能够在低风险的前提下反复多次地进行护理实践操作练习，从而逐步规范和提高学生的临床护理操作技能。

2. 培养学生的角色适应能力 学生在模拟的实践场景中，身临其境地感受护理工作的特点，感受到医院病区的工作环境，使操作更具真实性，也对护士角色有更直接的感知，可培养学生的角色适应能力。

3. 培养学生的综合能力 在实训室可以运用现代技术使用一些模拟设备，如静脉穿刺手臂、高仿真模拟人及计算机辅助虚拟场景，通过设置案例，组织学生进行一系列的护理技能操作，以提高学生的创新精神、团队协作能力、沟通表达能力、评判性思维能力、决策能力等综合能力。

4. 培养学生人文关怀素养 学生在实训过程中，护理对象不是真正的患者，而是模型或同学，因此教师在教学中应积极引导学生换位思考，设身处地为患者着想，尊重生命、关爱患者，培养学生的人文关怀素养。

（二）实训室环境建设

不同教学内容的实训室的环境会有所差异，但总体建设原则包括以下几个方面的内容。

1. 保障教学 根据自身经济条件、学生的教学需求，建设适当规模和数量的实训室，在实用和适用的前提下，优化资源配置，应用一些现代化科技手段或设施，以满足护理实训室教学的需求。

2. 贴近临床 实训室的环境建设应根据自身条件尽可能地贴近临床环境，配备与临床贴近的各种设施和设备，如在急诊实训室内装置多功能监护仪、呼吸机、除颤仪、抢救车、医用设备吊塔、急救药物等，缩短与临床真实环境的距离，为学生今后尽快适应临床护理工作打下坚实的基础。

3. 注重人文 人文环境对培养护理学专业学生的人文关怀素养十分重要。除了光线明亮、空气新鲜、温湿度适宜外，还应注意以人为本。可在每层楼或每个实训室门前放置穿衣镜，提醒师生提前整理好衣帽，精神饱满地进入实训室。实训室墙上还可放置护理前辈的画像和名人名言，或者放置一些精美的图画等，给学生以专业陶冶和美的享受，增强其专业认同感。

二、实训室教学的设计与实施

实训室教学的设计与实施是整个实训室教学的重要部分,其质量将直接影响到教学效果。

(一)实训室教学的设计

教师在进行实训室教学前应做好充分准备工作,结合学生的年龄层次、认知水平和学习能力设计好整个教学过程。其基本原则如下。

1. 根据教学目的选择教学方法　教学前,教师要了解本次实训室教学的目的是单一护理操作技能训练还是综合能力训练,根据不同教学目的选择合适的教学方法。如果是单一护理操作技能训练,则可按照"教师示教—学生回示教—教师点评—学生练习—巡回指导—集中反馈"的模式进行。如果是进行综合能力训练,教师应提前设计好相应的案例,选择一组或多组学生进行演示,演示结束后由师生共同对整个过程进行点评、分析和讨论。

2. 教师主导,以学生为中心　在实训室教学中,学生是学习的主体和中心,要主动观察、思考和讨论,善于协作,勇于评判。教师主要起到引导和督促作用,应在有限的时间内引导和鼓励学生进行主动思考、大胆创新、团结协作。

3. 培养学生爱伤观念　教师在设计教学时应注意培养学生爱伤观念,引导学生换位思考,模拟真实的感受等,使"以患者为中心"的护理理念扎根在学生心中。

(二)实训室教学的实施

实训室教学实施过程基本步骤如下。

1. 介绍教学目标　教学目标可由教师进行口述,也可使用黑(白)板或幻灯片展示,或打印出来分发给学生,使学生了解本次教学的内容、重点及难点问题等。

2. 观看教学录像　教学录像的内容可以根据教学目标进行有关操作的演示,也可以进行案例情境介绍。在学生进行观看的同时,教师可同时进行讲解并强调其中的重点内容,提出问题引导学生进行思考。

3. 教师示教　教师在操作示范时可采取先总体示范,后分解示范各操作步骤的方法。总体示范一般采用常规速度进行,使学生全面了解整个操作流程。教师在进行分解示范时,速度应缓慢,教师在和学生一起回顾整个操作流程的同时,进行示范各个操作要点,要求学生认真观察和思考。

4. 学生回示教　教师随机抽选几名学生进行回示教,了解学生对教师示教内容的理解和掌握程度,根据学生操作情况对有关内容进行再次强调或演示。

5. 分组练习　学生分组进行操作练习,教师可根据操作任务的难易程度指导学生选择恰当的练习方式。

6. 教师巡查　在学生分组练习的过程中,教师应巡回观察学生练习的情况,及时进行指导,以规范学生的操作,并纠正学生的错误。

7. 总结和评价　教学活动结束时,教师应对学生练习情况进行集体反馈,对教学内容进行总结,对其中的重点、难点内容再次强调,并评价教学效果,评价内容包括对教学过程的评价及对学生的评价。

三、实训室教学的组织与管理

实训室教学的组织管理对保障实训室教学的正常秩序和有效开展起着重要的作用,具体要求如下。

1. 制订实训室相关制度　制订包括实训室工作人员职责(实训室主任职责、实训室管理人员职责和实训室教师职责)、实训室教学管理制度、学生实训守则、实训室监督管理办法等制度,张贴在实训室醒目处,并组织相关人员学习。

2. 制订实训教学大纲 根据培养目标和课程标准编写实训教学大纲，定期进行修订，并报教务处备案。

3. 严格执行实训室教学程序 按照教学进度表和学生课程表编排实训室教学课程表，并上报院（系）教学办备案。护理教师按照实训课程表上课，实训室教学工作人员则应提前做好各项教学准备工作，如各种易耗品、材料的计划、使用和管理工作，以及随时解决在实训教学过程中出现的问题。课后，指导教师应如实做好实训课上课记录，工作人员应做好所用仪器设备的登记、保养、维修和计量工作。

4. 积极进行教学改革 实训课指导教师和实训室工作人员应不断更新教育教学理念，改革教学内容，完善实训项目，培养学生树立严谨的工作态度，提高观察问题、分析问题和解决问题的能力。

第四节 临床教学

临床教学作为护理教学的一种特殊的组织形式，是培养护理学专业学生分析问题和解决问题能力及护理操作技能的有效途径。临床教学对于培养护理学专业学生的核心能力具有重要的作用。通过临床教学，学生将课堂和实训室所学的专业理论和实践知识应用于解决患者健康问题的过程，锻炼了学生的专业实践能力，为今后走上护理工作岗位打下坚实的基础。

一、临床教学的概念

由于护理实践范围的扩大，现代临床教学的场所不仅包括医院，还包括家庭、学校、社区等各类医疗卫生预防保健康复机构。国外学者 Schweer 将临床教学（clinical teaching）界定为："学生把基础理论知识转变为提供以患者为中心的高质量护理所必需的不同的智力技能和精神运动技能的媒介。"临床护理教学是帮助护理学专业学生将课堂上所学到的护理学专业知识和技术运用到临床护理实践中，使之获得应有的专业技能、态度和行为的教学组织形式。

二、临床护理教学的目标

临床护理教学的目标包括知识认知、技能训练和态度形成三个领域。

（一）认知目标

认知目标包括关于具体事实、概念和信息知识的目标，以及关于如何将理论知识灵活运用于护理实践的目标两个方面。后者包括解决问题、评判性思维和临床决策等高层次认知技能。

1. 基本理论知识 学生在校期间学习的各学科的理论知识，为临床实践奠定了理论基础。通过临床教学，学生将这些知识运用于实践，在实践中验证并巩固这些知识。同时，学生还能接触到大量的护理新概念、新理论、新进展等。通过临床学习，学生可以不断巩固、充实、完善、更新自己的知识体系。

2. 高层次认知技能

（1）解决问题能力：临床学习活动给学生提供了很多有待解决的临床问题。获得解决这些临床问题的能力是临床教学的一个重要目标。学生刚接触临床时，缺乏有效解决这些问题的能力，为了达到该教学目标，临床教学活动应将学生置于真实问题情境中，并采用相应的教学方法进行教学。

（2）评判性思维能力：评判性思维是护理人员做出正确临床决策的重要能力。有效的临床教学活动为学生提供了在复杂的和不确定性的环境中观察、参与和评价护理活动效果的机会，从而不断发展学生在护理学专业领域的评判性思维能力。

（3）临床护理决策能力：在护理实践中护士经常要做出有关患者、护理人员及临床环境等的决策。在临床护理教学中，应促使学生真正参与到决策制订的过程中，以促使教学目标得以顺利实现。

（二）技能训练

护士除了应具备全面扎实的护理学专业理论知识之外，还应具备熟练的护理操作技能、护患沟通能力和组织管理能力。

1. 护理操作技能　主要包括基础护理操作技能和专科护理操作技能。学生在护理操作技能的学习时需要不断地练习和反馈，以便使操作更加准确和熟练，直到达到预期目标。有些护理操作，如静脉穿刺，学生必须在模型上经过反复训练，达到熟练之后方可实施于服务对象。因此，临床教学应为学生提供充分的实践机会并给予及时有效的反馈。

2. 护患沟通能力　学生在临床实习期间，需要面对各种人际关系，其中最主要的是护患关系。因此，在护理实践的整个过程都要培养学生的护患沟通能力，要提供机会让学生与患者沟通交流，学会建立起良好的人际关系。

3. 组织管理能力　在临床实践中，护士每天都要面对大量的临床护理工作任务，要将这些任务在一定的时间内按照优先顺序有条不紊地完成，需要具备一定的组织管理能力。因此，在临床护理教学中，必须注重培养学生的组织管理能力，以便使其在未来复杂的环境中能够有效顺利完成护理工作。

（三）态度形成

在校学习的过程中，学生已初步形成了关于护理学专业、护士角色等的理解和价值取向。进入临床实习阶段，学生有机会对此进行检验，并修正、巩固和发展更明确、更坚定的信念和更积极的专业价值观。临床教师应为学生提供护理学专业的角色榜样，以促使其形成正确的、积极的态度和价值观念。

三、临床护理教学环境

临床护理教学环境是指组成临床教学的场所、人员及其社会关系，是影响临床护理教学的各种因素，由自然环境和人文环境两部分组成。

（一）自然环境

临床教学的自然环境是指对学生的学习产生直接影响的各种自然因素，包括医疗机构的地理位置、医疗机构的性质和规模、医疗机构的物理环境等因素。

1. 医疗机构的地理位置　医院的地理位置，如医院所处的地区地段、交通情况、离学校与学生宿舍的距离、医院周围的环境、安全性等都是构成自然环境的因素，会对学生的学习产生一定的影响。

2. 医疗机构的性质和规模　根据性质不同，医院可分为综合性医院和专科性医院。医院的性质和规模也是临床学习环境中的重要组成部分，影响着学生学习对象的种类及数量。教师应根据教学目标及学生人数多少来选择适宜的实习基地。

3. 医疗机构的物理环境　包括医院的环境、设施和设备等。环境安静整洁、光线适宜、温湿度合适、无特殊气味等是学生学习的重要条件。医院的设施和设备先进齐全，可为学生提供更多的实践机会。

（二）人文环境

临床护理教学的人文环境包括临床护理人员、其他专业人员、辅助人员、护理服务对象、实习学生及由以上人员组成的人际关系、护理类型等。临床中各种人员的态度、言行等都能对学生产生直接或间接的影响，进而对临床教学效果起着重要的作用。

1. 临床护理人员　是临床实习环境中最主要的因素。临床护理人员包括临床护理教师和临床护士。临床护理人员与学生接触密切，可直接或间接地影响和改变学生的心理和行为，还可对学生的身心产生深远的影响。一名好的临床护理人员，其护理理念、专业价值观、沟通能力、护患关系、专业与教学水平、责任心对于临床学习环境起着重要的作用，直接影响着教学效果。因此，临床护理人员是影响临床学习环境的重要因素，其思想风貌、工作态度、专业水平、言谈举止等会对学生产生潜移默化的教化作用，其良好的职业素养将有利于学生的临床学习。临床护理教师应具备良好的教学意识，注重自身的榜样作用，多为学生提供学习机会。同时，临床护理教师还要认识到实习学生是初学者，应主动关心和帮助学生，充分调动其积极性和主动性，圆满完成护理临床教学任务。

2. 其他专业人员　如医生、营养师、理疗师、化验员等，其自身的实践能力、教学意识及对学生的态度等同样影响学生的学习。他们也应了解临床教学的意义，并认识到自身也是学生学习的一个重要资源，从而尽可能地为学生提供各种学习的机会。

3. 学生　是临床学习环境的重要组成部分。学生身心方面的准备是临床学习的重要因素。学生进入临床学习时一般都会产生紧张和焦虑情绪。因此，学生要做好充分心理准备，学校及实习机构也应采取有效措施帮助学生减轻紧张和焦虑。

4. 护理服务对象及服务场所　护理对象的特征，如病种、护理对象的性格特点、与医护人员的合作态度等可以对学生的临床学习产生很大影响。例如，在急诊和ICU实习的学生，在增加学生学习兴奋性的同时，也会使这些还没有足够信心来完成技术操作的学生感到有压力。

5. 护理工作方式　临床护理工作方式也会影响学生临床学习的效果。在实施功能制护理的病区，学生学会了如何完成任务，但失去了系统照顾患者的机会。在实行责任制护理的病区，学生可应用护理程序对患者进行护理，学习整体护理患者的方法，又可以发展其分析问题和解决问题的能力。同时，学生还获得了学习承担责任和做出决策的机会。

6. 教育机会及教育资源　同样会影响学生的学习。临床工作人员都应尽可能地为学生在临床实习中提供学习机会，可以制订学习计划如专题教学讨论、专家学术讲座；为学生提供教材、专业杂志、网上资源、病例记录等供学生阅读。教育资源包括物质资源和人力资源，物质资源指供学生进行学习和讨论的教室、会议室及各种多媒体等，人力资源指临床护理教师和临床护理人员。临床护理教师或护理人员是否充足将会直接影响学生获得指导和教育的质量。

四、临床护理教学的形式

护理临床教学主要有临床见习和临床实习两种形式。

（一）临床见习

临床见习（clinical observation）是指在讲授专业课程期间，为了使学生获得课堂理论与护理实践相结合的完整知识而进行的临床实践的一种教学形式。临床见习通常安排在附属医院或教学医院，一般是在学生理论课程学习后，由临床教师带领到医院有关科室，通过观察、提问、思考、讨论等教学活动，使理论与实践相结合，巩固并加深课堂学到的理论知识。

临床见习的基本环节分为以下几个。

1. 见习前的准备　护理学专业课的临床见习主要由院校各课程组根据教学大纲的要求进行统筹安排。由院校管理部门在课程实施前与教学医院护理管理部门、有关科室进行沟通，使其了解教学进程和见习内容与要求，给予积极有效的配合。临床见习前，任课教师应根据教学的需要提前到见习医院选择有代表性的患者和病例作为见习对象，并向患者做好解释工作，以取得理解和配合。同时要做好学生的组织工作，使其了解见习的目的、内容、方式、要求和注意事项。

2. 见习期间的组织　临床见习总体要求是以认识各种疾病与各种护理操作为主。在教师指导下，学生着重学习接触患者、询问病史、书写病历、学习查体的基本方法、识别各种正常或异常体征；学习观察病情变化要点和临床思维方法，实践基础护理工作，并有计划地安排观察和学习临床诊疗、护理技术操作。应根据学生人数分组见习，一般每组以6~8人为宜，每组配带教教师1名，可由院校护理学专业授课教师承担。

教师带学生进入病房学习，以示教、讲解、床边提问、查对和指导等方法为主，方法可根据实际情况交替应用。在临床见习初期，教师讲解和示教应多一些，后期则应以学生为主，教师提问和指导相应增加。

临床见习带教应以床边为主，切忌脱离患者而进行讲课。在床边，应以讨论式为宜，并逐渐增加学生直接接触患者的机会，才能使学生真正取得理论与实践相结合的教学效果，这是由护理学专业的实践特点所决定的。

（二）临床实习

临床实习（clinical practice），也称生产实习或毕业实习，是指在全部课堂教学完成后，集中时间对学生进行临床综合训练的一种教学组织形式。临床实习是护理教学过程中重要的教学阶段，是整个专业教学计划的重要组成部分，是完成和达到教学计划所规定培养目标的最后阶段。通过临床实习，可以安排学生直接到医院科室，在临床护理教师的指导下完成部分护理工作，巩固强化理论课所学的知识和技能，培养学生良好的职业道德和行为，是检验教学质量的重要手段之一。

组织临床实习的主要环节如下。

1. 明确临床实习目的　临床实习的主要目的是通过临床实习，使学生全面参加专业实践，将所学的理论知识和技能正确地运用于护理实践，从而巩固和加深医学基础理论知识，进一步获得和掌握常见病、多发病的临床表现和护理学专业各种技能，培养学生系统观察病情能力、科学思维能力、优良的工作作风和职业道德，为毕业后独立从事护理工作打下坚实的基础。

2. 联系、安排好实习场所，建设实习基地　学校一般应选择具有一定资质和带教能力的附属医院、教学医院或其他综合性医院作为自己的实习基地。

3. 制订实习计划和实习大纲　学校应根据课程计划编写出相应的实习大纲、实习手册，以及制订实习管理制度。在此基础上，院校教师应与实习基地的临床教师共同制订完整的、切实可行的实习计划。实习计划包括：实习目的与要求、起止时间、实习科目、轮转安排、实习内容、实习形式和方法、带教师资、实习考核和评定方式等。

4. 加强临床实习组织管理　指导和组织工作是完成临床实习任务的关键。每个实习基地都必须在基地负责人（一般是负责教学的副院长、医院教学管理部门负责人、护理部教学负责人）的领导下，组织成立该实习基地的实习工作领导小组。每个实习科室均应有1名专门负责实习带教的临床教师，执行和落实临床实习计划，制订出具体的实习安排，建立健全考评机制，保证实习计划的实施质量和实习任务的顺利完成。

学生进入临床实习后，院校教学管理部门应经常与实习基地保持联系，定期到各实习基地了解学生实习情况，及时与实习基地有关部门进行沟通，并积极协助解决学生在临床实习中存在的问题。

五、临床教学的方法

护理临床教学中常用的教学方法包括体验学习法、临床带教制、临床实习讨论会、临床查房、病室报告、病例讨论会、专题讲座及研讨会等。

（一）体验学习法

1. 概念　体验学习法（experiential learning），又称经验学习法或发现反思学习法，是指在设定教学目标的前提下，使学习者在真实或模拟真实的环境中，通过自己的经历或对事物的观察，通过反思和与他人分享的感悟中构建知识、技能和态度的一种教学方法。其最大的特点是通过学生自己来做、反思和讨论而进行学习，而不是听别人讲述或自己阅读来学习相关知识。

2. 过程 根据美国社会心理学家和教育家戴维·库伯（David A.Kolb）的体验学习理论，体验学习的过程首先是将学生分组，学生要亲身经历某方面的护理实践而产生体验或感受，随后通过与小组同学交流，对体验或感受进行分析、思考和评价，明确自己学到了什么和发现了什么；学生再将观察到和反思的结果进一步抽象，形成一般性的结论，如这次体验对将来的护理实践所产生的意义，或是对所发现的现象和问题进行解释；最后，学生要将这次获得的经验和发现的结论应用到其他新的情境中。由此可见，体验学习既包括经历事件，也包括反思的过程。

3. 形式

（1）体验学习日记：是鼓励学生进行反思的一种行之有效的方法。学生在日记中除了记录自己所经历的具体事件外，还要描述自己对事件的认识和看法。

（2）反思性小组讨论会：实习结束时，组织学生进行反思性小组讨论。在讨论中，学生既可以反思自己的临床经历，还可以讨论其他同学的经历，分享其他人的感受，从而扩展自己的体验。

（3）实地参观学习：参观医院、敬老院及进行社区实践，如家庭访视。带学生进行访视前，应向学生解释访视的目的、内容和有关要求。访视结束后，安排时间让学生向其他教师及同学进行汇报，从而促进学生反思。

（4）应用课题：包括个案研究和小型科研两种形式。个案研究是让学生对一个临床案例进行较为深入的研究，促使学生综合地运用所学知识。小型科研是学生在教师的指导下，选择临床中的小问题，进行科研程序的训练，不仅可以锻炼学生的科研能力，同时还能促使学生对某些问题进行深入的思考。

（二）临床带教制

1. 概念 带教制（preceptorial model）是指一名学生在一定的时间内固定地跟随一位护理人员实习的形式。在这种教学模式中，带教教师对学生提供个体化的指导，规范其职业素养和服务理念，使其逐步形成专业价值观，并促进其习得护理学专业角色。

2. 方法 在带教制中，学生全程跟随带教教师一起工作。学生可进行全面观察并学习带教教师从事临床护理工作的内容和方式，包括各项护理操作、对患者的整个护理过程、对患者的态度、与各类人员的沟通等。同时，学生可将观察过程中产生的问题向教师进行提问而获得答案。除了观察学习以外，带教教师应按照实习计划，根据学生的具体情况，安排其实际动手操作的机会，并及时反馈。除专业带教外，带教教师还要关心学生的思想和生活等方面的情况，与学生建立良好的师生关系。

3. 注意事项

（1）严格选拔带教教师：带教教师应具有等于或高于带教学生层次的学历，具有明确而清晰的教学意识，具有丰富的临床护理实践经验和熟练的护理操作技能，具有良好的协调和沟通能力，具有一定的临床教学经验和教学技能，具有成熟的专业角色行为和良好的心理品质，要尊重并爱护学生。

（2）院校与实习单位应密切配合：在实习前，护理院校应将实习大纲和具体的要求发给实习主管部门、带教教师及学生，使其明确教学任务和教学目的等。学校教师要定期召开教师和学生座谈会，征求学生和带教教师的意见，了解带教过程中存在的问题，讨论解决问题的方法，及时发现并解决问题。临床带教教师也应将学生实习的情况，特别是在实习中存在的问题及时向学校进行反馈。

（三）临床实习讨论会

临床实习讨论会（clinical discussion and conference）是一种重要的临床教学活动，是指通过讨论的形式，帮助学生加深对理论知识和评判性思维的发展，同时提高学生的口头表达能力，加强其团队合作精神。

1. 形式 根据讨论内容的不同，临床实习讨论会的形式包括实习前讨论会、实习后讨论会、专题讨论会和重要事件讨论会等多种形式。

（1）实习前讨论会：是在临床活动开始前进行的讨论。讨论会由临床教师主导，教师提前为学生选好病例，要求学生预习相关知识，学生在讨论中可以提出有关其临床实习活动中的具体问题，明确该患者存在的护理问题，并分享自己所关心的事项。实习前讨论会有助于学生识别患者的健康问题，制订护理计划，为临床学习活动做准备。教师的职责是评估学生是否已具备完成实习活动所必需的知识和能力，必要时应给予指导和建议。实习前讨论会可以采用一对一的形式，或一个教师对若干名学生的形式。讨论时间因人数多少而异，不宜太长。实习前讨论会控制在半小时左右为宜。

（2）实习后讨论会：是在每次实习活动结束后进行的讨论。实习后讨论会为每位学生提供了分析其工作经历的机会。每位学生要介绍自己当天对患者所采取的护理措施、措施是否有效、措施与护理目标和理论的相关性、实习中遇到的问题及如何处理、自己的感受及意见等。此外，学生可以将自己护理患者方面的疑惑向教师或小组成员提出。小组成员既可以提出自己的观点，也可以向同学提问，请求其给予进一步解释，小组成员在讨论会中彼此分享在实习中的经验和情感经历。教师的作用是引导学生积极发言，鼓励学生思考和讨论所提出的问题，必要时澄清相关问题，对讨论进行讲评和总结。讨论的时间按照参加讨论人数的多少而定。实习后讨论会控制在1小时左右为宜。

（3）专题讨论会：是小组就某些专题进行讨论。专题的范围很广，题目可由教师指定或学生提出。

（4）重要事件讨论会：是就小组同学在实习中遇到的重要事件进行讨论。讨论时，教师或学生首先对该事件以书面或口头的方式向全组成员进行介绍，然后展开讨论，学生可以详细询问有关事件的细节以得到充分的资料来发现问题，并提出不同的解决方法，并向小组介绍自己的方法，或者学生以小组工作的形式来共同决定解决问题的方案；讨论结束时，由教师总结实际发生的情况，并指出学生在讨论中可能存在的缺陷，给予补充和指正。重要事件讨论会可根据实际情况随机进行，时间控制在1小时左右为宜。

2. 临床讨论会的实施指导

（1）讨论准备：临床教师要负责讨论的各项准备工作。讨论可在实习机构的小教室，为便于讨论，座位安排可设置为圆形、半圆形或"U"形。室内应配有黑板或白板、投影仪等教学工具，供教师和学生使用。讨论时可先将实习学生分成小组进行讨论。教师就讨论本身的准备，应考虑如下问题：确立讨论所要达到的目标；计划讨论的时间；设计讨论中的问题，并按顺序排列这些问题，如有必要，可提前将问题告知学生，需要学生准备的讨论，如对复杂案例的分析，可在讨论前将案例资料提供给学生，便于学生阅读案例和查阅相关文献；设计讨论进行的过程。

（2）讨论进行：在讨论进行的过程中，教师要善于合理运用技巧对学生进行提问。可以请不同学生来回答同一个问题，鼓励学生敢于阐述自己的观点，提出对问题的不同看法或尽可能多的解决方案。在学生回答问题有困难时，教师应该进一步陈述问题，或为学生提供一些暗示。教师应对学生的回答及时给予重述、反馈。尽量不要打断学生的陈述，即使发现学生的回答有错误，也要等学生陈述完之后再发表自己的意见。教师在评价时应评价学生的答案，而不要评价学生。在讨论中，教师要鼓励学生之间相互作用，活跃讨论气氛，以达到促进高层次认知技能发展的目标。

（3）讨论结束：讨论结束时，教师应安排所有学生再集中在一起分享彼此的讨论结果。教师应对本次讨论进行总结，并指出讨论对临床学习的意义。

（四）临床查房

临床查房（clinical ward round）包括医疗查房和护理查房。学生在临床实习期间，可以通过参加医疗查房和护理查房学到更多的知识。

1. 医疗查房　是医生每天进行的常规工作，以便于明确对患者的病情、检查、诊断、治疗效果等问题。临床护理教师应安排学生参加自己所负责患者的医疗查房，使学生能够充分了解患者的整体情况，便于护理计划的制订和实施。

2. 护理查房 是对患者在床边进行观察、交谈、查体以了解患者的情况，通过对患者病史和相关资料的回顾，讨论护理方案及其效果，并在此基础上调整和优化护理方案。护理查房是一种常规的、有效的护理工作方式。在临床教学中，运用护理查房可以有效促进学生护理患者综合能力的发展。

护理查房在患者床边进行，可由护士长或资深护士主持，也可由学生主持。开始查房时，主持者应将查房的对象患者的基本情况向其他人进行介绍，并向患者解释以取得患者的合作。介绍的内容应包括患者的背景资料，患者的生理、心理、社会等方面的评估结果和相关的护理诊断、护理措施及护理效果。护理查房过程中，可以与患者交谈，对患者进行体检，或示范有关护理操作。期间可以相互提出问题，不能解决的可以请教带教教师。在查房过程中，教师主要起主导作用，引导学生主动思考，澄清护理查房中不清晰的观点，协助学生使查房围绕预定的目标进行，控制护理查房的节奏。教师也可以就关键问题对学生进行提问或强调。对于某些敏感的问题，应在床边查房结束后到其他地方进行讨论。学生可以相互分享自己护理同类患者的经验。

通过护理查房，学生可以获得很多锻炼的机会。学生可以识别患者的问题，评价护理措施的效果，对患者的护理产生了新的体会。另外，学生还能评判性地思考自己及同伴对患者所提供的护理，与一同查房的教师、同学交流有关护理患者及护理实践改革的看法，并与同伴分享临床知识。

（五）病室报告

病室报告（ward reporting）是指在每天固定的时间里，所有的护理人员在一起，报告每个患者的情况，并对护理工作进行讨论。当实行责任制护理时，每个护士都要报告自己所负责的患者的情况，护士长和其他护士就患者病情、护理措施等特殊方面提出疑问，大家共同讨论。学生参加病室报告会，可以学到更多的护理患者的有关知识。

（六）病例讨论会

病例讨论会（case discussion）是对病室内的典型病例、疑难病例、死亡病例进行分析和研究，并总结护理工作上的得失之处。通常由一位护士介绍案例，包括患者的病情、所采取的治疗计划、护理计划、实施情况及效果等，所有的护理人员一起讨论，学生也可以进行报告、参与讨论。通过病例讨论会，可以提高学生在公众场合表现自我和语言表达的能力。

（七）专题讲座及研讨会

在临床教学中，可以采用专题讲座及研讨会（subject lecture or workshop）的方式，拓宽学生的知识面，促进学生进一步了解临床护理的新进展。专题讲座是邀请某专业领域专家就临床护理的新发展、新理论、新方法和新技术等进行报告，以期拓宽学生的知识面。研讨会是由专家与学生共同针对某一个专题进行讨论，参与者积极阐述自己的观点，进而加深对该问题的认识。这些新颖的知识可以引起学生的兴趣，激发学生对专业的热爱和思考，为以后的工作或学习提供参考。教师应做好专题讲座和研讨会的组织工作，需要提前制订详细计划，与报告人取得联系，选择适当的时间和地点，鼓励学生积极参与，最后进行全面总结。

六、临床教学中的伦理与法律问题

护理临床教学是在一个真实而复杂的社会情境中进行的。临床教师、学生、医护人员及患者等均有其角色的权利和职责，他们之间有时相互依赖，有时又相互矛盾，并有可能出现伦理、法律方面的问题。因此，护理教师和学生应了解护理临床教学中的伦理和法律问题，注意预防并妥善处理，以保证护理临床教学的安全和质量。

（一）临床教学中的伦理问题

在临床教学中所涉及的伦理问题主要有以下几个方面。

1. 学习者在服务场所中的问题 医疗卫生机构既是为患者提供健康服务的场所,同时也是学生实习的基地。大部分教学活动都是发生在有服务对象存在的场所。这些场所不仅包括医疗机构,如医院、康复中心等,也包括在家庭、社区及学校等场所。护理人员的责任是为患者提供护理服务,而实习学生是以学习者的身份存在于此。在护理服务机构中,患者期望得到高质量的服务,而对提供机会给学生学习则被放在次要的位置。这里涉及的伦理准则是"有益性"原则,即护士具有帮助患者的职责,达到有益的结果,或至少不对患者造成伤害。当实习学生在医疗服务场所的主要目的是学习时,这项准则就有可能被违反。

另外,作为带教教师的护士需要花费很多的时间和精力来指导学生,这些教学活动将占去她们对患者直接进行护理的时间和精力,在一定程度上影响其护理工作的顺利进行。但由于专业的特点,为了达到教学目标,学生必须在真实的临床环境中实践。因此,教师在计划教学活动时,必须充分考虑学生、患者、工作人员的权利和需求。临床教师有责任使相关人员都清楚了解学习目标并保证学习活动不会影响护理质量。应让患者了解实习生存在的情况,以决定是否参与临床教学活动。临床教师应保证学生在实习时做好充分准备,并保证自己在现场进行观察指导。

2. 师生关系

(1)对人的尊重:在护理临床教学中,师生双方对建立和维持相互信任和尊重的关系都应负有责任,临床教师应该首先对学生信任和尊重,主动建立这种关系,展示教师对尊重人的尊严、自主性等伦理准则的承诺。临床护理教师应有意识地指导学生确立尊重患者的伦理价值观,并使自己的行为始终符合护理伦理准则。

(2)公平与公正:临床护理教师应尽力为实习学生提供相同的学习机会,并用同一标准对学生进行评价。教师与学生的关系应该是协作性的,而不能过分地私人化和社交化。

(3)合格的教学:临床教师应具备丰富的知识和熟练的技能,此外还必须能够称职地促进和帮助学生临床学习,包括设计学习活动、帮助学生将理论与实践相结合、与学生有效沟通、提问并回答学生的问题、培养学生的独立性、评价学生的表现等。

3. 不诚实行为 学生在实习期间的不诚实行为可能体现在以下几个方面,如违反实习医院的规章制度、为自己实习迟到或私自离开实习场所等行为编造借口、隐瞒实习中出现的差错、不向教师如实报告等。临床教师应严肃对待学生的各种不诚实行为,因为这些行为首先可能会威胁到患者的安全,其次还会影响临床教师对实习学生的信任,甚至会影响学校和临床教学单位的声誉。护理临床教师可以采取多种方法来控制不诚实行为。首先教师应成为学生诚信的榜样,同时,每个院校和实习基地都应制订相关规定,反复向学生强调,并以此为准绳,公正处理违反条例的事件。

(二)临床教学中的法律问题

临床带教教师应具有较强的法律意识,并教育学生应明确自己的合法身份,了解临床教师、学生和患者的基本权利和义务及在实际工作中与法律有关的潜在性问题,并积极采取相应的防范措施。

1. 学生的法律身份及法律责任 《中华人民共和国护士管理条例》规定:在教学、综合医院进行护理临床实习的人员应当在护士指导下开展有关工作。这里明确指出学生的法律身份,即在带教教师的指导下严格按照操作规程认真执行。

2. 带教教师的基本职责 带教教师应保持对学生适当的指导和监督。指导和监督的程度取决于带教教师对学生能力和水平的了解情况。监督不够,易导致发生差错事故的机会增加;过分监督会增加学生的学习压力,不利于临床教学的有效开展。

3. 学生的权利 学生在临床实习中的权利表现在知悉对实习的安排和规章制度、拥有良好的学习环境、有合格的带教教师、有权知晓评价结果等方面。

4. 患者的基本权利 护理教师和学生应了解患者的基本权利,如患者的知情同意权、患者的隐私权等,以避免在提供护理服务时侵犯患者的权利,而引发一些不必要的医疗纠纷。

5. 潜在性法律问题　每个实习学生不仅应了解国家有关医疗护理法律的条文，而且应当明确自己在实习工作中与法律有关的潜在性问题，如实习学生不具有独立执行医嘱、独立书写护理记录的权利，在教师指导下书写的护理记录必须要有教师签名等。

6. 实习生发生护理差错事故的预防及处理　实习学生发生差错的主要原因包括安全意识差、未严格执行三查七对、理论知识不扎实、经验不足、带教教师责任心不强等。因此，应对带教教师和实习学生分别进行相关法律法规教育。带教教师应了解学生的学习能力、学习水平和个性特点等，采取适当的带教措施以预防差错事故的发生，并对实习学生引起的差错给予严肃处理。

（李　强）

思　考　题

1. 课堂教学的基本程序包括哪些？各个环节的主要工作内容有哪些？
2. 要上好一堂课，一般应符合哪些要求？
3. 比较临床见习和临床实习的异同点。
4. 比较临床教学各种方法，讨论各自运用的目的、方法和注意问题。
5. 怎样使自己的临床学习行为符合法律和伦理原则。

第八章　护理教学的方法与媒体

【学习目标】

识记

1. 能正确说出常用护理教学方法的分类、基本要求。
2. 能正确叙述教学媒体的基本类型、功能及使用要求。
3. 描述信息化教学资源的主要特点。
4. 列举信息化教学模式的优点。
5. 说出常用的信息化教学环境及其特点。

理解

1. 能用自己的语言正确解释下列概念：教学方法、案例教学法、情境教学法、以问题为基础的教学法、自学指导法教学媒体、计算机辅助教学、信息化教学、信息化教学资源、信息化教学设计、信息化教学环境。
2. 比较常用护理教学方法，并能够正确说明各种护理教学方法的作用与特点。
3. 归纳信息化教学设计的步骤和方法。
4. 联系实际简述教师信息化教学能力的构成。

运用

1. 能应用所学知识，判断一节课中所应用的教学方法与教学媒体，并分析其使用效果。
2. 能正确选择并应用常用的护理教学方法与媒体进行一次模拟教学。
3. 结合所学知识，设计一份护理信息化教学教案。

案例 8-1

教 学 有 法

黄老师是"急危重症护理学"课程的任课教师，在心肺复苏的教学过程中，进行了如下的教学设计：①学生观看急救车出诊与急诊室布局的视频；②设计临床急救病例（一位 55 岁男性住院患者，被发现在病房内不省人事，你是第一个到达现场的医务人员，你将如何处置？），让学生尝试推想"患者发生了什么？怎样评估并进行分析判断"；③进行单人徒手心肺复苏术的演示与讲解，学生短暂练习后，让个别同学进行回示教；④在教师的引导下，讨论"当其他医护人员带来了急救药品与设备，应进一步采取哪些措施及院内与院外急救的不同"；⑤课后就本节课教学内容在网络教学平台进行辅导答疑、作业的布置与评阅。

问题：
1. 黄老师使用了哪些教学方法与媒体？各有什么样的特点？
2. 如果你是这节课的任课教师，对教学方法与媒体会进行怎样的选择与应用？

教学方法和教学媒体是教学过程中不可或缺的组成部分，教师必须借助一定的教学方法和教学媒体才能实现教学目标，教学方法和教学媒体在护理教学过程中具有十分重要的意义。随着现代教育研究与教育实践的不断深入发展，为护理教师提供的教学方法与媒体是极其丰富的。在护理教学前，应根据不同的教学需求、教学内容和学生特点，进行教学方法设计，选择最适用、有效的教学媒体，以达到最佳教学效果。

第一节 护理教学方法

一、教学方法概述

教学方法（method of instruction）是教师和学生为完成一定的教学任务、实现一定教学目标在共同活动中所采取的教学方式、途径和手段的总称。两千多年前，《孟子集注》中就有"……事必有法，然后可成，师舍是则无以教，弟子舍是则无以学"的论述，指出教学是师生的双边活动。教学方法应包括教师"教"的方法和学生"学"的方法两个方面。由于教师在教学活动中起主导作用，学生是学习的主体，教学方法必然影响到学习方法，学习方法也影响着教学方法效能的发挥。

无论是在教学理论还是教学实践中，教学方法都占有十分重要的地位，它既是教学得以开展的基本条件，也是实现教育目标的基本途径。要有效提高教学质量，必须认真学习和研究教学方法的概念、分类、选择依据和发展趋势，进而掌握并灵活运用教学方法。

教学方法具有一定的历史制约性。教学方法在不同的时代具有不同的内容与方法品性，总是受一定的社会经济与物质条件、学科知识及教学对象所制约。封建社会是为统治阶级培养臣仆，教学内容是四书五经，教学方法是教读背诵、呆板死记。在如今信息化快速发展与知识经济的时代，教育的目的是培养各级各类不同专业发展需求的人才以满足社会需要，并促进受教育者身心发展，教学方法也相应地更为多样化，计算机与多媒体技术普遍运用到各级各类的学校教学中。这与以前封建社会时代的教学方法是不可同日而语的。

教学方法也具有一定的历史传承性。从古至今，从中国到外国，各个社会所创造的一些优秀教学方法，至今仍被人们所沿用。如古希腊苏格拉底所倡导的谈话提问、辩驳、引申、得出结论的教学方法；我国古代孔子所提出的启发、举一反三、因势利导、正反诘问、温故知新等教学方法至今都是现代教学方法的重要组成部分。

教学方法既有历史的继承性，又具有时代的特征，教学方法的恰当选择与发挥，是教师创造性与教育艺术性表现的主要形式。护理学是一门实践性、应用性的科学，护理教师应该根据学科特点、具体内容、具体场景等灵活变通地运用教学方法。为促进护理学科的发展，更需要护理教师在实践中不断完善并探索新的教学方法，灵活而创造性地运用教学方法是保证护理教学长期有效的重要条件。

> **知识拓展**
>
> **教 学 策 略**
>
> 教学策略是在特定的教学任务中，为了提高教学效果，在一定的教学理论、教育观念和教育思想指导下，根据教学条件的特点，对教学任务的诸要素进行系统的谋划，以及根据谋划在执行过程中所采用的具体措施，包括教学内容、方法、手段和组织形式等。
>
> 教学策略的基本类型包括以教学组织形式为中心的形式型教学策略、以方法因素为中心的方法型教学策略、以师生活动方式为中心的方式型教学策略。

二、护理教学方法的分类

教学方法有很多分类法，其中最常用的是以学生认知活动的特点为依据，将护理教学中常用的教学方法分为以下几类。

（一）以语言传递信息为主的教学方法

以语言传递信息为主的教学方法主要是通过教师和学生口头语言、书面语言或学生独立阅读书面语言完成教学内容的教学方法。这类方法是教师用语言系统地、有组织地向学生传递教学内容。

这类教学方法的教学效果取决于教师口头表达能力和学生阅读理解书面语言的能力。以语言传递信息为主的教学方法包括讲授法、谈话法、讨论法等，其中讲授法是教学中最常用的方法之一。

（二）以直接感知为主的教学方法

以直接感知为主的教学方法指教师通过对实物、教具等教学媒介或身体行为的演示、组织参观等使学生学习知识，形成正确认识的一类教学方法。这类方法能够帮助学生形象、具体、真实地感知学习内容，促进知识和技能的转化。以直接知觉为主的教学方法主要包括演示法、观察法、参观法等。

（三）以实际训练为主的教学方法

以实际训练为主的教学方法是以形成技能、行为习惯和发展学生实际运用知识的能力为主的一类教学方法。这类方法主要是通过各种实际活动形成和提高学生的综合能力，强调手脑并用。以实际训练为主的教学方法主要包括实验法、练习法和实习作业法等。

（四）以陶冶为主的教学方法

以陶冶为主的教学方法是指教师根据教学要求，有计划地将学生引入类似真实的活动情境中，利用其中的教育因素综合地对学生施加影响的一类教学方法。特点是使学生在不知不觉中受到教育，在护理教学中有着独特的适用性和意义。主要包括角色扮演法、情境教学法、欣赏法等。

以陶冶为主的教学方法不是教师直接对学生提出要求或进行具体的指导，而是寓教学内容于各种具体的、生动形象的、类似真实的活动之中，创设情感意境，唤起学生的想象，加强他们对事物的认识和情感上的体验。这种方法若同语言传递、实际训练类方法有机结合，对学生的情感、意志、价值观、道德观、个性、人格等方面均会产生潜移默化的影响。

三、护理教学的基本方法

（一）讲授法

讲授法（lecture method）又称"口述教学法"，是指教师运用简明、生动的口头语言系统地向学生传授知识、进行教育教学的方法。它是通过叙述、描绘、解释、推论来传递信息，传授知识，阐明概念，论证定律和公式，引导学生分析和认识问题。因为通过讲授法可以在短时间内向学生传递较多的知识，所以一直以来，讲授法是护理教学的一种最基本的方法，常和其他教学方法配合使用。

讲授法可分为讲述、讲解、讲读、讲演四种。讲述是指教师用生动形象的语言，对教学内容进行系统地叙述或描述，从而让学生理解和掌握知识的讲授方式。一般用于教师向学生叙述事实材料或描绘所讲对象；讲解是指教师对教材内容进行解释、说明、阐述、论证的讲授方式，通过解释概念含义、说明事理背景、阐述知识本质、论证逻辑关系，达到使学生理解和掌握知识的目的；讲读是在教师指导下教师边讲、学生边读书的一种形式。讲演是讲授的最高形式，它要求教师不仅要系统而全面地描述事实、解释道理，而且还要通过深入地分析比较、综合概括、推理判断、归纳演绎等抽象思维手段，做出科学的结论，让学生理解和掌握理论知识，形成正确的立场、观点和方法。它比讲述、讲解、讲读所涉及的问题更深广，所需时间更长。在课堂教学中，这四种方法常常结合在一起运用。

1. 讲授法的作用和特点

（1）教师可充分发挥主导作用，系统、连贯地向学生进行知识的传授。

（2）传递信息量大，使学生能在较短的时间内获得较多的知识。

（3）一个教师可以同时和多个学生交流互动，传授的效率高。

（4）教师深入浅出的分析、论证，生动形象的描述及合理设疑、解疑，有利于学生理解并建立自己的知识结构，促进学生智力的发展。

（5）可将护理学专业思想教育、素质教育和富有说服力的讲授有机结合，对学生具有深刻的感染力量。

讲授法是护理教育教学中应用最广泛的方法，优点是能够使学生在较短时间内获得大量系统的科学知识，但它也存在着明显的局限性：①单向式的传授知识，不能充分发挥学生学习的主观能动性，容易形成被动的学习习惯；②讲授面对很多学生，只能考虑大多数人的特点，难以因材施教；③教师个人素质对讲授效果影响较大，提供结论性知识多，不利于培养学生的自学能力。

2. 运用的基本要求

（1）讲授应有目的性：课程目标能帮助教师从整体上把握一节课的教学，既为课堂上每一阶段的教学提供了依据，也为教学评价明确了标准。因此，教师的讲授应在课程目标指导下，重点突出，主次分明，条理清楚，根据教材的具体内容有重点、有目的地进行讲解，深入浅出的分析论证。不着边际、即兴而谈的讲授，常使学生难以把握学习重点，不利于教学目标的实现。

（2）讲授应有科学性：科学性是对教师讲课的基本要求，教学内容应严谨系统，要注意其科学性、时代性，应以确凿的材料为依据，确保传授给学生信息中的每个概念、原理、定律，在观点和方法上的正确性。教师的专业理论和实践水平是讲授科学性的根本保证。

（3）讲授应提高艺术性：讲授时教师要做到精神振奋、情绪饱满，语言要力求准确、清晰、简练、生动，条理清楚。既要有科学性和逻辑性，又要通俗易懂、生动形象、富有感染力。要将书面语言变成口头语言，注意讲授的语速和情感，语调的抑扬顿挫、语速的缓急、语音的高低、语气的强弱都应适应学生的心理节奏。要善于运用板书，并配合必要的教具演示等，从而引起学生积极的学习情绪。同时，教师的表情、眼神、动作等非语言行为，更能帮助教师表达难以用语言表达的感情和态度，加强语言的感染力。

（4）讲授要理论联系实际：在教学过程，教师应以学习基础知识为主导，注意说明理论在实践中的具体运用，将工作生活中实际的场景与基础知识、基础理论有机融合，引导学生从理论与实际的联系上去理解知识，注意运用知识分析和解决问题，学懂会用、学以致用，促进理论向实践对接。重视教学实践，把握好知识教学与技能训练的关系，如练习、实验、参观、实习及社会实践等。

（5）讲授应有启发性：教学的任务除了传授知识外，更重要的是发展学生的智力。在讲授的过程中应避免照本宣科，要善于设问解疑，善于诱导，在教师"举一"的前提下，促进学生"反三"。通过设置问题情境诱发学生的求知欲，引导学生追根究底。启发学生积极的思维活动；讲授要含蓄，不能一语道破"天机"，要注意吸引学生注意力，说到学生的心坎上，如学生最渴望解决的问题、在生活、学习、实践中最感兴趣的问题，促进学生积极思考，使学生的思维活动和讲授内容交融在一起。

（6）讲授要有逻辑性：教师应深刻认识科学知识严密的结构体系，在传授科学知识过程中，应根据学生认识活动的规律和特点，循序渐进地进行。教师的讲授应有一定的逻辑性，做到条理清楚、层次分明、重点突出、突破难点，并体现各知识间的内在逻辑联系，使学生习得的知识是一个较完整的体系。

3. 运用讲授法的注意事项

（1）教师应事先做好准备，理清讲课的思路。

（2）教师应提前做好教学设计，包括教学内容、板书、多媒体课件等方面的设计。

（3）教师要充分了解学生，特别是学生的知识背景和兴趣，以便于选择最佳的案例和方式来进行教学。

（4）教师的教学语言应富于变化，言简意赅，通俗易懂，生动形象，从而吸引学生的注意力，保持学生的学习兴趣。

（二）谈话法

谈话法（conversation method），又称问答法、提问法或共同解决型教学方法，以古希腊的苏格拉底和我国的孔子的教学为代表。该方法是教师按一定的教学要求，在学生已有的知识和经验的基础上，提出问题来引导学生回答，通过师生的问答形式引导学生获取或巩固知识的方法。

谈话法是最古老的教学方法之一。中国古代教育家孔子经常使用富有启发性的谈话法进行教学。他主张教学要"循循善诱"，运用"叩其两端"的追问的方法，从事物的正反两个方面去寻求知识。古希腊哲学家苏格拉底也善于运用谈话法（即产婆术）。他并不直接传授知识和经验，而是提出问题，激发学生本人寻求正确的答案，这种方法被后世称为苏格拉底法。

谈话法分为启发谈话和复习谈话两种，启发谈话是通过向学生提出未思考过的问题来引导他们深入思考和探索新知；复习谈话则是根据学生已学过的知识提出一系列的问题，以此帮助巩固和深化，形成知识系统。

1. 谈话法的作用和特点

（1）谈话法是语言传递方法体系中的一种重要形式，它能激发学生的思维活动，调动学生学习的积极性，使学生通过独立思考获取知识，发挥学生独立思考和运用旧知识解决新问题的能力，对于培养学生的语言表达能力和逻辑思维能力有很大的作用。

（2）谈话法属于探究性的学习方法，是使学生变被动学习为主动学习的方法。教师可以从谈话法中了解学生对知识的掌握情况和理解程度，及时获得学生学习效果的反馈。通过教师提问的思路，使学生了解知识的来龙去脉，学习到探究问题的一般思路和方法。

（3）谈话法可用于护理学科的各门课程教学，也适用于临床参观、见习和实习等现场教学实践，可以使学生保持注意力和兴趣，了解和模仿教师临床思维逻辑，培养分析和解决问题的能力。

谈话法的缺点是耗时较多，教师提问不科学或不富有启发性，易使谈话流于形式，不能起到促进或引导学生思考的作用。

2. 运用的基本要求

（1）运用谈话法时，要求学生对教师提出的问题已具有一定的知识基础，并具有某些实际的生活经验或表象；或者学生对教师提出的问题虽无一定的知识基础和必要的生活经验，但能够用观察、实验、直观教具、逻辑推理或者用已知的现象做对比。

（2）谈话前要做好充分的准备：谈话法是一种以问题引导学生获取知识的教学方法，问题的设计是运用该法的关键。教师应熟练掌握教材内容，以教学目标为指引，精心设计问题，写出谈话提纲。教师的提问要有明确的要求，问题要适合学生程度，有启发性和逻辑性。问题的表述方式应通俗易懂，含义明确，便于理解。提出的问题要有一定的逻辑联系，提问的对象要普遍。提纲与问题还应考虑到学生的知识水平和心智发展水平，难易恰当。

（3）谈话中要组织好谈话过程：谈话时，要围绕谈话题目、线索和关键问题进行；提问应面向全体学生，学生也可以向教师质疑；对不同性质、不同程度的问题，要适当地让不同程度的学生回答，使不同学习层次的学生皆能参加到谈话中来。谈话的节奏应适当，应根据问题的多少、难易和提问对象的学习层次来掌握时间。教师要创造谈话的民主气氛，态度应和蔼真诚，要注意听取学生的回答，鼓励学生大胆谈论自己的观点和认识，无论学生回答正确与否，教师都要有明朗的态度。对回答问题好的学生予以鼓励，对回答不全或有错误的学生也不能随意指责批评，以免挫伤其参与谈话的积极性。

（4）做好谈话后的总结：小结包括概括问题的正确答案，澄清谈话中的模糊观点。对学术界有不同答案的问题，应适当介绍，并指出谈话过程中的优缺点。

3. 运用谈话法的注意事项

（1）在上课前，教师根据教学内容和学生已有经验知识做好谈话的问题，并做好提问的顺序安排，以及设计好如何从一个问题过渡到另一个问题。

（2）问题要明确、富有挑战性和启发性，以引起学生的思维兴趣。

（3）教师要善于启发引导，问题难度也要因人而异，特别是要引导他们利用已有的知识经验对新问题进行分析和思考。

（三）讨论法

讨论法（discussion method）也称为问题性教学，包括以教师为中心的讨论方式和以学生为中心的讨论方式。讨论法是学生在教师组织与指导下，以小组或全班为单位，围绕某个题目，各抒己见，相互启发，通过讨论或辩论活动，获得知识或巩固知识的一种教学方法。

讨论法是由学生独立参与探究的学习活动，使课堂教学成为师生多向信息传递、获得创造性认识的过程。它强调围绕某一主题，学生间或教师和学生间进行争论、磋商，各抒己见，从而提高认识或弄清问题。既可用于阶段复习巩固原有知识，也可用于学习新知识，尤其是有探讨性、争议性的问题。

1. 讨论法的作用特点

（1）其基本特点是将教师指导、学生个人独立钻研、集体学习与交流三者结合在一起，以培养学生对知识的运用能力和临床思维能力，达到交流思想和学习知识的目的。

（2）讨论法体现了现代学习方式的主动性、独立性、体验性、问题性等特征，能有效提高课堂教学质量。讨论法以学生活动为主，可培养学生学习的独立性。由于讨论问题无现成答案可循，学生在准备讨论题时必须独立思考，自学教材并查阅参考资料，并进行分析、归纳和表达，学生从被动地回答问题发展为主动提出问题，有利于提高学生独立思考与获得知识的能力。在讨论的过程中集思广益，共同切磋学术，利用群体的智慧共同研究问题，有助于师生思想的交流。讨论法对于发展人际交往技能，培养学生的思维能力和语言表达能力，以及运用理论知识解决实际问题的能力均有良好的作用。

（3）讨论法是在学生初步掌握知识的基础上，扩大和加深所学的理论知识，要求学生具有一定的知识储备、理解能力和独立思考能力。

讨论法的优点在于可以培养合作精神，激发学生的学习兴趣，提高学生学习的独立性。但讨论法也存在耗时较多，组织不当也许会偏离教学目标；低能力学生易处于被动地位；有学生浑水摸鱼现象发生等缺陷。

2. 运用的基本要求

（1）讨论前做好准备：教师要明确讨论的问题和讨论的具体要求，讨论题不但要切合教学内容、教学要求和学生实际水平，还要具有讨论的价值和吸引力。为保证讨论的顺利进行，教师应提前拟订讨论的提纲，提供相应的材料，指导学生收集、阅读有关资料或进行调查研究，进行必要的准备和独立思考。讨论前应考虑讨论小组的规模，一般以5~6人为宜。

（2）讨论中做好组织引导：每个讨论组应选定一个组长组织讨论，要使人人积极参与，让讨论小组处于一种有组织的状态。教师在讨论中要扮演好组织协调者的角色，可采取蹲点和巡视相结合的方式，既要深入参与讨论，认真听取和及时分析学生的发言，还要启发引导学生围绕中心自由发表意见，联系实际进行讨论。应全面了解，掌握各组讨论情况，鼓励学生积极发言，开展有理有据的争论，把讨论不断引向深入。讨论中应注意让每个学生都有发言机会，对发言过多或过少者，事先应制订相应的讨论规则进行管理。

（3）讨论结束时做好小结：讨论完毕，每组可选出代表将本组讨论情况和讨论的意见向全班汇报，教师最后应进行总结评价，阐明正确的概念、观点；避免直接对学生的观点做出对或错的判断，而应运用事实材料帮助学生澄清讨论中出现的错误与片面认识，使学生获得正确的观点和系统的知识，允许学生进一步发挥，鼓励学生课外探究。

3. 运用讨论法的注意事项

（1）做好讨论的准备，包括提出具有争议的问题，学生针对问题，查阅资料，进行必要的准备和独立的思考，只有这样，才能实现通过讨论使个体的独立探索与集体的智慧相互交融。

（2）掌握参与讨论的人数，要尽可保证每个人都有发言的机会，同时，又要保证知识和见解具有相异性。

(3）教师在讨论中要及时做好协调工作。一方面，要积极创设有利于形成相互帮助、取长补短、相互信任、达成共识的情境氛围，保证每一个参与讨论的学生都参与到讨论的过程中来；另一方面，要积极对学生的提问或回答做出反馈性评价，防止学生对与主题无关的问题进行讨论。

（四）案例教学法

案例教学法（case-based teaching）是一种以事例为题材，学生运用所学知识，做出分析判断、综合并上升为理论认识的教学方法。案例教学是一种开放式、互动式的新型教学方式。

案例教学法在20世纪初由美国哈佛商学院（Harvard Business School）所倡导，即围绕一定的目的把实际中真实的情景加以典型化处理，形成供学生思考分析和决断的案例。通过独立研究和相互讨论的方式，来提高学生的分析问题和解决问题的能力的一种方法。尤其是1986年美国卡内基小组（Carnegie Task Force）特别推荐案例教学法的价值，并将其视为一种相当有效的教学模式。20世纪80年代，案例教学法引入我国。这种教学方法把教学内容编成案例形式来进行教学，在当今世界的教育和培训中受到了重视和广泛的应用。

案例教学法可分为描述性案例教学和分析性案例教学。描述性案例教学原原本本、生动具体地描述一个事例的整体或部分面貌，使学生了解事例的起因、变化、结果，通过积累资料与已学习的理论知识相结合，深化对所学理论的认识与掌握。分析性案例教学除具有描述性案例的教学特点外，还包含可供分析讨论的事例。运用分析性案例教学，使学生所学理论和实践密切结合，课堂教学和社会实际息息相通。通过案例讨论，做出判断，有利于培养学生创造性分析问题和解决问题的能力。

1. 案例教学法的作用和特点 案例教学具有明确的目的性、较强的综合性、深刻的启发性、突出实践性。

（1）鼓励学生独立思考：案例教学法一般要结合一定理论，通过各种信息、知识、经验、观点的碰撞来达到启示理论和启迪思维的目的。它要求学生必须整合自己学过的知识，就事例进行思考、分析、判断，使枯燥的知识学习变得生动活泼，激发学习兴趣。

（2）引导学生变注重知识为注重能力：案例教学大大缩短了理论与实际工作情境的差距，可以促使学生更好地掌握理论，帮助学生掌握将理论运用于实践的方法和途径，并将得到的知识内化为能力。这种方法有利于保持专业课程的鲜活性，提高学生学习的兴趣和积极性，实现教与学的真正意义上的互动。

（3）重视双向交流：传统的教学方法是教师讲、学生听，而且学到的都是死知识。在案例教学中，学生根据案例主动查阅资料对案例进行消化，加深了对知识的理解，经过缜密地思考，提出解决问题的方案，有助于能力的培养与升华。同时学生随时可以请求教师给予引导，这也促使教师加深思考，根据不同学生的不同理解补充新的教学内容。

案例教学法的优点在于生动具体、直观易学，可调动学生学习主动性；集思广益，实现教学相长。但教师需要有编写案例的技能和经验，耗时较多，对教师和学生的要求也比较高。

2. 运用的基本要求

（1）编写案例：案例教学的目标是启发学生对实际问题的思考、争论和进一步探索，基于问题和探索问题是这种教学方法的核心。教师在授课过程中，根据教学目的，注意收集相关的案例，编写选择适合的案例。注意所选案例应紧扣教学内容，必须具有典型性和针对性，真实可信，客观生动，有举一反三、触类旁通的作用。

（2）准备：在正式开始集中讨论前1~2周，就要把案例材料发给学生。学生阅读案例，查阅指定的资料和读物，搜集必要的信息，并积极地思索，初步形成关于案例中的问题的原因分析和解决方案。教师可以在这个阶段给学生列出一些思考题，让学生有针对性地开展准备工作。将学生划分为若干学习小组，每组5~6人。

（3）小组集中讨论：各个小组派出自己的代表，发表本小组对于案例的分析和处理意见。发言时间一般应该控制在30分钟以内，发言完毕之后发言人要接受其他小组成员的讯问并做出解释，此时本小组的其他成员可以代替发言人回答问题。教师充当的是组织者和主持人的角色,教师发言和讨论是用来扩展和深化学生对案例的理解程度的,教师也可以提出几个意见比较集中的问题和处理方式,组织各个小组对这些问题和处理方式进行重点讨论。以学生提交的案例分析报告作为考核方式,通过自我评价、同学互评、教师打分相结合的方法决定考核成绩。

(4)总结:在小组集中讨论完成之后,应该留出一定的时间让学生自己进行思考和总结。这种总结可以是总结规律和经验,也可以是获取这种知识和经验的方式。由教师进行点评或进行补充性、提高性的讲解,还可让学生以书面的形式做出总结,对案例及案例所反映出来的各种问题有一个更加深刻的认识。

3. 运用案例教学法的注意事项

(1)运用案例式教学法时,要特别注意所选择的案例主题与教学主题保持一致,它在用于课堂讨论和分析之后会使学生有所收获。

(2)案例选择要精准恰当,应具有典型性,与所对应的理论知识有直接的联系。通过各种信息、知识、经验、观点的碰撞来达到启示理论和启迪思维的目的。它应该是经过深入调查研究、来源于实践的,决不可由教师主观臆测、虚构而成。

(3)案例中应富含鲜明、强烈和错综复杂的问题意识,能够引发学生争论与思考,应该只有情况,没有结果,有激烈的矛盾冲突,没有处理办法和结论,让学生去决策、去处理,越有多样性,越有价值。

(五)演示法

演示法(demonstration method)是教师通过向学生展示实物、直观教具,进行示范性操作、实验或采取现代化视听手段等传授知识和技能的一种方法。演示法在护理学专业的各门课程中都可使用,是一种辅助性教学方法。

1. 演示法的作用特点　　演示法直观性强、具体、生动、形象,具有直接性和真实性,可以引起学生的学习兴趣,并能集中学生的注意力,使学生获得丰富的感性材料,加深对学习对象的印象。学生通过对事物的观察,有利于把理论、书本知识和实际事物联系起来,形成正确、深刻的概念,使习得的知识易于理解和巩固,有利于培养学生的观察能力。该方法注重学生各种感官的合理组合与巧妙运用,遵循教学的直观性,有利于学生感知和理解知识。

演示的材料和方式是多种多样的,主要可以分为声像和动作两个大类。声像演示可以通过视听媒体帮助学生获得感性认识;动作演示是通过观察示范使学生获得感性认识。

2. 运用的基本要求

(1)演示的教具要具有典型性,能够突显所学内容的主要特征。演示前可依据教学内容选择合适的教具,对演示教具的大小、颜色、放置的位置和出示的时间要做恰当安排,每次教学选择的演示教具不宜太多,以免学生"走马观花"。

(2)演示要为教学目的服务,必须适合教学内容的要求。要使学生明确演示的目的,带着任务去观察,即可以直接地知道看什么、怎么看及需要深入思考什么问题。

(3)演示应与讲解、提问密切结合,引导学生边看边思考。引导学生将注意力集中到观察演示对象的主要特征和重要方面,使学生获得感性知识的同时加深对相关概念、原理的理解,引导学生在感知过程中运用比较、分析、综合和概括等形式,进行综合分析。

(4)演示要全体学生都能看到演示的对象。若演示效果受到演示教具的形状、大小等客观因素的限制,难以同时为全体学生观察到,可合理分组或由教师移动位置,使到场学生均能看到。同时,针对不同的教学内容、教学要求,要尽可能地让学生运用人体的各种感官,去充分感知学习对象。例如,听模拟心音、呼吸音和肠鸣音等,触摸胸部的骨性标志、肿大的淋巴结等,可取得良好的教学效果。

(六)参观法

参观法(visiting method)是教师根据教学要求,为了丰富与充实学生的感知认识,组织学生到现场，实地观察、接触客观事物或现象，以获得新知识或巩固验证已学知识的一种教学方法。参观法是护理教学常用的教学方法。

1. 参观法的作用特点　参观法能有效地将教学与实际医疗护理实践紧密联系起来，帮助学生更好地领会所学的书本知识；能拓宽学生的知识面，开阔眼界，激发求知欲；能帮助学生在接触临床护理实践中，接受生动的专业思想和职业道德教育。

2. 分类　依据在教学过程中安排参观的时间不同，可将参观法分为三类。

（1）准备性参观：在学习新知识之前，积累感性材料。例如，讲授某一课目之前先组织学生去参观有关事物，目的是为学生学习新课目提供必要的感性经验和引起学生学习新课目的兴趣，为学习新课目打下基础。例如，在讲授《急危重症护理学》之前，先组织学生实地参观急诊科的布局，了解抢救室设置、急诊急救患者的抢救流程等，让学生感受急诊急救对抢救生命的重要意义，使学生认识到学习新课程的目的和必要性。

（2）并行性参观：是在学习新知识的过程中，为了使理论与实际结合而进行的参观。例如，讲解胸腔闭式引流护理时，可带学生到病房，一边讲解操作的基本方法，一边参观临床教师的规范化操作，使学生对各项操作程序留下深刻的印象，形成完整的认识。

（3）总结性参观：在学习新知识后，为了验证所学的知识而进行的参观，即讲完某一课目后，组织学生去参观已讲过的内容，目的是帮助学生巩固课堂上已经学习过的知识。

3. 运用的基本要求

（1）参观应根据教学大纲的要求，进行安排与组织，参观应服从教学目的。

（2）参观前根据教材要求应做好准备工作，包括确定参观的目的、制订好参观计划、确定参观的地点和内容、参观的分组等。参观前教师还应让学生明确参观目的、参观的具体要求、观察对象、进行步骤及注意事项，保证参观活动顺利进行。

（3）参观时，教师要注意引导学生有目的、有重点地进行观察，注意启发学生，要使学生的注意力都集中到参观活动中。要求学生围绕参观内容收集有关资料，质疑问难，并做好笔记。

（4）参观结束后，教师应检查参观计划完成情况并进行小结。指导学生整理参观材料，把参观时获得的知识进行概括归纳，并指导他们写出参观报告、心得或制成图表等。同时还可组织讨论讲评，对参观活动做出总结。

（七）实验法

实验法（experimental method）是学生在教师指导下，利用一定仪器设备进行独立作业，通过操作和观察获得知识、培养动手能力的一种教学方法。

实验法可分为演示性实验、验证性实验和设计性实验（又称开发性实验）。演示性实验一般在新课前进行，让学生对新课有一定的感性认识。验证性实验常在课后进行，以检验所学书本中已学的知识。设计性实验需要在学生具备一定的基础理论和实验技能的基础上进行，难度较大，综合性强，研究性突出。

1. 实验法的作用特点　实验法主要是学生自己动手独立操作，通过亲自观察和操作获得直接经验，可以使理论联系实际，对于培养学生的动手能力具有重要意义。同时，也有助于培养学生对科学研究的兴趣，培养科学、严谨的学习态度和科学精神，发展学生观察问题、分析问题和解决问题的能力。

2. 运用的基本要求

（1）做好详细的实验计划：根据教学大纲，编写实验指导书，明确实验目的，精选实验内容，选择实验方法，设定好实验项目、实验顺序，备齐所需的仪器、材料、工具等，并将学生进行分组。

（2）做好充分的准备工作：实验前，教师应进行必要的预实验。应并仔细检查实验所需的仪器设备和实验材料，以便对实验中可能出现的问题做到心中有数。

（3）做好实验过程指导：在实验过程中要重视教师对学生的示范指导作用，指导应贯穿实验全过程。实验前，教师应扼要说明实验的目的、要求、原理、操作过程及仪器设备的使用方法。复杂和较困难的实验，教师可以先做演示。实验过程中，教师要通过巡视，及时发现学生实验过程中存在的问题并予以指导；出现共性问题时，可暂停实验，进行指导性说明后再继续实验。对有困难的小组或个人，则予以个体化帮助，因材施教。

（4）做好实验小结：实验结束后，可先指定学生报告实验进程和结果，然后由教师做出明确结论，分析实验中存在的问题并提出改进意见，要求学生在规定时间写出实验报告并进行审阅批改。

实验法的优点是可以培养学生观察能力、思维能力和动手操作能力，而缺点是不适宜所有科目的学习。

（八）实习作业法

实习作业法（practical work method）又称实践活动法，是教师根据课程标准要求，在校内外组织和指导学生进行实际操作活动，将书本知识应用于实践的一种教学方法。

实习作业法由于学科性质不同，实习的内容和方式也不同，如教育系有教育实习、物理化学系有生产技术实习、计算机系有软件制作实习等。这种方法在护理教学中占有十分重要的地位，护理学专业的教学内容，只有经过实习作业，才能真正为学生所掌握运用。

1. 作用特点　体现了理论与实际相结合、教学与临床相结合的原则，不但巩固和充实学生所学的理论知识，而且对培养学生实际工作的能力和良好职业素养有着重要的意义。

2. 运用的基本要求

（1）应按照课程标准的规定，在正确理论指导下进行：实习作业前，教师应先帮助学生学习、巩固相应的理论知识和实践知识，打好扎实的理论基础，然后进行实际操作。

（2）要制订实习作业计划：实习计划的内容应包括实习要求、实习分组、实习内容、时间分配、实习考核方式及内容、实习注意事项等，并向学生明确说明。教师还应提前与相关的实习部门或病区联系协调，做好实习的安排组织工作。

（3）实习过程中要加强指导：教师在学生实习过程中要给学生以具体的帮助，有步骤、有计划地让学生动手操作，循序渐进，使学生都能独立工作。教师要尽可能增加学生直接接触患者的机会，结合学生所分管的病例给予个体化指导；对特殊病例、新技术、新知识应做好集体统一指导。教师还应帮助学生树立爱伤观念，敬业奉献的职业精神，培养学生的职业素养。

（4）实习作业结束时，教师对学生的实习情况进行检查总结，评阅学生的实习作业，根据学生的学习态度与效果做出公正评定。

（九）练习法

练习法（exercising method）是学生在教师指导下运用知识完成一定操作，以巩固知识和形成技能、技巧的教学方法，在护理学专业教学中广泛采用。

1. 作用特点　练习法可以帮助学生更好地掌握知识、巩固知识，引导学生把知识应用于实际，并转化为技能、技巧；发展学生的能力及形成克服困难的毅力和认真工作的态度等优秀品质。

2. 分类　练习法的类型很多，按照形式可以分为口头练习、书面练习、动作（技能）练习三种。按照性质可分为训练性练习（模仿性练习）和创造性练习两种。

3. 运用的基本要求

（1）帮助学生明确练习的目的要求，掌握练习的原理和方法，提高练习的自觉性、积极性，避免机械地、盲目地练习，有目的、有步骤、有指导地形成和改进学生技能、技巧。

（2）指导学生掌握正确的练习方法，提高练习的效果：练习方法要按照确定的步骤进行。教师要首先通过讲解和示范，使学生获得关于练习方法和实际动作的清晰表象，然后再让学生自己练习。必要时，可安排学生回示教，以加深印象。适当分配练习的次数和时间，练习的方式要适当多样化，以提高学生练习的兴趣和效果。练习时可先专门练习其中的某一部分，然后再过渡到综合练习。先求正确，后求熟练。

（3）巡视检查学生练习的质量：练习过程中教师要求要严格，要不断巡视查看，以发现学生练习中的问题，要帮助学生分析原因，做好集体或个别化的指导，保留必要的、符合目的的动作，舍弃多余的动作，使学生及时了解练习的效果，养成及时自我检查并主动纠正错误的习惯。无论是口头练习还是书面练习或操作练习，都应精益求精，树立高标准，以使学生达到高水平。

（4）练习结束时，教师要检查与讲评学生练习情况，使学生及时得到反馈，根据练习中的不足及时查漏补缺。

（十）角色扮演法

角色扮演法（role play method）是以学生为中心、综合性、创造性的教学互动，通过有计划地组织学生运用表演和想象情境，启发引导学生共同探讨情感、态度、价值、人际关系及解决问题策略的一种教学方法。角色扮演是一种独特的教学方法，它主要用于改善态度和交流技能。

1. 作用特点 将丰富的教学内容融合于各种有益的活动情境中，把科学性、知识性、趣味性有机结合，使教学过程生活化、真实化、艺术化，使学生在不知不觉、潜移默化中受到教育，获得真实的情感体验，形成正确的认识。角色扮演可以帮助学生认识行为之间的因果关系及相互联系，培养其解决问题的能力及组织活动的能力。但存在传递信息局限、培养动手能力不够的缺陷，有些教学内容不适合角色扮演法来完成。

2. 基本应用过程

（1）创设问题情境：问题情境应根据教学目标和教学内容进行设计，应具有一定的戏剧性，能激发学生的表演激情；情境应尽可能真实，要带有一定的冲突色彩，这样容易产生移情和共鸣。

（2）挑选扮演者：可根据角色特点指派或让学生自愿报名参与表演。

（3）布置场景：角色扮演者设计表演的具体情景，如对话、道具等，布置好相应场景。

（4）培训观察者：教师向充当观察者的学生强调角色扮演的学习目标、注意事项，布置观察的任务。

（5）表演与观察：在角色扮演的过程中，教师和观察者要记录表演者的行为。

（6）讨论与分析：教师组织和鼓励学生回顾表演的过程，发表自己的看法及从中领悟和学到的东西；表演者可以谈自己扮演角色的体验，观察者可以谈观感。教师要注意从多角度和侧面引导学生进行分析、探讨。

（7）共享经验与总结：学生根据讨论结果进行总结，获得在相似情境下解决问题的能力。

3. 运用的基本要求

（1）明确教学目的：所表演的内容应紧扣教学目标的态度和技能，应是临床护理工作中可能经历的情景，既要易于表现，也要易于接受。

（2）情境创设尽可能真实：根据不同教学内容，设计不同情境，指导学生自行编写小剧本。表演剧本应短小精练，故事情节真实可信，语言通俗易懂。参与角色扮演的人数一般为2~4人，教师应事先确定并描述角色，学生分别扮演患者与家属、护士和医生等不同角色来学习相应的教学内容。有时还可以设计正反两面的角色，通过对比，增强说服力，加深印象。

（3）表演过程中指导与控制：表演前，应指导学生学习和接受有关角色的知识；在角色扮演法使用过程中，应强调角色扮演过程中学习有关的知识、态度和技能，不要片面追求表演的艺术性；教师应注意对整个过程加以指导和控制，指导学生注入情感，融入角色，并记录表演者的行为。表演结束后，要引导学生分析探讨，启发学生将表演与现实联系起来，鼓励学生将所学知识和情感体验应用于实践中。

四、现代护理教学方法

随着科学技术的迅猛发展，现代教学已不是单纯的传授知识，更重要的是发展学生的智力，发挥学生内在创造潜能，全面培养素质，由此产生了许多新的教学方法，并在护理教学中使用。

（一）以问题为基础的教学法

以问题为基础的教学法（problem based-learning，PBL）是在教师指导下，以临床问题激发学生学习动机并引导学生把握学习内容的教学方法。以问题为基础的教学法主要是通过问题的引导和学生的自学，使参与者既可依赖小组的互相帮助，又能发挥独立思维的学习过程。其是由美国神经病学教授巴罗斯（Barrows HS）于1969年在加拿大麦克马斯特大学创立，在国外医学教育与护理教育领域得到了广泛使用，适合护理学专业各课程的教学，包括理论教学和临床教学。

1. 作用特点 以问题为基础的教学法的实质是以患者问题为基础、以学生为中心的小组讨论式教学。它的最基本含义是教师根据教学需要，从教材入手，提出一定问题，引导学生对问题进行思考和分析，通过寻求问题的解决办法来激发学生的学习积极性，使学生在设问和释问的过程中萌生自主学习的动机和欲望，进而逐渐养成自主学习的习惯，锻炼学生分析问题、解决问题的能力，有利于评判性思维的发展。

该教学方法使教学成为发展与培养学生的智能的过程，可发展学生解决问题的能力、团队合作能力、高层次的思维能力、获取和利用信息的能力、自主学习能力等多方面技能。但存在着学生习得的知识不够系统，对教师的数量、质量及教学资源、条件等有较高要求，不利于推广等不足。

2. 基本应用过程

（1）教师精讲：选取教材的全部或部分内容，教师先讲授总论及重点内容、基本概念作为过渡。

（2）设置临床情境：专家或教师设计具有一定难度，能包含学习目标的问题情境，编写有实用价值的PBL辅导材料，发放给学生预习。

（3）提出问题：学生根据材料中的病案、思考题等提出系列问题，自主探究，分析问题，提出假设、猜想，归纳出解答这些问题所需的相关知识，设计解决问题方案。

（4）学生自学：小组成员分工合作，查阅各种资料，利用各种工具自学，寻求解决问题。

（5）小组讨论：小组内部讨论，学生分享各自学习结果，提出解决问题的方法及问题的答案，将自学思考结果转化为全组的成果。

（6）总结评价：小组将讨论结果带入课堂讨论，指导教师总结、点评及评价，做出反馈。

3. 教师作用 在以问题为基础的教学中，教师是学生学习的导学者、促进者、鼓励者，其作用包括：①帮助学生分析个案，提出具有启发性的问题来促进小组讨论；②激发学生思考，提供相关知识与经验，协助学生联系过去相关的知识、经验解决问题；③协助学生理清学习思路，认识、讨论学习议题；④协助学生搜寻及运用学习资源等。

（二）情境教学法

情境教学法（situational teaching method），又称模拟教学（simulated teaching method），指教师有目的地引入或创设真实具体的模拟情景，以激发学生主动学习的积极性，帮助学生学习和巩固知识、技能技巧的教学方法。情境教学法在护理教学中应用广泛，适用于所有护理学专业课程教学，特别适合于临床护理学科的理论教学和实践教学。

1. 作用特点

（1）具有一定情绪色彩的、具体的、逼真的模拟场景，有利于激发学生积极性、主动性和创造性，使学生体验到学习的乐趣。

（2）通过创设的各种（临床）真实情境，可使学生体验到专业人员（如护理人员）的角色、作用、工作环境及工作要领，能让学生体验到一定的专业素养训练，找出理论与实践存在的差距。

（3）可以让学生将所学知识迁移到模拟情境中，帮助学生理解和巩固已学的知识，有利于提高学生对实际问题的预测能力和解决问题的能力，从模拟场景得出的结果或结论中领悟到事件或事物的发展演变规律。

情境教学可以为学生提供良好的暗示或启迪，有利于锻炼学生的创造性思维，培养学生的适应能力,但可能会因学生的主要注意力集中在模拟演练过程中,忽略对深层次理论问题的思考,而且模拟环境与实际环境仍然存在一定差距。

2. 基本应用过程　主要包括以下九个步骤:①设计情境教学的方案;②根据情境要求准备场景与器材;③布置情境课题与背景资料;④分配情境模拟的角色与演练任务,进行情境演练准备;⑤实施情境演练,可以配合角色表演;⑥情境效果评价;⑦教师讲评与反馈;⑧组织撰写情境演练报告。

(三)范例教学法

范例教学法是对教材中关键性问题、典型的事例进行教学与学习,促进学生掌握科学知识与科学方法,并把学科的系统性与学生的主动性统一起来,借助范例中掌握的规律独立进行学习的教学方法。它的倡导者为德国教育家瓦根舍因和克拉夫基。此法的目的在于促使学生独立学习,利用学习中的迁移作用,使学生达到举一反三、掌握同一类知识的规律,进一步发展所学的知识,以改变学生的思维方法和行动的能力。

1. 作用特点　能够激发学生内在的学习动机,突出教学内容的基本性、基础性、范例性。培养学生的问题意识,使学生在范例教学过程中,不断地发现问题、提出问题和解决问题;培养学生的独立精神,发展学生的判断力、行动能力和继续学习的能力。

2. 基本应用过程

(1)掌握"个"的阶段:这一阶段的教学要求是通过个别典型的例子来说明事物的本质,其目的是让学生掌握事物的本质。首先应根据某些现象(这些现象要与设计好的范例相关联)提出问题,激发学生思考,寻找解决问题的方法和设想,引出范例;然后,通过教师的讲解和实际演练说明该范例的特征和使用方法,通过学生的实际操作尝试和体验它的应用,从具体的"个"的范例中引导学生理解和掌握该范例。教学中所选用的范例要直接针对需要解决的实际问题,能激发学生的学习动机。

(2)探索"类"的阶段:此阶段要求学生积极思考、主动运用,教师要引导他们通过对上一阶段"个"的认识成果进行归类、推理,使学生认识到这一类事物的普遍特征,其目的在于使学生从"个"的学习迁移到"类"的学习中。

(3)理解"规律"的阶段:要求在前两个阶段的基础上找出隐蔽在"类"背后的某种规律性的内容,把所获得的认识提高到规律性的认识。教师要引导学生对各种个别事例和现象做出总结,理解某一类事物的普遍特征和一般规律。教师的作用就是提供帮助使学生的认识更加深入,使学生掌握事物发展的普遍规律。

(4)获得"经验"的阶段:这一阶段是前面三阶段的升华,在上述三个阶段教学的基础上,使学生获得关于世界的经验、生活的经验,并转化为他们可以用来指导自己行为的能力,真正掌握"个"和"类"的知识。其目的在于使学生认识更抽象、更具有普遍性的规律。同时也加强对自身的认识,学会正确地评价自己,增强行为的自觉性。

(四)发现教学法

发现教学法(discovery teaching method)亦称假设法和探究法,是指学生在教师指导下,通过自己的探究性学习,自行发现事物变化的因果关系及内部联系,从中找到所学内容的概念、原理、规律和结论,进而掌握知识并发展创造性思维和发现能力的一种教学方法。发现教学法由美国心理学家和教育家布鲁纳首先提出,是20世纪70年代以来最具有代表性的教学方式之一。

发现教学法的指导思想是以学生为主体,独立实现认识过程,即在教师的启发诱导下,使学生自觉地、主动地探索科学知识和解决问题的方法及步骤,研究客观事物的属性,发现事物发展的起因和事物的内部联系,从中找出规律,形成自己的概念。教师扮演学习促进者的角色,引导学生对这种情境发问并自己收集证据,让学生从中有所发现。

1. 作用特点　发现教学法能够充分发挥学生的主动性和创造性,能内化外部动机,有利于激发学生智力潜能；有利于学生获得解决问题的能力、探索的技巧，激发学生的学习潜能；有利于培养学生自我激励的内在动机，促使学生学会发现探索的方法；发现学习的结果有利于学生记忆的保持。不足之处：需耗费大量时间，加剧教学时数不足的矛盾等。

2. 基本应用过程

（1）提出问题：学生从教师提供的若干素材中发现问题，学生带着问题观察具体事实。问题可以是从学科本身引出的，也可以是从学生出发引出的，还可以是从社会生活引出的。要符合教材本身的特点和学生的认识水平，要具有典型意义。在这一过程中，教师一方面可以通过演示活动把组成一般原理的基本因素显示给学生，让他们仔细观察；另一方面，又可以组织学生在观察的基础上提出问题。

（2）创设问题的情境：问题情境是一种特殊的学习情境，情境中的问题既要适合学生已有的知识水平、能力，又需要经过一番努力才能解决，从而使学生形成对未知事物进行探究的心向。

（3）提出假设：在教师的指导下，学生对问题进行讨论，充分借助推理和利用直觉思维提出解答的假设，并提出各种有益于问题解决的可能性，罗列出解决问题时可能碰到的困难等。

（4）解答验证假设：提出的假设可能不止一个，应对提出的几个假设进行去粗取精、去伪存真的加工。教师要引导学生进一步收集资料，用其他类似的事例来对照检查已获得的概念的正误，对提出假设进行论证，从理论上或实践上检验自己的假设。

（5）把学到的知识转化为能力：根据实验获得的一定材料或结果，在仔细评价的基础上得出结论，并在假设证实后将学到的概念、原理应用到新的情境中去。这实际上是将知识运用于实际，接受检验和评价的过程，也是提高学生运用知识分析、解决问题能力的过程。

（五）行动学习法

行动学习法（action learning）就是透过行动实践学习，把不同知识、技能和经验的学生组成小组，以行动和深刻性反思为基础，共同解决学习过程中存在的实际问题，促使行动小组和学生个体发展的循环学习过程。行动学习法由英国管理学思想家瑞文斯（Revans R）于1940年首次提出，他认为，行动学习法是参与者获取知识、分享经验、共同学习和解决问题的四位一体的综合学习方法。它不是通过传统的讲授式教学而是通过实际行动和反思获取知识。该方法日益受到国内外护理学者的广泛关注。

1. 作用特点

（1）反思性：行动学习法以反思与行动为基础，注重从以往经验中进行学习。反思的质量是学习成败的关键。

（2）行动性：行动学习法是学习与行动不断循环的过程，注重在行动中学习。行动小组成员制订计划并付诸实施后，还需进行反思与总结，寻求新的解决问题的策略并继续付诸行动。

（3）合作性：行动小组成员在小组内向其他人陈述问题并寻求反馈，其他成员作为支持者、倾听者、观察者、协商者和促进者，帮助陈述者探索问题和形成新的行动要点。促进者会帮助小组成员之间形成有效互动。

（4）主体性：行动小组成员既是教学过程中的实践主体，也是行动小组中的学习主体，它强调个人的主动学习，小组成员间的经验和理性的发散、碰撞、整合是一个生动的创造性的过程，对学习者个人沟通能力的提高和改进组织行为方式起着重要的作用。学习小组中个体的相关经验和对现实问题的认知与理解是小组中非常宝贵的资源。

（5）参与性：行动学习法的有效实施需要小组成员在思维上、情绪情感上、行为上的积极参与互动，每个学生都要积极地参与到每个环节中并充分发挥个人的潜能，促进团队和个体发展。

行动学习法有助于学生识别个体学业发展中所面临的各种挑战，增强学生学习的主动性，提高学生与小组成员间的沟通能力，为学生提供结构化的同伴支持，帮助学生发展创新性、灵活性、系统性思考及解决问题的能力，促进团队协作性文化的形成等。

2. 应用形式 主要有两种应用形式。①专题研讨会：学生在研讨会上提出所面临的问题或挑战，小组成员从不同角度分析问题，提出解决问题的方法并采取行动和实施计划；②分散的实地活动：根据学习过程中存在的实际问题，行动学习小组实地搜集资料、研究问题，提出有效的解决方案。

3. 基本应用过程

（1）学生提出在学习过程中存在的实际问题和挑战，说明所面临的困难、所要执行的任务。一个专门小组通常能够处理一项或多项任务。

（2）行动小组成员根据已有的知识和经验分析问题，提出见解，分享经验，思考解决问题的行动计划。

（3）行动小组成员探求、讨论，共同提出解决实际问题的新的观点和视角，小组将就亟待解决的关键问题、核心问题达成共识。

（4）关键问题被找到之后，学习小组要确立目标，制订行动计划并付诸实施。

（5）小组成员反复聚会、研讨、学习、行动，进行反思与评价，直到认定的困难、问题被解决，再确定下一步的行动计划。

（六）微型教学法

微型教学法（microteaching）是指在短暂的、有限的时间，利用现代化教学媒体，如录音、录像等设备，集中训练帮助学生掌握某项技能的一种新型教学方法，多用于护理学基础技能、临床专科护理技能的训练。微型教学法使用的设备主要是电视摄像机、录像机、录音机等。

1. 作用特点 优点是学习目标明确具体要求，学习规模小、参与性强、反馈及时、评价客观，是训练技能的较好教学方法；但存在教学组织困难、准备工作量大的缺点。

2. 基本应用过程

（1）学习相关知识：对微型教学的理论进行学习和研究，形成一定的认知结构，以促进学习的迁移。

（2）明确学习目标：学生根据培训需要选择相应的技能，指导教师要讲明技能培训的目标，如铺床法、静脉输液等作为培训目标，学生根据要求进行教学设计，并编写实践教案。

（3）示范观摩：为增强学生对所培训的技能的形象感知，需提供规范的、形象的教学示范，如播放录像、教师示教，让学生获得对受训技能的感知、理解和分析。

（4）角色扮演：是微型教学中的重要环节，学生根据教学内容或实践方案进行操作，并同时录像。

（5）观摩评价：对录像进行回放，教师和学生共同观摩。学生进行自我分析或进行讲评。教师还可以对其需改进的问题进行示范或再次观看示范录像。

（6）修改实践方案，重新实践：学生根据评议结果，修改自己的实践方案，再次实践—录像—评议，如此循环往复，直至掌握技能。

（七）自学指导法

自学指导法（guided self-study method），又称学导式教学法，是指在教师的指导和辅导下，以学生自学为主的教学过程。其源于美国心理学家斯金纳的"程序教学"，后经我国学者卢仲衡、胥长辰等改进而成。

1. 作用特点 自学指导法是以学生自主、主动、独立学习为特征的核心，赋予学生更大的学习自主性，有利于学生知识体系的内化形成；学生可以根据自己的学习需求进行个别化学习，使学习含有更高的智力活动成分，培养学生自主学习的能力；还能很好地解决班级授课和因材施教之间的矛盾。其缺点在于接受知识的效率可能偏低，缺乏教师的熏陶感染作用。因此，自学指导法特别适合于学生有一定基础知识而新的学习内容难度不大时选用，并应有适合学生自学的教材。

2. 基本应用过程 ①教师精讲：教师提示重点、示范操作；②学生自学；③教师释疑：学生间、师生间就有疑问的内容相互探讨，必要时教师予以辅导；④巩固练习：练习、作业、实习操作等。

> **知识拓展**
>
> **当前教学方法改革的具体特征**
>
> 1. 互动方式的多边性　现代教学方法不再局限于单向活动和双向活动，而是强调教学是一个多边活动，提倡师生、生生、师师之间的多边互助方式。
> 2. 学习情景的合作性　现代教学方法越来越强调教学中多动态因素密切合作的重要性，培养学生的合作意识与行为，形成良好的非认知品质，适应教育社会化的要求。
> 3. 价值取向的个体性　现代教学方法更加趋向个别适应、因材施教，更加注意个体学习的参与度，注重发展学生的潜能。
> 4. 目标达成的全面性　现代教学方法越来越重视认知、情感、技能等各种目标的协同达成，强调知、情、意、行的有机统一。
> 5. 选择使用的综合性　教学方法在使用时，强调多法结合、互配使用，以期达到最优化的教学效果。

五、护理教学方法的选择与运用

"教无定法，贵在得法。"在护理教学中，教师如何选择合适的方法并进行优化组合，是影响教学质量的关键因素。护理教师要结合自身优势，根据教学需要和条件，考虑教学活动的特点与规律，综合选择运用有效的教学方法，以取得最佳的教学效果。

（一）护理教学方法的选择

教学方法是多种多样的。每种方法都有独特的作用，都有使用的范围和时机，需要根据课堂的情境与条件进行选择。护理教学中选择教学方法的主要依据有以下几个。

1. 依据教学目标和任务　教学目的决定教学方法，教学目的不同，要选择与之相应的、能够实现教学目标、完成教学任务的方法。如向学生传授基本知识和基本理论时，可以采用启发性讲解法或谈话法等；在培养其解决实际问题的能力时，可以采用讨论法、案例法等；在基本技能的训练上，可以采用练习法、演示法、实验法、实习作业法等；为使学生获得情感体验，可选择情境教学法、角色扮演法等；如果教学任务带有综合性，就应该以一种教学方法为主，配合运用其他教学方法。

2. 依据教学内容　教材的学科性质与教学方法的关系十分密切，不同学科的知识内容与学习要求不同，不同阶段、不同单元、不同课时的内容与要求也不一致。教学方法的选择应依据各门课程特点、具体教学内容不同灵活选择。例如，《病原生物学》等课程常选用实验法、演示法；《内科护理学》《外科护理学》等课程可选用案例教学法、以问题为基础的教学方法；《护理学基础》等课程常选用演示法、练习法、实习作业法；《护理管理学》《社区护理学》等常采用讨论法、参观法。另外，在教学进程中的某一阶段，随着具体教学内容的不同，也要采用不同的方法，如《社区护理学》中绪论部分常用讲授法，而妇女、儿童、老年人的保健护理等除了运用讲授法外，更应采用练习法、实习作业法，以提高学生的实践能力。

3. 依据学生的知识基础和身心发展特征　不同阶段的学生由于身心发展的程度和知识水平不同，其思维能力、心理特点、学习能力等也不尽相同，则需要选择不同的教学方法。护理学专业的学生多为成人、女性，教师要按照成人的身心发展特点、不同性别学生的生理和心理特点来选择。例如，中专学生年龄小、自学能力差，宜采用以讲授法、演示法、参观法为主的多样化且具有新颖性的教学方法；而本科及其以上层次的学生，知识经验相对丰富，自学能力较强，则应该注重引导学生独立探索，倡导学生主动参与、乐于探究、勤于动手，有利于学生通过自学去掌握新知识，养成独立学习的习惯，宜更多地采用案例教学法、讨论法、以问题为基础的教学法、自学指导法等。

4. 依据教学条件 教学方法的运用需要一定的设备条件。例如，演示教学法需要一定的直观教具，实验教学法需要一定的仪器、材料，程序教学法需要有程序教材和教学机器等。教师要考虑到教学资源和条件的限制，如讨论法、谈话法耗时较多，如以问题为基础的教学法需要较高的师资水平和较丰富的辅助教学资料，而另外一些方法相对耗时较少，对教学资源要求不高，如讲授法等。教师在教学时也须考虑现有教学条件的限制，教师可因陋就简，尽量创造条件加以运用，但不宜过分强调。

5. 依据教师的素养条件 教师特点和素养包括教师已有的经验、理论修养及个性品质等，这些影响着教学方法的选择。任何一种教学方法只有适应教师自身的特点和素养条件，能为教师有效的理解和驾驭，才能较好地发挥作用。因此，教师在选择教学方法时，应当对自己所具备的素质实事求是地进行分析与评价，根据自己的实际优势，扬长避短，选择与自身素质相适应的教学方法。

（二）护理教学方法的运用

教学方法是形成最佳课堂气氛、优化课堂效率的重要保证。教学方法的恰当选择与发挥，是教师创造性与教育艺术性表现的主要形式。教有定则，但教无定法。教师要根据教学内容、教学目的、教学对象和实际条件、个人的教学风格及特长，运用不同的教学方法。

1. 教学方法运用的基本要求

（1）运用教学方法必须注重系统性：教学方法不是单一的、孤立的、分散的某种具体的方法，而是多面性的、多层次的有机结构系统。它们在具体教学情境中有机配合，体现教学活动的整体性和教学方法的整体优化组合。为此，教师应针对不同的教学对象和教学内容，在运用某种具体方法的前提下，根据一定的原则合理地结合其他行之有效的方法，做到使各种教学方法形成系统的有机整体，充分发挥其系统性、整体性功能，争取产生最佳教学效果。

（2）要善于灵活的、创造性地运用各种教学方法：教学方法就其本质而言都是辩证的、具体的，有其各自的适应性与局限性。教学中应根据教学情境灵活地、创造性地组合运用各种教学方法，来增强教学水平。既要给学生小组合作型任务，也要布置独立型任务，可以让学生选择不同的作业形式，如论文、口头报告、影视录像等；同一信息可以以不同的形式展现，如演讲、视听教材及动手操作活动等。在对传统方法进行创新发展的基础上，探索科学有效的新的教学方法，不断提高教学质量。

（3）教学方法的运用中应重视体现学生的主体性：重视体现学生的主体性，就是要发挥学生在教学过程中的主动性、积极性和创造性。每种方法均有自己的利弊，关键是要充分发挥主导作用来设计和合理运用各种方法，要有效地唤起学生的学习兴趣，激发学生的求知欲，启发学生独立思考和学习，使学生最大限度地处于主体激活状态，成为教学活动的积极参与者。

（4）教学方法运用中应重视培养学生的创新能力：重视培养学生的创新能力是现代教育的重要思想，也是当前教育教学中重要的培养目标之一。在教学中应提倡教师采用启迪学生思维能力、开发智力、培养能力的教学方法，注重培养学生的创新能力。教师要有以人为本的教育理念，在教学方法的运用中，要千方百计地培养学生善于提问、敢于质疑，敢于发表与众不同的见解，甚至与教师有不同的看法，培养学生的创新精神和创新能力。

2. 在运用各种教学方法时的注意事项

（1）加强教学方法与学习方法的有机结合：教学方法包括"教"的方法与在教师指导下学生"学"的方法。教师在教学过程中所期望的教学效果并不是由教师单方面"教"出来的，在很大程度上是通过学生的心理活动，即学生"学"出来的。因此，应建立和形成旨在充分调动、发挥学生主体性的学习方式，采用各种方式引导学生有效地学习，有针对性地具体指导学生的学习方法、思路、途径和思维方式。只有当教师的教法积极影响了学生的学习方法，教学方法与学习方法两者达到和谐的统一，才谈得上是真正有效地运用了教学方法。

（2）力求多种教学方法互相配合，科学组合：教学实践证明，每种教学方法都有其适用范围、使用条件及其功能，每种教学方法都有其突出的优点与不足。因此，应一法为主，多法配合，结合教学方法的特色，灵活而创造性地运用。在全面、具体掌握选择教学方法的依据和了解多种多样的教学方法的基础上，还要正确把握各种教学方法之间的相互联系、相互渗透和转换的辩证关系，对各种教学方法进行比较，加以选择、组合，以便发挥其整体功能。

（3）结合情感运用教学方法：教学过程不仅是传授知识的过程，更是认知过程与情感过程的统一。护理在教学方法的运用中，在探索知识、运用知识的过程中，必须注重培养学生的能力，还应重视情感因素的作用，注意与学生沟通及情感交流，达到教学中知与情的结合；要结合自己的教学风格与教学特色进行教学技能训练，使教学方法发挥认识与情感激励的双重功能。

第二节　护理教学媒体

教学媒体是教学过程中不可缺少的基本要素之一，尤其是随着科技的发展和学生学习需求的不断增加，教学媒体在传播信息方面的优势日趋明显。目前越来越多的高校教师开始使用教学媒体，以实现形象生动、快捷、方便的教学效果。本节主要介绍普通教学媒体和电化教学媒体。

一、教学媒体概述

（一）教学媒体的概念

"媒体"一词来源于拉丁语"medium"，意为两者之间，也称为媒介，是指信息传播过程中，信息源与信息接受者之间的中介物。媒体具有两重含义：一是指承载信息的载体，如符号、图形、声音、语言、文字等；二是指储存信息和传递信息的工具，如报纸、书刊、广播、电影及电视等。教学媒体（teaching media）是指在教学过程中储存和传递教学信息的工具。

（二）教学媒体的分类

目前，对教学媒体的分类形式很多，以下主要介绍两种常见的分类法。

1. 按照媒体发展分类　按照教学媒体出现的时间先后，可将教学媒体分为普通教学媒体和电化教学媒体。

（1）普通教学媒体：是指在印刷媒体阶段所使用的各种教学媒体，如黑板、粉笔、教科书、挂图、实物、模型、标本等，又称传统教学媒体。

（2）电化教学媒体：是以电子技术为特征的传播媒体，如幻灯片、投影、广播、录音、录像、电视、光盘、计算机等，又称现代教学媒体。

2. 按照使用媒体的感知器官分类　按照学习者使用媒体的感知器官不同，可将教学媒体分为：视觉媒体、听觉媒体、视听媒体和交互多媒体四类。

（1）视觉媒体：指发出的信息主要作用于人视觉器官的媒体，如教科书、黑板、挂图、模型、标本、幻灯片、投影等。

（2）听觉媒体：指发出的信息主要作用于人听觉器官的媒体，如广播、录音等。

（3）视听媒体：指发出的信息主要作用于人视觉和听觉器官的媒体，如电视、电影、录像等。

（4）交互多媒体：指发出的信息主要作用于人机交互的媒体，如计算机辅助教学课件、语言实验室等。

（三）教学媒体的功能及基本特征

1. 教学媒体的功能　①使教学信息的传递标准化；②增强教学活动的趣味性；③提供感性材料，加深教学的形象性；④促进学习者的发现式和探究式学习；⑤提高教学效率和学习质量；⑥利于个别教学；⑦促进特殊教育的发展；⑧促进教师作用的变化；⑨推动不同教学模式的探索。

2. 教学媒体的基本特征　①存储性：教学媒体能够将信息以符号的形式记录和储存，以便在需要时再现,且不同教学媒体的保存、记录教学信息的方式不同;②播散性:教学媒体可跨越时空的限制来进行教学信息的传播;③重复性:教学媒体能重复使用,利于教师重、难点的回放及学生的反复学习;④组合性:教学媒体的组合方式可以是简单复合、轮流使用,也可以组合形成一种新的媒体,甚至可将多种媒体集合起来统一处理。

二、普通教学媒体

(一)普通教学媒体的概念及分类

1. 普通教学媒体的概念 普通教学媒体(general teaching media)是相对于现代化教学手段的实物、标本、图片、挂图、模型等直观教具,又称为传统教学媒体,是指很早或较早在教学领域使用的承载教学信息的工具。由于人们已经对它习以为常,普通教学媒体现已很少被人看作教学的技术性手段。

2. 普通教学媒体的种类

(1)教科书(textbook):是教学的主要媒体。其优点在于:①信息呈现稳定,易于检验、评定和修改;②信息保存持久,利于学生自己控制信息呈现速度;③使用方便,不需要特殊的使用环境。其缺点在于:①常简化客观事物的现象与过程,需要学生运用想象力和抽象思维能力演绎其信息,对学生的理解力有较高的要求;②学生阅读教科书时不能随时发问并得到反馈,缺乏互动性,在一定程度上限制了学生对教科书的钻研学习。因此,使用教科书时需与其他教学媒体配合,彼此相辅相成,共同发挥作用,才能达到优化教学效果的目的。

(2)教学板与板书

1)教学板(teaching board)是允许教师灵活用来提示教学内容,增强学生对教学内容感知的重要媒体,具有能写、能画、能贴、能擦的功能,能让教师直观、方便地表达教学内容,利于帮助学生掌握教材的系统内容和重点,让学生对知识形成清晰印象,方便学生记笔记和复习。常用的教学板有黑板、多功能白板等。

> **知识拓展**
>
> **复印式电子白板**
>
> 目前,最先进的教学板为复印式电子白板,又称"立式手写复印机"。其功能在于可将电子白板上书写的内容进行扫描并打印出来,过程与普通的复印过程一样:首先由图像传感器件对书写内容进行采集,采集信号经过一定的图像处理后,用热敏、喷墨或其他打印方式输出。除了复印功能外,一些厂家还在此基础上添加了与电脑相连的功能,即可将白板的内容扫描到电脑中,功能表现上相当于一台扫描仪。
>
> 电子白板不仅支持复印,且在交互性方面更强,因此电子白板也被称为交互式电子白板。由于目前电子白板在教学应用中表现出了巨大优势和作用,所以现在很多教学电子白板都是专门为教学而设计的。

2)板书(writing on blackboard)是通过教学板呈现的教学信息,是课堂教学中传递信息的有效手段。板书通过学生的视觉器官传递信息,较好地弥补了语言符号稍纵即逝的缺陷;对教学内容具有高度的概括性,能条理清楚、层次分明地展示教学内容,突出教学重点。另外,书写端正、形式优美、设计独特的板书还能激发学生的学习兴趣。

教师在运用教学板和板书时应注意:①简明扼要,突出重点。板书应包括以下内容:授课题目、教学内容的简要提纲和重要结论、讲授中出现的名词术语、重要概念等。②布局合理。在板书的安排上,可将题目、简要提纲和重要结论写在教学板的左侧,而名词术语、概念及简图等说明解释性内容排列在教学板的右侧,并根据教学内容不断更换,而左侧的板书内容应保留至授课小结完毕后擦去。③板书应字迹清楚，书写规范工整、有条理，字的大小及疏密以后排同学能看清楚为准。

（3）图表（diagram）：又称图示教材或图形教材，泛指不需要放映就能供学生观看的教学用视觉材料，包括图画、图表和挂图。图画和挂图能为人、事、物提供生动形象的表达，增强学生的感性认识，增进学生对抽象知识的理解，在形态学科的教学中应用较多，如《人体解剖学》《微生物学》《组织胚胎学》等。图表是将某些事实或观念整理概括后，用一定形式表达的图形和表格，可将知识变繁为简，化抽象为具体，使学生对学习的内容一目了然，在护理各门学科的教学中都发挥着重要作用。

教师在制作和运用图表时应注意：①制作要规范，绘制应文字工整、清晰；②设计要目的明确，重点突出，尽可能体现知识的内在联系，做到条理清楚；③内容应严谨，具有科学性。

（4）模型与标本

1）模型（model）是根据教学需要，以实物为原型，经过加工模拟而成的仿制品，具有仿真、立体、可拆卸及反复使用的特点。模型能够帮助学生认识事物的外部形态和内部结构，学生通过观察、使用模型，可获得与实际经验相一致的知识。在护理学的专业教学中，模型使用较为广泛，如护理人模型、人体器官模型等。

2）标本（specimen）是经过一定方法处理后的实物原型。通过标本，学生可真切地获得学习对象形态和结构特征方面的感性认识，以提高学习效果。标本在护理教育中应用颇广，如人体标本、组织切片标本等。

（5）实物（material object）：是自然/实际的东西，这种教具能使学生直接感受到自然界事物的本来面貌，然后再据此逐步形成观念和概念。实物教具一般有动物、植物、矿物及工具和物质产品等。护理教育中还经常使用护理实验室中的各种护理器械、抢救仪器、床单位等。

（二）普通教学媒体的作用

普通教学媒体的使用历史悠久，是无数教育工作者通过开发、实验、积累而研究出来的一系列行之有效的工具，具有电化教学媒体不可替代的作用。

1. 具有广泛的适用性　普通教学媒体具有使用简便、经济实惠的特点，受时空条件的约束小。例如，教科书自古以来就是应用极为广泛的教学媒体，在科技发达的今天仍然保持着旺盛的生命力。加涅说过："形象性并不一定是教学的优点，抽象的东西往往才是教学的核心。"教科书恰恰体现了这一特点：它以文字的形式传达教学信息，利于提高学生的抽象思维能力。此外，教学板和板书均通过书面语言和口头语言传递信息，既用耳又用眼，媒体与教学目标更易灵活匹配，这也体现普通教学媒体简便易行的优点。

2. 具有较大的灵活性　由于没有多媒体软件的提前设置，传统教学可使教师在课堂上根据实际情况修改教学内容，在良好的师生交流效果下，教师更容易发现教学中产生的问题，并及时针对性地调整教学方案。

3. 具有对学生潜移默化的熏陶作用　普通教学媒体使师生交流更加频繁，教师的眼神、表情、手势等无声语言不仅对学生发出导控信息，激发学生动机，打通学生思路，更能默默交流师生情感。教师优美的板书，不但有利于集中学生注意力，还能给学生以美的视觉感受，充分发挥教师的榜样示范作用。

4. 有助于发挥教师的主导作用　普通教学媒体的应用是围绕教师开展的，说和写的行为都离不开教师。这并不意味着以教师为主导的方法就是最好的教学方法，但毋庸置疑的是，普通教学媒体的应用使课堂更容易控制，教师的角色更加容易被理解和把握。

三、电化教学媒体

（一）电化教学媒体的概念及分类

电化教学媒体（audio-visual teaching media），是以电子技术为特征的传播媒体，包括幻灯机、投影仪、收音机、电视机、录像机、电子计算机等。其具体分类如下。

> **知识拓展**
>
> **电化教学**
>
> 电化教学是指将现代化的科技成果作为手段在教学过程中的运用。具体地说，就是用幻灯机、电影放映机、录音机、录像机、摄影机、电子计算机等现代化教具传递信息，辅助教学。美国和西欧一些国家称"视听教学""机器教学"，日本称"教育工艺学"。作为"人体的延伸"，它既要在认知领域内发挥作用，更要在技能领域和情感领域中发挥作用，使教学双方以电教媒体为中介，产生和谐自然的共鸣，形成语言信息和思维的双向交流，使学生的身心在共同参与的双向活动中得以健康发展。
>
> 电化教学的构成有两个基本要素，一是现代教育理论，二是现代教育技术，两者缺一不可，可用公式来表示：现代教学理论×现代教育技术=电化教学。电化教学是一种新的教学方式，而不是一种教学工具。教师在电化教学中同样起主导作用。电化教学和一般教学的主要区别：一般教学是"人-人"系统；电化教学是"人-机-人"系统。

1. 光学教学媒体 有幻灯机、投影仪等，以及相应的教学软件。

（1）幻灯机（slide projector）：是利用光学系统将图片或事物的影像放大投射到荧幕上去的一种设备。

作用特点：①使用简单，操作方便；②直观性强，易于携带和保存；③教师可根据教学需要，自行制作幻灯片及选择不同放映模式，具有较大的自主性；④可将临床病例资料、典型或罕见的临床特征制成幻灯片，加深学生对教学内容的认识和理解。其缺点在于播放时需一定的遮光措施且幻灯片的排序容易发生差错。

（2）投影仪（overhead projector）：是一种通过直接在胶片上书写文字或将实物反射投影来展示教学内容的光学教学媒体。它的基本原理与幻灯机相似，不同之处在于幻灯机只能通过照相或其他方法预先做好幻灯片后才能放映，而投影仪用直接书写胶片薄膜的方式即可。

作用特点：①可代替教学板，教师直接面对学生，边写边讲，用彩笔标示重点或添加细节，方便教学。②直观性强。教师可将实物放在投影仪上展示其轮廓或演示实验；也可制作多层复合投影胶片，通过叠加和平片旋转的方式展现实物运用的发展过程，学生的观察效果好。③亮度高，可在明室中放映，有利于与其他教学媒体配合使用。其缺点在于难以展示连续性的画面，且长时间的高亮度照射易使学生产生视觉疲劳。

2. 音响教学媒体（sound media） 是以电声技术和设备为硬件基础，以录音教材为软件基础而构成的媒体系统，能将声音信号记录储存，经过处理加工后放大播出并进行空间传播，包括收音机、扩音机、无线话筒、录音机等，以及相应的教学软件。其中以录音媒体在护理教育中运用最多，如利用录音进行《健康评估》课程的学习，帮助学生感知和辨别各种心脏杂音和呼吸音。录音媒体的作用特点：①重现性强，可自行录制、长期保存、随时调用和重复播放；②具有一定的编辑能力，可进行剪辑、删除或增添信息。缺点是录音、放音检索费时，不易准确定位。

3. 声像教学媒体（audio-visual media） 是将静止或活动的图像转化为视频信号和磁信号，并予以记录、传输、放大和播放的教学媒体，包括电影放映机、电视机、录像机等，以及相应的教学软件。

声像教学媒体既能呈现视觉信息，又能呈现听觉信息，是一类形象化的综合性教学媒体，目前应用较多的主要有电视和录像。电视受众多、覆盖面广，活动画面逼真、形象、直观，有极强的现场感和感染力，可用于表现宏观与微观世界，展现正常情况下难以观察的事物变化过程。录像的作用特点是可以保存重放，有利于学生重复学习，巩固学习效果；可以反复重录，使教学内容适应教学需要。电视和录像的缺点是制作较为复杂、成本较高。在护理教育领域，电视和录像常用于展示疾病的机制，再现各种护理操作技术的方法、过程和步骤。

4. 电子计算机 随着计算机技术的飞速发展，计算机显示出越来越强大的自动化与智能特性，这使计算机成为重要的电化教学媒体。

（1）计算机化教育（computer-based education）：是现代教育与计算机技术相结合的产物，主要包括计算机辅助教学和计算机管理教学两类。

1）计算机辅助教学（computer assisted instruction，CAI）：是以计算机为工具，以学生与计算机的"人机对话"方式进行的教学。该教学法具有两个教学特点：一是交互性，即人机对话；二是个别性，即教师和学生通过计算机进行"一对一"交流。该教学系统由计算机、教师、学生、多媒体教材或教学信息等要素组成。教师主要负责开发教学课件，学生则通过运用课件进行学习。目前计算机辅助教学主要有多媒体教学、交互式多媒体教学、网络教学及高仿真模拟教学等几种类型。

计算机辅助教学的优点：①多媒体教学，速度快而清晰，避免大量板书，节省课堂授课时间，使讲课的内容更加流畅、紧凑；②将抽象、生涩、陌生的知识直观化、形象化，激发学生学习兴趣，调动其主动学习的积极性；③增大信息量，丰富教学内容，拓宽知识面，提高教学效率；④使学生感受到学习的喜悦，寓学于乐，巩固教学内容。缺点：①过于强调课件时，易忽略对教学方法的研究和选择，课件的制作费时费力，课件内容易出现华而不实；②以电脑为中心的教学，不能提供学生身心发展所需的其他非智力要素。

2）计算机管理教学（computer managed instruction，CMI）是利用计算机进行教学管理，直接为教育行政人员和教师服务，如教室信息处理、档案管理与利用、自动测试与学生监控等。此外，利用计算机不仅可以建立题库，生成试题，还能对自动测试的结果进行评分、统计、分析，并及时反馈结论。

（2）多媒体计算机技术（multimedia computing）：是指通过计算机把文本、图形、图像、动画、音频、视频等多种媒体综合起来，使之建立逻辑连接，并对他们进行采样量化、编码压缩、编辑修改、存储传输和重建显示等处理，集成一个具有交互性系统的技术。多媒体计算机辅助教学（MCAI）作为一种有效的现代教学手段已广泛应用于护理学的各个领域，尤其是多媒体课件，已广泛应用于护理教学中。多媒体课件主要是运用 PowerPoint 软件进行文本编辑，并利用一些计算机技术加入动画、视频、音频等资料进行实时播放，将教学内容形象、生动、直观地展现给学生，可显著提高教学效果。课件包括单机课件和网络课件两种类型，其中网络课件可通过计算机网络进行广域传播，达到教学资源共享。此外，该技术也逐步应用于模拟教学中，学生通过与装有虚拟现实技术系统的计算机或模型进行互动，来完成交互式模拟操作练习。例如，有的虚拟模型可通过语言、动画等指导学生进行 CPR 操作，并可对按压的部位和深度及口对口人工呼吸效果等做出判断，最终反馈显示操作结果。

多媒体计算机技术的特点：①多样性，表现为信息媒体的多样性和媒体处理方式的多样性；②综合性，多媒体计算机技术的教学方式从视觉、听觉等角度，多方位地对学生进行知识的传授，同时综合多种媒体手段，更形象、直观、生动，激发学生的学习兴趣；③交互性，可创造交互作用的教学环境，形成人机对话学习氛围，让学习者有强烈的真实感和参与感；④传播性，多媒体包含的声音、动态图像（视频），可通过网络高速度、大容量地向广域传播。

（二）电化教学媒体的作用

电化教学媒体具有普通教学媒体无法替代的作用，表现如下。

1. 有利于扩大教学规模 运用电化教学，可以打破固定时间进行教学的时间限制，也可以突破固定班级进行教学的空间限制，从而提高了时空上的灵活性与自由度。运用广播、电视、网络传递教学内容，一个教师能同时教成千上万的学生，而学习者也可以在各地借助收音机、电视机、电子计算机等进行学习。使用录音、录像，可以在需要的时候，重播、重放教学内容，这样既为学习者提供了更为方便的学习条件，同时也扩大了受教育面，节省师资、校舍和设备。对于普及基础教育、发展成人教育都十分有利。例如，美国使用卫星传播电视课程，解决边远偏僻地区师资不足的问题，实现了延长普及义务教育年限的作用。

2. 有利于提高教学效率　电化教学可以在保证教学质量的前提下，节约教学时间，加快教学速度。在一定的时间内，教师可以完成更多的教学任务，学生可以掌握更多的学习内容。我国的教学实践表明：小学一年级的拼音教学，用普通的教学手段和方法一般要花 4 周以上的时间；而采用幻灯教学，一般只需 3 周的时间。小学低年级数学口算和练习，如果教师书写题目，然后学生回答，1 分钟一般只能练习 2~3 题，而使用幻灯、投影，1 分钟可以练习 10~15 题，效率提高 5 倍。

3. 有利于改进教与学的活动形式　电化教学通过它特有的功能不仅能激发学生学习的兴趣，而且有利于学生自选学习内容，自定学习进度，自我评定，自我分析。通过录放范例，重播或慢播教材重点和难点，既可以更好地适应学生的个别差异和不同水平，使学习程度不同的学生能在学习的速度、难度上根据自己的情况加以控制，又可以激发学生的学习热情，促进学生的智力活动方式由低级向高级发展。

4. 有利于提高教学质量　实施电化教学能促进学生智能发育，提高学生掌握知识和能力的质量，因为电化教学可以使距离现实生活遥远、教学难度大、不易被接受的教学内容具体化、简单化、形象化，易于引起学生的兴趣和注意。电化教学可以运用各种科技呈现高速、低速运动，通过变快为慢、化静为动、化近为远、化大为小等表现普通教具无法表现出来的事物和现象，如宏观的天体运动、微观的细胞分裂、物质的微观结构、从猿到人的演化及各种危险场面、火山爆发、核战争、细菌活动等，从而使教学内容化繁为简、化难为易，大大降低教学难度。

也正是因为电化教学形象生动，学生感知鲜明、印象深刻而便于理解和记忆，从而取得良好的教学效果。例如，德育中运用电影、电视等手段，可以将形象、声音、色彩等直接作用于学生的感官。由于做到了影音同步、图文并茂、情景交融，学生于艺术氛围中受到感染，得到教益，便于形成良好的思想品德。

四、教学媒体的选择与运用

（一）树立正确的教学媒体观

1. 没有一种人人适用、处处适用的"全能媒体"　任何一种教学媒体都有其自身的优点和局限性，都有其各自适用或不利的某种特定的教学和学习。只是在某一特定的教学情境中，一种媒体才会比另一种媒体更有效。

2. 新媒体的出现不会完全取代旧媒体　有的普通媒体在今天的教育中仍发挥着重要作用，如教科书。各种媒体有各自的特点和功能，在教学中它们是相互补充、取长补短的关系，而不是互相完全取代的关系。

3. 每一种媒体都有其发挥功能的一套固定规则　媒体只是一种工具，选择了教学媒体，也并不一定就能将其高效地应用于教学过程中。只有按照某种媒体的使用规则和要求正确使用，才能发挥其应有的作用。

（二）教学媒体的应用原则

1. 符合教学目标原则　教学目标是贯穿教学活动全过程的指导思想，选用教学媒体时，首先要保证教学目标的实现。

2. 优势互补原则　由于各种教学媒体都有各自的优点和局限性，因此，在选择教学媒体时应遵循多种媒体有机组合、优势互补的原则。媒体的组合要以取得最佳的教学效果为出发点，而不只是形式上的相加。

3. 使用成本最低化原则　选用教学媒体时应考虑教学媒体的投资效益，即在保证教学效果的同时，尽量降低成本，选择经济有效的媒体。

4. 适应性原则　学生的认知结构是逐步形成的,它不但与年龄有关,更与学生的知识、经验、思维的发展程度有关。因此,只有当选择的教学媒体所反映的信息与学生的认知结构及教学内容有一定的重叠时,教学媒体才能有效发挥作用。不同的教学媒体适合表现不同的教学内容,不同的教学内容应选择不同的教学媒体来体现。

5. 可操作性原则　在选择教学媒体时,应考虑:教师使用时操作控制的难易程度、学习者对媒体使用时的参与程度、学习者操作时的难易程度及教学场所提供利用该媒体的方便程度等。

第三节　信息化教学

一、概　述

(一) 信息化教学的概念

信息化教学是在现代教育理论和现代教学方法的指导下,以信息技术为支撑优化教学过程,借助电化教学媒体、教育信息资源和教育技术方法实现师生之间的沟通交流、协作学习,培养学生信息素养的一种现代教学方式。

信息化教学是以现代信息技术为基础的教育体系,在信息化教学中,要求教学观念、教学组织、教学内容、教学模式、教学技术、教学评价、教学环境等一系列因素的信息化。

(二) 信息化教学资源

信息化教学资源,是指以信息技术支持的,为教学目的专门设计或者为教学目的服务的各种教和学的资源。具体地说,是指经过数字化处理的,可以在计算机或网络环境运行的多媒体材料或教学系统,它主要包括数字视频、数字音频、多媒体软件、CD-ROM、网站、电子邮件、在线学习管理系统、计算机模拟、在线讨论、数据文件、数据库等。与普通的教学资源相比,具有以下几个特点:①处理和存储的数字化;②过程的智能化;③传输的网络化;④资源的开放性;⑤资源的可再生化。

(三) 信息化教学模式

教学模式,又称教学结构,即在一定教学思想指导下所建立的比较典型、稳定的教学程序或阶段。它是人们在长期教学实践中不断改良、总结而逐步形成的,它源于教学实践,又反过来指导教学实践,是影响教学的重要因素。

信息化教学模式,是指为贯彻落实构建利用信息化手段扩大优质教育资源覆盖面的有效机制,充分发挥学校、教师的主体作用,推动信息化手段和数字教育资源在教学中的广泛应用,促进信息技术与学科教学的深度融合,在现代教学思想和理论指导下,师生之间运用现代教育媒体而形成的较为稳定的教学策略、结构和程序的活动范型。

信息化教学模式是根据现代化教学环境中信息的传递方式和学生对知识信息加工的心理过程,充分利用现代教育技术手段的支持,调动尽可能多的教学媒体、信息资源,构架一个良好的学习环境,同时充分调动学生学习的积极性,主动性和创造性。该模式具有以下优点:①提供丰富多彩的信息资源;②指导学生学习探索;③实施个别化教学;④培养学生创新能力。

(四) 信息化教学方法

信息化教学方法是指教师通过现代教育媒体,向学生传递教育信息过程中所采取的工作方式,包括对学生学习认知活动的组织方式和控制方式。这种教学方法十分强调媒体或信息技术手段的应用,是围绕现代教育媒体的应用而形成的方法。信息化教学方法通常包括讲授-演播法、探究-发现法、问题教学法、程序教学法、微格教学法、模拟训练法、成绩考查法等。

(五) 信息化教学媒体

信息时代开发的标志性教学媒体,或者以前已经存在但在信息时代还作为主流的教学媒体,均被称为信息化教学媒体。通常分为视觉媒体、听觉媒体、视听结合媒体、交互媒体及综合媒体。

（六）教师信息化教学能力的要求

随着信息化、大数据时代的到来，信息技术同样渗透到教育领域，教育信息化能力成为教学信息系统的关键，教师信息化教学能力也成为教师专业素养的基本组成部分，同时也是影响教师专业化水平的重要因素之一，这种综合能力由若干子能力构成，主要如下。

1. 信息素养能力 信息素养是全球信息化环境下要求人们具备的一种基本能力，是一种对信息社会的适应能力，包括能够判断什么时候需要信息，懂得如何获取、评价及有效利用信息等。教师信息素养能力主要包括信息意识能力、信息技术操作能力和信息技术应用能力。

2. 信息化教学设计能力 教师应具备信息化教学设计能力，应用现代化的教学设计思想和方法指导网络环境下的教学，重视对教学过程的系统化设计。网络学习环境下的教师应掌握教学设计的基本原理，并能运用教学设计的方法指导网络教学。能根据教师教学、学生学习和发展的需要，选用合适的信息技术工具，有效地设计教与学的活动。主要包括学习需求分析、确定学习目标、设计学习资源和认知工具、选择认知工具和教学策略，对学习者的自主学习进行有效评价等。

3. 信息化教学实施能力 是指教师能运用有关信息技术工具和资源营造有利于学生学习和发展的环境，并能在不同教学模式和不同教学环节中熟练运用有关的信息技术工具和资源。信息化教学强调"以学生为中心"的信息技术与学科课程的整合，要求教师从关注课程内容转移到注意学生的全面发展。教师信息化教学实施能力包括：①有效呈现教学信息的能力；②控制教学过程的能力；③提供信息素材，联系社会生活的能力；④评价学生学习成果的能力；⑤培养学生自主学习和协作学习的能力；⑥促进学生全面发展的能力。

4. 信息化教学评价能力 在信息化环境下，学生由封闭式学习转为开放式学习，由系统专业化学科知识的学习逐渐向课程整合化发展，学生的评价也由学校单一评价逐步转向多元化评价。因此，教师要充分利用已有的教育资源，借助信息技术综合评价每一位学生，促使学生的发展与教育的既定目标不断融合。教师信息化教学评价能力主要体现在：①通过使用电子档案、网络教学互动平台等信息技术，实现形成性评价；②利用信息技术关注学生个体差异，实现多元化评价；③利用信息技术进行自评和他评，强调学生的参与互动，实现评价主体的多元化；④在信息化教学设计中，将教学前的准备阶段、教学过程中、教学活动结束后的全过程与教学评价有机整合，发挥评价对教学和学习的促进作用。

5. 促进学生信息化学习的能力 在信息化教学活动中，学生是教学过程的主体，学生的学习不是依赖于教师的授课与课本的学习，而是利用信息化平台和数字化资源自主地探究，教师、学生之间开展协商讨论、合作学习。因此，通过信息技术与教学资源整合，应达到以下目标。①培养学生具有终身学习的态度和能力。②培养学生具有良好的信息素养能力。③培养学生掌握信息、有效利用资源的学习方法：学会在数字化情境中进行自主发现的学习；学会利用网络通信工具进行沟通交流、合作讨论式的学习；学会利用信息加工工具和创作平台，进行实践创造的学习。

值得一提的是，以上教师信息化教学能力并非是固定不变的，而是处于一种动态变化的状态。在不同的历史时期、不同的社会和教育背景下，教师信息化教学能力的要求是动态的、变化的，但也是有指向性的，教师必须适应这种动态变化的要求。

二、信息化教学设计

（一）信息化教学设计的基本原则

信息化教学设计是指在信息化环境下对教学全过程进行设计，是在综合把握现代教育教学理念的基础上，充分利用信息技术和信息资源，科学合理地安排教与学过程的各个环节和要素，为学习者提供良好的信息化学习条件，促进教学过程和教学效果的优化。信息化教学设计的特点渗透到教学过程中，形成了信息化教学设计的基本原则。

1. 注重对学生自主学习能力的培养 未来教育的显著特征之一就是发展学习者的主体性、主动性。信息化教学设计，强调在信息技术环境中进行学习，重视学生的主体作用，以学生为中心，积极发挥学生学习的自主性，包括对学习内容和学习方式的选择，以及在以"任务驱动"或"解决问题"等教学方式下开展的学习活动中的参与。同时，教师作为学生的帮助者和促进者，引导、督促、组织和评价学生的学习过程，帮助学生掌握主动学习的技巧，给学生独立思考、探索、自我开拓的空间，注重信息化教学过程中学生探究能力的培养。

2. 注重教学情境的设计与转换 信息化教学设计强调学生的积极参与，而活动的参与需要一定的情境支持，因此在信息化教学设计中应注重教学情境的设计。教师要通过设计有真实意义的教学情境来提高学生的学习兴趣，同时还要注重情境的转换，使学生的知识能够得以自然的迁移与深化。在情境的设计与转化过程中，可借助于信息技术手段，选择和组合各种信息技术，设计一个学生可以互相合作和支持，一起使用工具和信息资源参与解决问题的活动，让学生的学习与一定的社会文化背景（即情境）相联系，使学生从原有认知结构中同化新知识，促使学生进行意义建构。通常教学情境的类型有七种：故事情境、问题情境、真实情境、模拟情境、虚拟情境、游戏情境和任务情境。

3. 注重利用各种信息资源支持学生的学习 信息化学习工具和资源的提供和设计，是教师在信息化教学设计中的一项重要任务。在信息化教学过程中，教师要充分发挥信息化学习工具的作用，利用各种丰富开放的学习资源支持学生的学习。例如，提供给学生与教学主题相关的网络资源、典型案例，对学生的学习进行一定的指导和帮助。

4. 注重协作学习和团队合作 信息化教学中，协作学习不仅指学生之间、师生之间的协作，也包括教师之间的协作，但以学生之间的协作学习为主。学生在教师的组织和引导下，以小组或其他协作形式进行学习，在学习过程中互相帮助，共同完成某一项任务，实现"解决问题"的目标。学生之间相互协作，通过集体智慧完善个人对学习内容的理解，在交互过程中培养学生的团队合作能力。

5. 注重对学习过程的评价 在信息化教学设计中，其评价理念的变化在于更多地关注学生的表现和过程：侧重学生应用知识的综合能力的评价；强调学生在学习过程的主动参与；强调评价过程中学生的参与。此外，资源的开放和多样性，也促使信息化教学设计中要对资源进行评价。评价标准的制订则可由教师和学生根据实际问题和所学知识、兴趣和经验共同进行。因此，信息化教学设计不仅评价教学结果，同时关注教学过程的评价，且评价活动贯穿教学过程的始终。

（二）信息化教学设计的步骤与方法

信息化教学设计的过程应充分考虑以学生为中心，要有意识地让学生参与到整个过程，使学生了解设计的过程及其中的各种方法。具体过程如下。

1. 制定阶段性学习目标 在明确总体与阶段性学习目标的前提下，教师可引导学生结合自身情况，分析、制定具体目标。然后根据学生的知识基础进行细化，对基础较好的学生制订的目标可以相对较少，而对基础较为薄弱的学生制定的目标相对较多。在信息化教学的过程中，教师可通过展示学习路线图的方式，不断提醒学生其学习的总体目标和阶段性目标的完成程度。

2. 设计学习任务和问题 该环节是整个信息化教学设计的关键，主要是根据阶段性教学目标，设计真实任务和学习问题，让学生在信息化学习中通过解决具体、真实的问题来达到教学目标。在设计时应注意：①设计之前进行学生特征分析，力求设计出与阶段教学目标和教学内容紧密联系又能激发学生学习兴趣的问题；②设计要合理，所设计的问题和任务不仅要有一定难度，还必须是学生通过努力能够完成的，才能有助于达到促进学生能力提高的目的；③学习任务要明确，问题要有针对性，概括力、指导性要强，通过充分描述或恰当模拟呈现问题的情境，使学生身临其境，从而有利于学生进入问题情境，提高学生深入学习的积极性。

3. 创造并设计学习情境　教学实践证明，即使掌握了大量的知识，也并不意味着学生能够把握何时、何地、如何应用所学知识去解决实际遇到的问题。因此，应将课堂教学与真实事件或真实问题相联系，在情境中传授学习策略和技能。教师可利用丰富的信息技术和信息资源，创设故事情境、问题情境、模拟实验情境、协作情境等，也可将网上多种交流工具如微信、微博、MSN、E-mail、QQ 等应用到各个情境中。通过创设与实际经验相似的学习情境，结合知识背景，使教学过程生动、丰富，从而使学生能够利用原有知识结构中有关的知识、经验去"同化"或"顺应"学习到的新知识。

4. 开发有效信息资源　在教学情境的创设过程中，要注重开发有效的信息资源，二者相辅相成。在信息时代，信息的多样性使学生无时无刻、轻而易举地通过网络、图书馆等找到自己所需的学习资源。然而，信息的无限性与媒体的丰富性又可能会给学习者带来盲从性，这就需要教师提供必要的引导，及时为学生提供一些有效的信息资源及寻求有效资源的方法和手段。

5. 设计协作学习　协作学习的设计是学生在教师指导下，对学习方式、途径、过程进行设计。教师须动态把握教学进程，更多地关注不同层次水平学生的不同需要，然后进行分组学习，提高学习效果。

（三）信息化教学设计过程的关注点

信息化教学设计的过程是连续、动态的，此过程的关注点包括以下几个方面。

1. 教学目标制订的合理性　教师在信息化教学设计的过程中，要关注教学目标是否明确，是否符合相关的课程标准（教学大纲）要求，教学设计中是否考虑到学生的个体差异，教学设计是否能够激发学习者的兴趣，是否符合学习者的认知结构等。另外，教师还要关注学生在各阶段的目标是否符合整体教学目标，详略是否得当，学习路线图是否可行。

2. 情境创设的科学性　主要包括：故事情境的创设是否具有感染力、问题情境的创设是否有启发性、模拟实验情境的创设是否具有真实性、协作情境的创设是否具有交互性等。

3. 教学设计的普适性　教学设计是否能根据具体教学情况的差异进行修改，以便应用于不同的教学对象和教学环境。另外，也需关注教学设计的框架、内容是否对其他课程有借鉴意义和推广价值。

4. 学习情况掌控的有效性　教师在信息化教学设计的过程中，要关注能否及时准确地把握教学进程中学生的学习情况。

（四）信息化教学设计单元包的主要内容

在信息化教学条件下，教学设计单元包是为实现特定学科单元教学目标，基于现代信息技术开发的一套相互关联的课程单元教学计划和支持材料。

1. 单元教学计划　是在信息技术及信息环境的支持下实施的，因此这种教学设计称为信息化教学设计单元包。信息化教学设计单元包是对教学单元的主题、学习目标、所设计的教学/学习活动过程及相关的教学/学习资源的具体描述。

2. 教学支持材料　它是教师为支持学生有效进行学习活动而准备的各类辅助性材料，其中最重要的就是教学案例。教学案例可以是书面形式的案例、口头布置的作业，也可以是录音、录像或影像片段、多媒体案例等。教学支持材料还包括教师的教学课件、在线参考资料、学习资料光盘等。

3. 单元实施方案　包括教学单元中教学活动的具体程序、时间安排等，也就是信息化案例教学的实施过程。单元教学过程实施步骤如下。

（1）教学准备：软件，硬件，环境，学习材料，备课准备，熟悉学生。

（2）教学活动过程：活跃气氛，理论学习，案例展示，个人准备，小组讨论，课堂讨论，任务驱动，效果评价。

（3）教学评价：教学效果与学习效果的评价。

4. 学生作品范例　在教学过程中如果要求学生完成电子作品，教师应事先为学生提供作品的样例，使学生对自己的作品任务有一个整体的认识。范例只起到参考和启发作用，应鼓励学生创新，表达自己的看法与观点。

5. 学生作品评价量规　这是对学生的学习过程与学习结果进行评价的指标，提供结构化的定量评价标准，从内容、技术、创意等方面详细地规定评价指标。利用这种量规来评价学生电子作品，既可以由教师来评价，也可以由学生自评或互评。

6. 教学设计评价　包括对学生收集、整理信息的能力，运用计算机的能力，基本实验操作能力，运用所学知识的感悟能力及创新能力等多方面的评价。

三、信息化教学环境

信息化教学环境，是建立在多媒体计算机和互联网基础之上，在现代教育理论指导下，充分运用现代信息技术建立的能实现教学信息的获取途径和呈现方式多样化、有利于自主学习及协作学习的现代教学环境。信息化教学环境实现了教学信息呈现与教学资源共享，有利于学生主动参与和协作讨论，有利于信息反馈和教师调控。信息化教学环境的特点包括课程教材多媒体化、学习资源共享化、教育时空立体化、自主学习个性化、学习活动合作化、教育管理自动化。

（一）信息化教学环境建设的功能要求

1. 有利于开展多媒体教学　如多媒体教室，将传统的黑板（白板）和多种现代媒体如幻灯、投影、录音、录像、影碟、多媒体计算机等组合成一个有机系统，极大地方便教师进行多媒体教学。

2. 有利于教师对教学过程的调控　既便于教师动手去操作和控制各种教学媒体，又便于取得学生的学习信息进行调控教学进程。

3. 有利于学生学习主体作用的充分发挥　使学生能利用多种感官，主动获取信息、加工信息，提高自身的知识结构与能力。

4. 有利于实施个性化学习　提供的学习资源内容丰富、传输技术先进，以便学生根据自身需求进行有效的个性化学习。

5. 有利于利用和共享多种学习资源　建立统一的学习资源中心和信息传输网络，达到资源的共享和充分利用。

（二）常用的多媒体教学系统

多媒体教学应用就是指利用多媒体计算机，综合处理和控制符号、语言、文字、声音、图形、图像等多媒体信息，将多媒体各个要素按教学要求，进行有机组合并显示在屏幕上，同时完成一系列随机交互式的操作。多媒体教学应用是计算机辅助教学的重要部分，也是当前世界教育技术发展的趋势。

1. 多媒体教室　是当前许多院校课堂教学普遍使用的一种教学环境，是将多种教学媒体汇集于一个教室内，既包括普通教学媒体，如黑板（白板）、书本、挂图、模型、标本等，又包括各种电化教学媒体，如大屏幕投影仪、投影屏幕、多媒体计算机、实物视频展示台、录像机、录音机、电视机等。此外，每一个多媒体教室还配有灯光、窗帘、话筒等辅助设备。同时多媒体教室的计算机都与网络连接，以实现多样化的教学，为各种信息化教学提供了支持。

多媒体教室是一种典型的传递-接受式闭合型教学系统，多种教学媒体按照媒体优化组合和教学设计的原则组织教学活动。多媒体教室具有以下功能：①便于教师利用多种媒体辅助教学活动；②能利用视音频多种媒体组合，优化教学过程，突破教学重点、难点，提高教学质量与效率；③多功能型多媒体教室便于观摩示范教学，以扩大教学规模；④用于开展新型教学模式的教学实验与研究；⑤用于多媒体学术报告、专题讲座等活动。

2. 多媒体网络教室　主要由网络连接的多媒体计算机和其他多媒体设备如投影仪、扩音设备等组成。多媒体网络教室除了具备多媒体教室的功能外，教师机和学生机之间、学生机和学生机之间还可以通过网络交换信息，教师通过教师机广播教学，利用电子白板功能进行要点讲解，监控学生机操作等。

多媒体网络教室具有以下功能：①视听教学功能，有利于大量多媒体信息展示，轻松实现集体授课、协作学习、探究学习等多种教学方式；②交互辅导功能，可进行个别化的辅导，学生在各种教学方式下均可与教师进行沟通、交流，及时得到教师的帮助和指导；③实时监控功能，利于教师实时监控学生的学习行为，及时发现学生在学习过程中的问题，利于发挥教师在课堂教学中的主导作用。

3. 多媒体学习中心 多媒体学习中心的多种媒体主要是供学生自主学习使用，媒体成为学生学习的主要工具，教师在教学活动中起指导作用，多种媒体被放置于房间的不同区域以便于学生取用。在美国，许多学校普遍都设置和使用这一类型的学习环境。多媒体学习中心教学媒体设置大致可分为下列几个区域。

（1）学生学习活动区：一般被安排在房间中央，桌椅摆放便于个别化学习和小组讨论。
（2）文字印刷资料区：用于摆设学科学习需用的教科书、参考资料、图片、挂图等。
（3）模型、标本区：摆放各类实物、标本和模型等。
（4）媒体区：设有幻灯投影媒体、录音媒体、电视录像媒体和联网的计算机。
（5）学生作业展示区：学生作业可写于黑（白）板上，或用纸书写后，张贴在板报栏上。
（6）教师指导学习区：备有黑板（白板）和各种呈现教学信息的媒体与工具，便于教师进行指导性的讲授；另外，在房间一角设有教师专用的办公桌和相应的教学资料，便于教师准备教学和接受学生咨询，指导学生进行高效率的学习活动。

多媒体学习中心的功能：①为学生营造了优良的自主学习环境，为学生进行个别化学习和小组学习提供多种媒体的良好学习条件；②便于开展学生个别自主学习的教学实验与效果研究；③有利于学生参与意识的培养和学习积极性、主动性的发挥；④有利于培养学生全面的信息能力；⑤有利于培养学生之间的合作精神；⑥有利于培养具有创新精神、创新能力的新型人才。

4. 微格教学系统 微格教学是一种利用现代化教学技术手段来培训师范生和在职教师教学技能的系统方法。微格教学创始人之一——美国斯坦福大学教育学博士艾伦认为，微格教学"是一个缩小了的、可控制的教学环境，它使准备成为或已经是教师的人有可能集中掌握某一特定的教学技能和教学内容"。微格教学实际上是提供一个训练环境，使日常复杂的课堂教学得以精简，并能使训练者获得大量的反馈评价。

微格教学系统一般由微格教室、控制室、示范室、观摩室组成。随着信息技术的发展，数字化的微格教学系统应运而生，它将多媒体教学网络、闭路电视系统、微格教学系统完全融为一体，为辅助传统教学创建了一个功能强大的数字化多媒体网络环境。在这里，观摩和评价系统均采用计算机设备，并通过交换机联结校园网或因特网。信息记录方式采用硬盘存储，或刻录成光盘，人们可以随时随地通过网络或光盘进行点播、测评与观摩。

数字化微格教室是将计算机技术、网络技术、视音频技术、视频压缩技术、存储技术及传输技术进行综合性的应用，构建出一个集视音频录制、实时监控、局域网点播为一体的系统。其教学优势主要体现在：①实现录制与回放的分离；②以数字方式存储视频资料；③实现在校园网内的点播观看；④无限次的点播调阅。

数字化微格教室由角色扮演室、控制室和视听分析室三部分组成，在角色扮演室中配置高清晰度彩色摄像机、云台、云台控制解码器等设备。控制室主要放置录像机、视音频处理器、同步监视电视墙、系统控制单元、视频服务器等设备，主要用于对各个微格教室进行录像控制，同步观看各个微格教室的训练情况，提供训练时的实时录像。视听分析室中配置联网计算机和大屏幕电视机。

5. 校园网络系统
（1）"数字化校园"与校园网：教育要信息化，首先必须是校园数字化。"数字化校园"是以校园网为背景的集教、学、管理、娱乐为一体的一种新型数字化的工作、学习、生活环境。其特点应突出体现在三个方面：①网络化，是一种趋势，所有的工作、学习、生活都将被赋予鲜明的网络特色，如数字化管理、数字化图书馆、科研管理、资源共享等，这一切都将直接或间接地与因特网相连；②智能化，就是自动化，是通过一系列智能技术使设备或者系统部分地具有人的智能，从而能够部分地代表人的劳动；③个性化，通过网络，人们可以将自己的需求发布出去，也可以通过其网站和定制系统获得所有具有相同需求的资料。可以说，个性化是信息技术所取得的最为伟大的成就之一，数字化校园为个性化教学开辟了广阔的视野。

校园网是以现代教育技术、网络技术、多媒体技术和计算机技术为基础，向远程教学的学生、教师提供教学、科研、管理及综合信息服务的多媒体宽带传输系统。校园网是"数字化校园"的核心，是学校教学、远程开放教育基础设施建设中的一项重要组成部分。

（2）校园网的功能：①多媒体教学功能。校园网为远程开放教学和科研提供现代化的信息传输环境，提供教学资源，辅助教师备课，参与课堂教学活动和支持教师业务提高等；校园网也是为学生学习活动提供支持服务的现代化信息传输系统，学生可用网络资源和信息技术进行网上学习、答疑、提交作业、开展实践和讨论等一系列教学活动。在网络教学中，教师能够充分利用网络技术的优势，依托多媒体技术的功能，综合各种媒体资源，形象直观地进行授课，激发学生的学习兴趣，引导学生自主学习，从而提高学生学习效率。②办公自动化管理功能。校园网具有教务、行政和后勤管理功能。通过建立教职员工的信息、学生信息、教务信息和教学信息等数据库，实现计算机智能化管理，有利于提高学校日常事务处理的效率和准确性，实现网络化、自动化、数字化的无纸化办公。③信息交流服务功能。通过因特网接入服务，可满足校内外各种通信要求，提供电子邮件、网络视频会议、远程教育、专题研讨及网络信息的发布、检索、浏览、存取和交流等信息服务。

四、信息化教学的应用与评价

> **案例 8-2**
> **微课带来的改变**
> 李英是某大学附属医院的一名 ICU 护士，由于经常上夜班，她对大学、护理部或者科室提供的继续教育的相关内容，均持漠不关心的态度。因为她认为上课的时间都是上午，对于刚下夜班的自己来说，无法集中精力上 2~4 节课，即便努力认真听讲，效果也差强人意。不久前，护理部为每个科室的移动护士站增加了护理学专业相关的微课视频，方便护士抽空观看。李英便利用自己的零散时间，加强业务学习。
> **问题：** 除此之外，如何应用信息化教学提高李英的学习主动性和学习效果？

（一）信息化教学对护理教育的意义

信息技术的迅猛发展，给 21 世纪的教育事业带来了一场重大变革，对历史悠久的传统教育模式来说，既有机遇更有挑战。护理教育也不例外，传统的护理教育教学模式和方法，同样受到信息技术的影响而不断变化发展。一些新技术、新方法为护理教学提供了新的发展空间，从而促进护理教育新的教学理念、新的教学模式、新的教育方法不断涌现。不管这些新的理念、模式、方法是否成熟，这些探索对改进和提高护理教育质量和教学效果都是十分有意义的。

1. 信息化教学为护理教育带来改变　在护理教育教学中应用信息技术，对开发护理教育资源、优化护理教育过程、提高护理教育质量、推动护理教育的改革和发展都有积极意义，同时也带动了传统护理教学模式和方法的改变。

与传统护理教学模式相比，信息化护理教学模式多了人机关系、技术环境等要素，信息资源丰富、数据量大，改变了传统的知识储备、传播和提取方式，通过信息资源共享使护理网络教学资源作用最大化。同时通过信息技术开展护理技能训练活动和交流，不仅可以避免教师操作方法的差异，还可打破时空的限制，建立一个开放透明的护理教学与学习环境，在个体、群体、众体三个层次进行同步或异步的教学训练活动，从而促进教授者与学习者、学习者与学习者、教授者与教授者、学习者与学习资源之间的联系，增强互动性和交流性，实现语音、视频、传统文件等诸多因素互动的效果。

2. 信息化护理教学的意义

（1）利于促进护理教育现代化：护理教育现代化包括护理教育理念现代化、护理教育方法现代化、护理教育内容现代化、护理教育技术手段现代化、护理教育设施现代化、护理教育管理现代化等，而哪一个"化"都离不开护理教育信息化，可以说，教育信息化是教育现代化的必由之路：一是可以为护理教育现代化提供方法和途径，其显著特点之一是信息化教学不再只是辅助性的教学手段，而是贯穿护理教学全过程的不可分割的要素，从而实现信息化与教学过程的自然融合；二是充分利用信息技术的丰富表现力，制作教案文本、图片、视频、音频等相结合的多媒体课件，充分展现医护知识的生命力，增强知识的穿透力，直接刺激学生的多种感官，提高学习兴趣，帮助学生加强对知识的记忆；三是在信息化教学过程中，难免出现一些新问题，通过研究、解决这些新问题，更能丰富护理教育信息化的内容，促进教育全过程和教育要素的深刻变革和不断进步。

（2）利于培养创新性护理学专业人才：现代医疗体系的建立和运转，需要一大批业务精湛、知识广博、忠于职守、富于创造力、具有高尚道德情操的护理学专业创新人才队伍。培养护理创新人才实际上是护理学专业素质教育的目标。近几年的教学实践证明，护理教育信息化既有利于素质教育的实施，也有利于护理学专业创新人才的培养。首先，护理教育信息化为护理学专业素质教育创造了良好环境，使因材施教和个性化教学有机地融合在一起，实现在线学习、在线讨论交流和远程实时互动，使学生从共性制约中解放出来，充分发挥学生的个性特征；其次，在护理教育信息化的环境下，实际上给了学生根据个人兴趣与个体差异对所学知识和学习进程在一定范围内的自主选择权，提高了学生的学习积极性和学习效果；再次，学生喜欢钻研某一专题时，可以通过检索、收集、分析和处理拓宽思路，培养学生发现问题、解决问题、独立思考能力及创新能力。

（3）利于护理学专业优质教育资源的共享：当前，我国处在社会主义初级阶段，医疗资源、教育资源分配不公的问题仍然存在，优质医疗和教育资源多集中于大、中城市，偏远地区、欠发达地区相对匮乏。运用信息化技术和方法建立护理教育网络系统，针对不同的教育对象设立不同的专业知识模块，开展远程护理教育和护理学专业知识培训、搭建信息化护理教育平台，给受教育者以更多选择，是解决护理教育资源分配不公问题的一条最现实、最直接、见效最快的途径。通过这个平台，提供学习、进修机会，可以让偏远地区、欠发达地区没有条件上医学院校的人共享优质教育资源，从而为这些地区培养急需的护理学专业人才，在一定程度上解决这些地区老百姓"看病难"的问题。

（二）大规模开放式在线课程

1. 大规模开放式在线课程的概念 大规模开放式在线课程（massive open online course，MOOC 或慕课）是近年来在全球范围开始流行的一种革新性的在线教育模式，是 21 世纪互联网时代下信息化教学的新产物。MOOC 大多被称赞其使教育具有易得性，但同时也被质疑其参与者的低完成率。护理教育者在考虑是否或如何使用 MOOC 时，应先了解什么是 MOOC。

"大规模"（massive）：与一般传统课程只有几十到几百名学生不同的是，一门 MOOC 可达上万人，甚至上百万人或更多。

"开放"（open）：在 MOOC 平台上，凡是有兴趣的、希望加入学习的人都可以进入学习，不分国籍，没有限制，有的甚至不需要注册即可进入学习。

"在线"（online）：学习的过程都是在线完成，只要能连接互联网即可参与，不受空间的限制。

"课程"（course）：跟传统课堂一样，有开课和结课的时间，也有相应的课程作业或考试，是有目的、有计划的教育活动。

麦克米兰字典（Macmillan dictionary）是这样定义 MOOC 的，"MOOC: a course of study offered over the Internet which is free and has a very large number of participants"。意思是"大规模开放式在线课程：是一种通过互联网免费获取的，并有大量参与者的课程"。

目前尚没有一个对 MOOC 较为权威的统一定义，但一般来说，MOOC 是一种通过互联网学习、没有限制的课程，可免费获取教育资源，是一种全新的获取知识的渠道和学习的模式。

2. MOOC 和在线视频公开课 MOOC 和在线视频公开课一样，都是由教育者设计，课程材料包括教学大纲、阅读材料、作业等。但 MOOC 和视频公开课又有所不同，公开课是一种教学资源的建设，而 MOOC 不仅仅提供了一种学习资源，更实现了整个教学过程的参与性。

MOOC 具有互动性和参与性。在线视频公开课不具备教师和在线观看视频的学生之间的互动性，此学习过程只是一个纯粹的视频观看过程，学生单向地接受知识。而 MOOC 中的教与学是双向的、互动的，教育者和学生可以直接相互交流，也可对彼此的表现进行相互评价，此外，学生之间也可通过即时聊天软件或在线论坛相互交流，以促进学习效果。

MOOC 是一个完整的教学过程。在线视频公共课要求学生自学，自由安排时间和空间进行学习，并且学习时间一般为每周几十分钟到 2 小时。而 MOOC 与传统教学方式一样，有固定的开课时间，课程内学习也具有传统教学中的阶段性，并不是在开课时就开放所有教学资料，阶段性课程和测验需要在规定的时间内，通过课程的学生会获得开课教师出具的"课程结业证明"成绩单或学分证明。另外，MOOC 的视频资料一般被设计在 10～20 分钟，有提高学习者的碎片化学习的效果，对时间有限、注意力不易集中或工作繁忙的学生而言，MOOC 是更佳的选择。

3. MOOC 的优缺点

（1）MOOC 的优点：①开放性，首先，MOOC 吸引人的是其开放性和易得性，不设定学习的门槛，学习者可以来自任何国家或地区，开放给任何年龄、学历、身份或地位的人，学生可以参加学习、沟通交流及讨论。另外，在 MOOC 教学平台上，学生可以接触到一流大学的课程和世界知名的教授或教师，学生可以在平台上自由学习想要了解的课程，享受世界知名高等院校的优质教学资源。②自主性，MOOC 充分满足学习者的自主性、灵活性、主动性和积极性。学习者可以根据自己的兴趣、需求、时间和空间等因素，安排学习的地点、内容和方式，选择他们需要参与讨论的部分，充分实现个人学习目标，真正成为学习的主人。③系统性，MOOC 设计基本与传统的课程设计一致，有相应的开课和结课的时间，每门课每周有阶段性的学习内容和作业或期末考试。平时学生每周需要若干小时不等的学习时间，而要想拿到好成绩，需要有每周在线观看课程内容记录，还要按时提交作业，完成相应的测验或考试。④互动性，互联网的发达使教师和学生的互动不再需要空间的统一，也就是说比起传统教学中的面授形式中的互动，MOOC 的互动性更大，使教师和学生的交流更及时和方便，只需要使用一种相同的即时聊天软件或登录同一个在线论坛就能实现互动和交流。

（2）MOOC 的缺点：①成本高，MOOC 的运用，需要建立一个可行的、可持续性的财务支持模式。对很多学校和教育机构来说，开发和维护成本将是一个障碍。MOOC 平台的前期建设和后期维护所投入的财力和人力，都可能导致一些高等院校或教育机构无法发展 MOOC 这种教育资源。②完成率低，到目前为止，学习者的毕业率很低，通常只有 4% 的学习者可以完成课程。由于 MOOC 的阶段性，很多 MOOC 的主讲教授设计的阶段性作业较不合理，或学生的自主性差，无法按时保质地完成课程内容，使得结业率低，无法达到 MOOC 开设的目标。③认证难，迄今为止，绝大部分高等院校还不能为全日制大学的学生提供 MOOC 学分的认证。如何获得学分及对可发放学分的院校或教育机构进行认证，是亟待解决的问题。

4. 常用的 MOOC 平台

（1）学堂在线：是国内首个由高校发起的 MOOC 平台，于 2013 年 10 月正式上线，也是目前最大的中文平台，由清华大学赞助，是教育部在线教育研究中心的研究交流和成果应用平台。

http://www.xuetangx.com/

（2）中国大学 MOOC：是由网易与高教社携手推出的在线教育平台，承接教育部国家精品开放课程任务，于 2014 年上线。截至 2017 年 2 月，向大众提供中国 140 所高校的 640 门 MOOC，涵盖文学艺术、哲学历史、经管法学、基础科学、工程技术、农林医药等领域。

http：//www.icourse163.org/

（3）中国医学教育慕课联盟官方平台——人卫慕课：成立于 2014 年 11 月 29 日，是全球首个医学专业慕课平台（medical massive open online course of China，MMOOCC）。由人民卫生出版社引领，联合了吉林大学白求恩医学院、上海交通大学医学院、四川大学华西医学院、中山大学中山医学院、安徽医科大学等 53 家国内一流医学院校及中华医学会、中国医师协会等组织，共同作为发起单位，目前联盟单位已逾 200 家，几乎涵盖了国内所有的医学院校。

http：//www.pmphmooc.com/

（4）Coursera：成立于 2012 年 3 月，是由美国斯坦福大学的计算机学家 Daphne Koller 和 Andrew Ng 共同创立的一个非营利性教育平台，免费提供在线课程，是现今全球最大的 MOOC 平台。截至 2017 年 2 月，Coursera 已与全球 29 个国家 149 所大学或机构建立了合作关系，共发布课程 2049 门。

https：//www.coursera.org/

（5）edX：是由美国麻省理工学院和哈佛大学于 2012 年 5 月共同创建的非营利性教育网站，是全球第二大 MOOC 平台。

https：//www.edx.org/

（6）Udacity：是创办于 2012 年 1 月的一个营利性平台，主推技术性强的应用型课程，尤其以计算机科学的相关课程为其特色。

https：//www.udacity.com/

（7）FutureLearn：是一个英国 MOOC 平台，需参加现场考试获得高级证书。

http：//www.futurelearn.com/

（8）可汗学院（Khan academy）：是由孟加拉裔美国人莎尔曼可汗创立的一家非营利的教育组织，主旨在于利用网络影片进行免费授课。

http：//www.khanacademy.org/

（三）微课与翻转课堂

1. 微课 在高等教育领域中，出现了关于微课视频的在线教学与课堂教学的新方法，无疑又推动了一股"微"潮流的扩大和流行。微博、微信、微电影、微小说、微访谈等"微"事物，都是科技不断进步的产物，而这股"微"势力也慢慢延伸到了教育领域。这个新生事物使教育方法不断更新，给传统课堂带来了更多的变化，提出了新的教育理念，推送了新的教学模式。

（1）微课的定义：微课（microlecture）是按照课程目标和教学实践的要求，以视频为主要载体，在教学过程中围绕某个知识点或教学环节而开展的精彩的教学活动。微课是以主题模块组织起来的相对完整并独立的小规模课程，适用于教学中的各个阶段及各种课程类型，如传统教学法中的讲授型课程或 MOOC 中都可使用微课。

（2）微课的特点：相对于传统课程的教学，微课的教学目标相对单一，教学内容相对精练，教学目的相对明确。微课的最主要特点就是在短时间内传递教学过程中的某个较短的阶段或某个知识点。针对护理学专业性强的特点，更能体现出微课这种新型教学方法的优势。

1）时间短：微课的时长一般为 3~10 分钟，视频是微课的主要组成内容。相对于传统课程 45~90 分钟的时长安排，微课更能吸引学生的注意力，获得理想的教学效果。据此特点，护理教师可将传统的一节课设计成包含若干个微课的新型课堂，或将较复杂的护理操作技术分步骤设计成几个微课视频，供护理学生反复观看。

2）内容少：突出某个学科知识点或技能点。相对于要完成诸多教学内容的传统课程，微课的内容更精练，问题更集中，主题更鲜明。在微课设计中，知识点一般是学生认为较难、较不易掌握的内容和问题，重点、难点、疑点较为突出，或着重反映出某个教学环节或教学活动，方便学生在学习过程中掌握。

3）容量小：适用于基于移动设备的移动式学习。微课视频及相关资料的容量一般在十几到几十兆，格式一般是支持在线播放的流媒体格式，可方便学生在线观看课程，查看相关资料，也可被灵活下载保存到个人的台式电脑、笔记本电脑、手机、平板电脑等终端机器上。

4）情景化：微课的教学内容一般是主题突出，相对完整，构成一个主题鲜明、类型多样、结构紧凑的单元资源包，营造出真实的资源环境。师生在一种具体典型案例化的教学情境中，易于实现高阶段的学习能力和教学观念、技能，并加以提升，从而提高教师教的水平和学生学的能力。

5）便传播：微课不受时空限制，只要有计算机或智能手机，随时随地可以观看、学习；不受开课结课的限制，可反复观看和复习，学生在学习过程中完全有自主空间。教师可随时观摩、更新和修改知识内容，教师之间进行经验交流和同行评估也很方便。

6）易制作：微课由多种途径和设备制作，以实用为宗旨。与 MOOC 相比，微课的制作相对简单，制作的成本不高，最常用的制作方法是 PPT 屏幕录制法，对操作性强的护理学专业，制作护理操作技术的微课也较为普遍。

2. 翻转课堂

（1）翻转课堂的概念：翻转课堂（flipped classroom），顾名思义是相对于传统课程的讲授法的教学模式。讲授法是教师在课堂上讲解知识，给予学生课后需要完成的作业；而翻转课堂是让学生在上课前通过观看微课、MOOC，或从互联网下载辅助资料或学习材料进行学习，而课堂时间则用来解答学生的疑问和困惑，帮助学生深入、全面地掌握和运用所学知识。

传统课堂上，知识传授是由教师在课堂上通过讲授法完成的，知识内化则需要通过学生在课后完成教师布置的作业等来实现。与传统课堂上知识传授和知识内化的教学过程不同的是，在翻转课堂上，知识传授是通过信息化技术的辅助在课前完成的，知识内化的过程则由教师在课上与学生配合完成。由于受学生的自主性等因素的影响，传统课堂的知识内化阶段效果欠佳甚至被省略，学生在此阶段可能一味地复习知识点，并不会积极地提出问题和思考问题。而翻转课堂，学生课前通过微课或 MOOC 等网络学习后，带着问题走进翻转课堂，在思考问题、提出问题的基础上，对知识进一步探索研究，大大深化了学生对知识的理解，也有利于学生自主性、互动性、创新性和个性化的培养。

（2）翻转课堂的特点：①先学后教，改变传统的教学模式。在翻转课堂的教学模式下，学生需要在课前学习网络资源的内容，完成阶段性作业或测验。回到课堂上，就尚未明白或难以理解的内容与作业或测验中的疑问，与教师共同研讨解决。这是一种前行的先学后教的教学模式，与传统模式相比，此模式较为突出的优点：一是反馈及时，包括对课前作业或测验的反馈和课上过程的反馈；二是资料易于保存，微课、录音、电子书等网络资源更便于学生保存和复习。②与微课相得益彰。短小精悍是微课的特点，而翻转课堂可结合微课的呈现方式。大多翻转课堂在上课前使用的微课视频只有几分钟到十几分钟，每个视频都针对一部分或一个特定的问题，针对性强，查找和保存都较为方便，且便于学生在学习过程中暂停或回放，视频的长度也控制在学生注意力可以集中的时间范围内，更有利于学生的自主学习。而教师需在较短的时间内精彩且完整地将知识点呈现出来，一方面充分体现教师的教学能力，另一方面也促进整体教学质量的提高。③有效提升学生的自主学习能力：现今高等院校的学生中存在着"选修课必逃，必修课选逃"的风气，通过翻转课堂，让学生明白，在学习过程中，学习的主导不是教师而是学生自己，学生得对自己的学习负责，只有明确自己真正的学习目标，才会为实现目标进行努力。在此模式下，学生不再只是安静地听讲，而是在课堂上积极提问、发言、参与讨论，不仅要与教师沟通，还要与同学共同完成小组作业，最终达到真正投入的学习。

（四）信息化教学的评价

教学评价是一种价值评判活动，评价的过程和结果都是为评价的目的服务的。无论哪种教学方法，有教学就得有对教学的评价。信息化教学作为新的教学模式和教学方法，更应进行科学、客观的评价。同时，教学评价不单纯是教学管理的一个环节或者一个手段，而且是一个动态的、发展的过程，这个过程既包括对教师的教学评价，也包括对学生的学习评价，还包括对影响教学活动的一系列因素的评价。

目前，信息化教学的指标包括对教师的评价，如学习资料的提供程度、教学活动的组织能力、批改作业与答疑的实效、师生的互动性；对学生的评价，如学习活动的交互性、提问等参与度、资源利用使用率、学习态度、学习策略、学习后的作业完成情况、考试成绩；对网络课程资源的评价，如网络资源的内容等。

（王莉莉　王　湘）

思 考 题

1. 请观摩一堂课，分析授课教师运用了哪些教学方法和教学媒体，结合教学方法与媒体的使用原则，试分析其使用的教学方法和媒体是否合适？应如何改进？

2. 假如你是某高校护理学专业教师，教学对象是 20 名大三学生，教学内容为"糖尿病患者的护理"，教学时间为 2 学时。请你根据以上场景设计一堂课，运用哪些教学方法与媒体才能更好地完成教学任务，达到教学目标。

3. 目前，随着电脑和多媒体技术进入课堂，越来越多的教师选择用方便、简单的课件演示代替传统板书。不少教师为此感到困惑，教学手段搭上现代化快车后，教师的一手漂亮板书，到底还需要吗？请问你对这个话题有什么看法？传统的板书在课堂授课中有必要吗？

4. 请比较 MOOC 和在线视频公开课的异同。

第九章 护理教学评价

【学习目标】

识记
1. 能正确陈述教学评价的分类和功能。
2. 能正确描述学生学业评价的依据。
3. 能够正确陈述评价护理学生临床护理能力的基本内容。
4. 能够正确陈述护理教师课堂授课评价的内容。

理解
1. 能够用自己的语言正确解释下列概念：教育测量、教育评价、教学测量、教学评价、诊断性评价、形成性评价、总结性评价、相对评价、绝对评价、个体内差异评价、试题难度、区别度、信度、效度、同行评价、床边考核法。
2. 能够列举各种学生学业评价方法的优劣和适用范围。
3. 能举例说明学生临床护理能力评价的方法及影响因素。
4. 能举例说明护理学专业课程的课堂教学环节。

运用
1. 能够根据试题的编制原则编制各种类型的试题。
2. 能够对试题质量进行分析。
3. 能根据需要选择对学生临床护理能力评价的方法。
4. 能根据需要选择课堂授课效果的评价途径及评价方法。

> **案例 9-1**
> 王老师在某高校护理学院担任《护理教育学》的授课，该课程以往采用期末闭卷笔试进行考试，王老师发现学生平时学习积极性不高，期末突击"背书"的现象普遍，而且对知识的应用存在较多问题。王老师拟对课程考试形式进行改进。
> 问题：
> 1. 进行考试改革的依据有哪些？
> 2. 如何改进该课程的考试形式？

护理教学评价贯穿于教学过程的始终，是教学各个环节中必不可少的一环。要知道教师教得怎么样，学生学得怎么样，也就是教学的有效性如何，都可以通过教学评价得到结果。通过长期的教学实践，教学评价的内容和方法会发生一定的变化，教师应知晓教学评价的相关概念、类型、内容和方法，以便有效地进行教学评价，以达到检验和促进教与学的目的，不断提升教学质量。

第一节 教学评价概述

一、相关概念

（一）测量与评价

1. 测量（measurement） 是根据一定的规则要求，对事物的某一特性进行数量化的过程，即对事物量的测定，可以进行打分或者计数。例如：通过血压计对人体的血压进行测定，得出具体数值。

2. 评价（evaluation） 是对照一定的标准，对事物的某一特性进行价值判断的过程。可以通过测量得到事物的特性信息，然后根据标准进行评价。例如：根据高血压的标准判定个体的血压情况。

通过以上两个概念可以知道测量与评价之间的关系：①测量是事实判断、客观存在，探讨事物的现象、本质和规律等属性；评价则是价值判断，探讨事物的价值属性，以认识、情感、意识等多种形式来综合反映。②事实判断是价值判断的基础，也就是要进行合理的价值选择，必须以弄清事实为基础。③评价是对测量结果的解释，如果不进行评价，没有分析和判定，那么测量的结果就失去了意义。

（二）教育测量与教育评价

1. 教育测量（educational measurement） 是对教育领域内事物的属性进行科学测定的活动。例如，对教育现状、教育效果，对学生的学业成就及能力、品格、学术能力倾向等方面进行的测量。教育测量以现代教育学、心理学和统计学为基础，应用各种测试手段和方法进行事实判断，本质上属于心理测量。

2. 教育评价（educational evaluation） 是对教育的价值做出判断的活动，从而达到教育价值增值的目的，包括对教育活动满足社会与个体需要的程度做出判断，对教育活动显示的或潜在的价值做出判断。教育评价的对象涉及教育领域的一切方面，如对教育体制、教育目标、教育管理、教育内容与方法等，对学校而言，教育评价应以与教学质量有关的对象为中心。

和测量与评价之间的关系一样，教育测量是教育评价的基础，是对有关教育的属性进行事实判断，继而做出优劣、对错的判断。

（三）教学测量与教学评价

1. 教学测量 是指应用测量手段对教学活动进行量的测定。对教学投入、学生的能力、教师的授课质量等方面均可测量，如对教学设备、教学场地、教学人员、教学经费等的投入情况进行量化描述，体现学校的教学投入情况。

2. 教学评价 是教育评价的重要组成部分，根据教学目标的要求，通过系统地收集有关教学的信息，按照一定的标准对教学活动中的过程和结果做出综合价值分析和判断的过程。通过教学评价可以为被评价者自我完善、有关部门进行科学决策提供依据。教学评价的对象一般包括教学过程中的人和事，如对教师、学生、教学管理人员，对教学设施、教学内容、教学方法及手段、教学管理、学习效果、课程设置等因素进行的评价。教学评价最主要的是对学生学习效果的评价和教师教学工作过程的评价。

护理教学评价就是根据护理教学目标的要求，对护理教学活动做出价值判断的过程。其目的是促进护理教学目标的实现，提高教学质量，推进教学改革，改善教学管理。例如，《基础护理学》课程结束后，为了评价学生的学业情况，可以组织期末技能考试、理论考试，得出学生的成绩，这就是进行教学测量；再对考试的结果进行分析，判断学生是否达到该门课程的教学目标，在哪些方面存在差距，这就是进行教学评价。

二、教学评价的分类

教学评价的种类很多，可以从不同角度、不同标准进行分类。在实际应用过程中应根据不同评价的特点和用途进行选择，有时还要结合多种评价方法。

（一）按照评价的目的进行分类

根据教学评价在教学活动中发挥作用的不同，分为诊断性评价、形成性评价和总结性评价三种类型。

1. 诊断性评价（diagnostic evaluation） 又称为准备性评价，是指在教学活动开始前，主要对学生的学习准备情况做出鉴定，以便采取措施进行相应的教学设计，使教学计划顺利、有效的实施。诊断性评价一般在课程、学期、学年开始时进行；也可以在新的学习阶段或者学习新章节前进行。诊断性评价的目的在于了解学生是否具有实现新的学习目标所必须具有的知识和能力水平，适当安置学生以利于因材施教。试题编制时应难度适中、区别度高、内容广泛。例如，《大学英语》课程前对学生进行考试，根据学生的成绩进行分层次教学；又如，教师在讲授《外科护理学》中"阑尾炎患者的护理"之前检查学生对阑尾炎的解剖、生理方面基础医学知识掌握的情况，据此进行教学设计。

2. 形成性评价（formative evaluation） 又称过程评价，是在教学过程中，为检查在教学过程中被评价者的进展情况，保证教学目标得以实现而进行的评价。形成性评价的主要目的是改进、完善教学过程。例如，在某几个章节教学结束后进行章节测验，检验学生这一阶段的学习情况，及时进行反馈，调整教学方法和内容，不断改进；又如，在教学过程中组织教学相长会，对学生的学习情况、教师的教学情况及教学管理情况进行评价，找出这一阶段存在的问题，进行改进。

3. 总结性评价（summative evaluation） 又称终结性评价，在教学活动告一段落后，以预先设定的教学目标为标准，对被评价者达成目标的程度做出评价。总结性评价注重考查学生对知识掌握的整体程度，故试题编制时应概括水平较高，测验内容范围较广，如期末考试、毕业考试等。

（二）按照评价的标准进行分类

根据评价的标准不同，可分为相对性评价、绝对性评价、个体内差异评价。

1. 相对性评价（relative evaluation） 又称常模参照性评价，是以评价群体的平均水平作为参照点，将被评价者进行排名、比较优劣的评价方法。相对性评价标准设定在评价对象以内，考查评价对象在群体中的相对位置。通常采用百分制，60分以下为不及格，60分以上为及格；也可采用优、良、中、及格、不及格进行五级计分。这种评价不在于判断个体达到目标的程度，区分其学习的优劣，判断个体在群体中的相对位置，主要用于选拔，但是无法体现达到目标的程度，不利于反馈。对学生而言，可以在比较中判断自己的位置，激发竞争意识，如高考、招聘等均属于这种评价方式，用来"择优录取"。

2. 绝对性评价（absolute evaluation） 又称目标参照性评价，是在被评价对象的集合以外确定一个客观标准（如教学目标）为参照点，以判断被评价者是否达标或达标程度的评价方法。绝对评价的标准是设定在评价对象以外的客观标准，考查评价对象在群体中的绝对位置。这种评价不是区分个体之间的差异，不区别学生学习程度上的差异，而主要用来检验学习的效果，评价考查的内容是否达到既定的标准。对学生而言，可以根据评价结果及时发现差距，如各类资格考试、毕业考试、课程的期末考试等均属于这种评价方式，检验被评价者对指定的知识和技能掌握的如何，是否达到一定的标准。

3. 个体内差异评价（individual referenced evaluation） 是将学生个体的过去与现在的情况进行比较，或者将个体的各个方面进行比较。其目的是帮助被评价者对个人不同阶段的学业发展情况有所了解，适时进行调整。例如，将学生的一门课程的期中与期末考试成绩进行比较，可以了解学生的学业进展情况；而若将理论成绩与实验成绩进行比较，可以知道学生这两方面的优劣所在。

（三）其他

根据评价方法不同，分为定量评价和定性评价。根据评价主体不同，可以分为自我评价和他人评价。按照资料分析的方式不同，分为统计分析评价和模糊综合评价。

三、教学评价的功能

（一）导向功能

导向功能是指教学评价具有引导评价对象向评价标准努力发展的功能。教学评价的标准将成为教学活动中师生教与学的发展方向，应当重视评价标准的科学制订，从而保证教学始终沿着正确的方向发展。例如，教学中发现护理学专业的学生重技能操作、轻思维训练，则在毕业技能考核中既要包括操作项目、又要体现临床护理思维在实际工作中的运用，这样临床教师和学生双方在临床实习时就会重视临床护理思维的训练和学习，不仅要知道"做什么"，还要知道"为什么"，以达到临床护理综合技能的提升。

（二）鉴别和选拔功能

鉴别和选拔功能是指教学评价具有辨别评价对象优劣、水平高低、合格与否的功能。通过教学评价可以对学生在知识掌握和能力发展上的程度不同做出区分，便于分出等级，为各种目的进行选拔。可以了解教师教学的效果和水平、优点和问题，以便对教师进行考查和鉴别，为教师晋升、培训等工作提供依据。

（三）反馈功能

反馈功能指教学评价能使教师和学生知道教学过程的结果，及时地提供信息反馈。只有通过反馈信息来调节行为，才有可能达到一定的目标，使教学活动产生良性循环。教师获得教学评价的反馈信息，能及时了解自己教学过程中的优点和不足，能够有针对性地进行调节，不断提高教学水平。学生获得反馈信息，能加深对自己各方面学习状况的了解，找到自己的不足和差距，从而调整自己的学习。

（四）决策功能

决策功能是指教学评价能够为教学工作决策提供依据。教学工作涉及方面较多，通过教学评价，全面和准确地了解情况，才能做出正确的决策。

（五）激励功能

激励功能指教学评价能够激发评价对象的情感，激励上进的功能。通过适当的教学评价，可以调动教师工作的积极性，激发学生的学习动机。

知识拓展

本科医学教育标准-护理学专业（初稿）
教 育 评 价

1. 教育评价机制

（1）护理学院（系）必须建立教育评价体系，使领导、行政管理人员、教师和学生能够积极参与教育评价活动，形成有效的教育质量监控运行机制，以确保课程计划的实施及各个教学环节的正常运行，并能及时发现和解决问题。

（2）教育评价必须贯穿教学全过程和各环节，其重点是对教育计划、教育过程及教育效果的监测。

2. 教师和学生反馈　护理学院（系）必须确定相应机构或人员，系统地搜集和分析教师与学生的反馈意见，以获得有效的教学管理信息，为改进教学工作提供决策依据。

3. 利益方的参与

（1）护理学院（系）的领导、行政管理人员、教职人员和学生必须参与教育评价。

（2）教育评价必须有政府主管部门、用人单位、毕业后教育机构的积极参与，考虑他们对教育计划的改进意见，让他们获知教育评价的结果。

4. 毕业生质量

（1）护理学院（系）必须建立毕业生质量调查制度，从护理学毕业生工作环境中搜集改进教育质量的反馈信息。

（2）必须将用人单位对毕业生工作表现、业务能力、职业道德素养等方面的评价信息，作为调整教育计划和改进教学工作的主要依据。

教育部高等学校护理学专业教学指导委员会2010年12月

第二节　学生学业的评价

> **案例 9-2**
> 王老师承担的"护理教育学"课程期末笔试成绩占学生本门课程总成绩的 60%，满分 100 分，考试时间为 1 小时。
> **问题：**
> 1. 如何编制试卷？
> 2. 如何对考试结果进行评价？

学生学业评价是教学评价重要的组成部分，是根据一定的标准，运用恰当、有效的工具和方法对学生的学习水平进行评价判断的过程。通过对学生学业的评价，可以直接反映出教学效果，为教师和学校改进教学工作、教学管理提供重要依据，也是学生自我评价、自我调整的基础。

一、学业评价的依据

（一）教学目标

护理教学目标是学生学业评价的主要依据。教学目标规定了教学内容应达到的学习结果和标准，进行学生学业评价时就以此为标准，考查学生认知、情感、动作技能领域对教学内容的学习情况，考查学生在各领域内是否达到教学目标要求的等级层次，如识记、理解、运用等层次。

（二）评价目的和内容

不同的评价类型可以达到不同的目的，应根据评价目的选择不同的评价类型，如毕业考试是为了检验学生是否达到培养目标的要求，应采用绝对评价、总结性评价。

不同的评价方法适用于评价不同的内容，应根据评价内容选择不同的评价方法。例如，对学生进行学习态度的评定，可以采用观察、访谈、问卷等方法，对学生进行理论知识的评定，最适宜采用笔试的方法进行。

二、学业评价的方法

（一）考核法

考核法是以某种形式提出问题，考生以文字、语言或者实际操作进行解答，并据此做出质量判断的过程。

1. 考查　对于无法或不必要定量考核的课程可以采用考查的方式，是一种定性的方法。成绩用"通过、不通过"或者"及格、不及格"来表示。常用的形式有课堂提问、作业、实验/见习/实践报告等，也可采用试卷的形式。

2. 考试　是学生学业成绩考核的主要形式，一般在学习阶段结束时，对学生进行的定量考核。成绩一般采用百分制来表示。

（1）笔试：适用于大部分理论课程的考核，是常用的考核方法，分为开卷和闭卷两种形式。笔试是能够体现学生的知识水平和文字运用能力的一种书面考试形式，由教师根据一定的目标进行命题，学生在试卷上做书面回答，主考人根据评分标准统一评定分数。

笔试的优点：高效性，可以对大批学生同时考试，省时高效；可比性，对学生采用同样的试题，具有很强的可比性；广博性，可以通过试题量和难度调整考核学生知识的广度和深度，且具有良好的效度和信度；公平性，试卷可以密封评阅，阅卷者评分按照统一的标准进行，试卷可以保存备查，而且考生不与主考人直接接触，心理压力较小，容易正常发挥个人水平。

笔试的缺点：如果出题不当，会造成学生死记硬背，偏重于考查学生的机械记忆能力，而难以考查学生知识应用能力、表达能力、应变能力等；有时会出现抄袭、猜答的情况，而不能真实反映学生实际的情况。因而笔试应与其他考核方式联合应用，全面考核学生的学业情况。

（2）口试：是主考人与考生面对面进行，一般先由主考人提出问题，考生根据问题做出回答，口试过程中，主考人还可以进一步提出问题。主考人根据考生答题的质量评定成绩。

口试的优点：考生即刻回答问题，除了能够体现考生掌握知识的牢固程度以外，还能考核考生多方面的情况，如临场反应能力、心理素质、语言组织能力、思维能力、仪表仪态等；考生当面回答问题，不易作弊；主考人对考生回答的疑问，可以直接进一步进行追问，提高考核的深度和准确性。

口试的缺点：只能逐个考生进行，费时低效；容易受主考人的主观判断、个人喜好的影响，信度会较低；考生直接面对主考人，心理压力大，容易产生精神紧张而影响个人真实水平的发挥。

（3）实践性考核：护理学专业学生的实践能力是学生学业评价的重要组成部分，尤其是在护理学专业课程的学习中，可以根据课程要求采用不同的形式。

1）操作考核：可以全体考生考核同一项操作，也可以由考生抽签决定做课程所要求的若干操作中的一项或多项。主要考核学生的操作技术，如《基础护理学》课程期末考核学生的操作技能。

2）模拟性考核：要求考生在模拟的情景下进行判断并完成操作，能够考查学生理论与实践相结合的能力。可以采用模型人，也可以采用标准化患者进行考核，往往需要借助模拟案例进行。例如，部分护理院校在基础护理和专科护理操作技术学习之后开设的综合性护理技能课程，就可以采用这种方式进行考核。

3）现场考核：一般用于临床实习阶段，选择适当的病例进行现场考核，这种考核真实度高。能够考查考生综合性和高层次的技能，包括知识、技能、情感领域的多方面考查。考核中需要注意患者的知情同意和安全。

3. 答辩 通常用于学位论文、毕业设计的考核，主要考查学生的学术研究和探讨能力。学生在导师指导下进行科学研究，并撰写论文，然后申请答辩，通过审核方可进入答辩环节。

答辩一般由答辩委员会主席主持，主要包括自我介绍、答辩人陈述、提问与答辩、总结、致谢五部分。答辩人陈述是答辩的中心内容，包括论文的选题依据和学术意义、研究目的、研究方法、结果、结论、研究的创新不足与展望等。"提问与答辩"环节中要求答辩人就答辩委员会成员的提问和质疑为自己的学术观点进行解释、辩护。答辩委员会根据答辩情况进行讨论、结果表决，提交对授予学位的意见。

（二）观察法

观察法（observation method）是通过被评价对象日常状态下的自然行为、语言等表现进行观察、分析和评定，通过制订评定表进行评分。适用于了解被评价对象的行为、动作技能、情感反应、人际关系、态度、沟通交流等。学生平时的课堂表现、临床见习，尤其是临床实习期间的考核，都可以观察法为基础。观察发生在现场，具有真实性和客观性。可采用轶事记录、行为描写等方式记录观察结果，但资料的记录和整理较难系统化。但观察法受观察者的能力和主观因素的影响较大，应结合其他考核方法进行。

（三）调查法

调查法是根据预先设置的目的，有计划地收集调查对象的某一方面情况的各种材料，经过分析、综合得出结论的方法。调查法能搜集到难以从直接观察中获得的资料，且不受时间和空间的限制，具有较高的效率。在护理教育中常用的有问卷法和访谈法。

1. 问卷法（questionnaire method） 是通过事先设计好的问题进行书面信息收集的方法。适用于收集特定问题的态度、价值观、观点或信念等方面，如在护理教育中对学生进行职业认同感方面的评价。问题设计是问卷法的关键,有封闭式和开放式两种问题,两种形式各有优缺点。封闭式问题提供了备选答案,便于回答、统计;而开放式问题要求被调查者写出自己的情况和看法,能收集到更完整的资料。在实际应用中可以将两种问题结合起来。传统的问卷以纸张为载体,随着互联网和移动终端的广泛应用,出现了网页问卷,改变了纸质问卷发放、回收、统计的不便,在学业评价中应用时注意控制网页问卷的回答质量。

2. 访谈法(interviewing method) 是通过事先设计好的问题进行口头交谈收集信息的方法。适用于学生态度、需求、观点方面的资料收集,具有较好的灵活性和适应性;因为访谈较费时间,故适用于调查对象较少的情况。访谈分为结构性访谈和非结构性访谈,需要访谈者灵活应用访谈技巧,访谈结果的整理和分析也相对复杂。

(四)自陈法

自陈法是让考生对自己的学业情况进行自我评价,即自我鉴定。这种方法有利于促使被评价者自己去寻找问题、自我完善。此方法作为学生自我调整学习计划的手段,易收到良好的成效,但要防止出现误差。一般来说,自我鉴定可能有偏高的倾向,故需与他人评价相结合,以弥补自我评价的不足。

三、试题类型及编制

试题是最常用于学生学业测评的工具,试题的内容、质量直接影响评价结果。

(一)试题类型

根据答题要求和评分方式的不同,试题分为主观题和客观题。

1. 主观题(subjective item) 学生回答问题时可自由表达、自由组织答案,教师评分也根据主观经验进行判定,又称自由应答试题。常见的题目形式有论述题、病例分析题、计算题等。这类试题用于测量较高层次的认知目标,如评价、综合等。

主观题的优点:一是通过试题的编制,可以对学生分析问题与解决问题的能力、临床思维能力、文字表达能力等均有较好的检查效果。二是学生充分表达自己的观点,提高知识的整体性和考查的深度。三是试题编制较容易。四是考生无法猜答,难以抄袭。但主观题也存在一定的问题:答题时书写较多,费时,题量不可能太多,对教学内容的覆盖率有限,影响试题的信度和效度;评分时易受主观因素的影响,评分难度较大,分数的可靠性较差;阅卷费时,效率较低。

2. 客观题(objective item) 是指正确答案唯一,评分标准统一、准确客观,不受评卷人主观因素影响的试题,又称固定应答型试题。常见的题目形式有选择题、是非题、匹配题、填空题、简答题等。客观题主要适用于测量对知识的记忆、理解等低层次的认知目标,有的也可以考查应用、分析等认知目标,而不适用于测量综合、评价等高层次认知目标。

客观题的优点:一是评分标准客观,考试的信度较高;二是回答简便,可以增加试题数量,保证对教学内容的覆盖面;三是客观题具有明确的标准答案,尤其是选择题、是非题、匹配题,评分准确、简单、可靠,便于采用计算机阅卷、提高阅卷效率、保证阅卷质量,实现考试手段的现代化;四是能够引导学生系统、准确地掌握知识。但客观题也存在一定的问题:试题编制需要专门的技巧,造成试题编制困难;考生对部分题型(如选择题、是非题、匹配题)存在猜答的可能,尚有一定的猜对概率,还易于抄袭,会造成评价结果的偏差;客观题考查的认知层次较低,长期过量使用时易造成学生死记硬背书本知识。

(二)试题的编制

1. 选择题(multiple-choice item) 由题干和4~5个备选答案组成:题干一般是不完整的陈述句;备选答案是对题干的回答或使题干的含义完整,学生要从中选择出正确或最佳答案,其余为干扰答案。根据正确答案的个数,可以分为单项选择题(只有一个选项是正确答案)和多项选择题

(至少两个选项是正确答案)。

(1) 题干编制原则：明确规定题意，清晰地提出一个问题；措辞清楚，准确精练；采用正面陈述，避免否定结构，除非考核内容为明确的"禁忌"，此时最好加粗或用下划线等进行标注，以引起考生注意；重复性的短语应该统一在题干中陈述，避免在每个选项中反复重复。

(2) 备选答案编制原则：选项文字表达力求详略一致，避免出现正确答案叙述得详细、而干扰答案则简短；干扰答案与题干之间应有一定的逻辑性，起到真正的干扰作用，避免拼凑明显无关的选项；不能对正确答案有任何暗示，如正确答案与干扰答案的语法结构不一致、修饰词不一致；随机安排正确答案的位置（即各个选项为正确答案概率几乎相等），避免总出现在同一位置上；避免出现"以上皆对"或"以上均不正确"等选项；避免各选项的内容出现重叠或意义相同。

(3) 参考例题

1) 最佳选择题：简称 A 型题，是目前最常用的选择题类型。护理教学中常用的有 A_1、A_2、A_3、A_4 四种类型。

A_1 型题（单句型最佳选择题）以简明扼要地提出问题为特点，考查考生对单个知识点的掌握情况。

例题：国际护士节的日期是（B）

A. 5 月 11 日　　　B. 5 月 12 日　　　C. 5 月 13 日
D. 5 月 14 日　　　E. 5 月 15 日

A_2 型题（病历摘要型最佳选择题）以叙述一段简要病历为特点，考查考生的分析判断能力。

例题：患者，女，30 岁，诊断：甲状腺功能亢进，行甲状腺大部切除术后第一日，患者出现饮水呛咳，考虑该患者出现损伤的是（C）

A. 单侧喉返神经　　　B. 双侧喉返神经　　　C. 喉上神经内支
D. 喉上神经外支　　　E. 颈丛神经

A_3 型题（病历组型最佳选择题）以叙述一个以患者为中心的临床情景，针对相关情景提出测试要点不同的 2~3 个相互独立的问题。

例题：(①~③题共用题干) 患者，男，26 岁。饮酒后突然出现上腹部剧痛 3 小时，伴恶心、呕吐。查体：全腹明显压痛，呈板样强直，肠鸣音消失。

①分诊护士应首先判断该患者最可能为（A）

A. 急腹症，怀疑急性胰腺炎　　　B. 急腹症，怀疑脏器出血
C. 消化道感染，怀疑肠炎　　　D. 消化道感染，怀疑伤寒
E. 中枢神经疾病，怀疑脑疝

②分诊护士最恰当的处理是（A）

A. 优先普通外科急诊　　　B. 优先感染科急诊　　　C. 优先神经外科急诊
D. 急诊按序就诊　　　E. 进一步询问病史

③肠鸣音消失的原因最可能是（E）

A. 肠穿孔　　　B. 肠血运障碍　　　C. 机械性肠梗阻
D. 剧痛而不敢腹式呼吸　　　E. 炎症刺激而致肠麻痹

A_4 型题（病历串型最佳选择题）以叙述一个以单一患者或家庭为中心的临床情景，拟出 4~6 个相互独立的问题，问题可随情的发展逐步增加部分新信息，以考查临床综合能力。

例题：(①~④题共用题干) 患者，男，63 岁。确诊慢性阻塞性肺疾病近 10 年，因呼吸困难一直需要家人护理和照顾起居，今晨起大便时突然气急显著加重，伴胸痛，送来急诊。

①采集病史时应特别注意询问（A）

A. 胸痛部位、性质和伴随症状　　　B. 冠心病、心绞痛病史
C. 吸烟史　　　D. 近期排便情况
E. 近期服药史如支气管舒张剂、抗生素等

②体检重点应是（D）
A. 肺下界位置及肺下界移动度　　　B. 肺部啰音
C. 病理性支气管呼吸音　　　　　　D. 胸部叩诊音及呼吸音的双侧比较
E. 颈动脉充盈
③确诊最有价值的辅助检查是（C）
A. 胸部 B 型超声　　　B. 心电图　　　C. 胸部 X 线摄片
D. 肺 MRI　　　　　　E. 肺 CT
④【假设信息】经检查确诊肺气肿并发左侧自发性气胸，拟选择胸腔插管水封瓶引流治疗，护士应向患者解释，引流的主要目的是（A）
A. 重建胸膜腔内的压力　　　B. 缩短住院时间
C. 防止形成慢性气胸　　　　D. 防止胸腔继发感染
E. 防止循环系统受扰

2）匹配题：适用于测量概念和事物之间的关系。匹配题是一种变形的最佳选择题，是几个题干共用一组备选答案。开始是数目不定的备选答案，一般为五个，之后提出一定数量的问题（题干），每一个问题只有一个正确答案。一般规定每个备选答案可以选用一次，也可以选用几次，或者一次也不选用。

匹配题编制时除了遵循选择题题干和备选答案的编制原则外，还包括：选项数目多于题干数目，这样可减少猜答的概率；做答方式必须明确规定，如同一选项可否多次选择；题干与选项应尽可能简短，并且按逻辑顺序排列；编排时同一道题一般不要跨页，以免造成考生阅读的不便。

例题：A. 易复性疝　　B. 难复性疝　　C. 嵌顿性疝　　D. 绞窄性疝
①仅腹内压增加时出现腹部肿块时称为（A）
②疝内容物出现血运障碍时称为（D）

3）多项选择题：至少两个选项是正确答案。一般可以规定多选、少选、错选均不得分；有时也可规定选出了一个或几个正确答案，但没有选全，则给部分分值，多选一个答案则不得分。

例题：当代护士的角色包括（ABCE）
A. 照顾者　　B. 沟通者　　C. 协调者　　D. 治疗者　　E. 决策者

2. 是非题（true-false item）　是要求考生对提供的一个陈述句进行正确或者错误的判断的试题类型。通常考查考生对基本概念、性质、原则的认识和判断，区别事实与观点，认识事物因果关系，进行简单的逻辑关系推理。但因为只有两个答案，受学生猜测的影响较大。

（1）是非题编制原则：题目语言表达简洁明了，避免使用结构复杂的句子；容易引起争议的问题不应采用是非题的形式出现；一个题目只有一个中心内容，避免出现两个以上的知识点；考核的内容应是重要的知识，不要着眼于细枝末节；题目尽量采用正面陈述，避免否定甚至是双重否定句式，以免增加学生阅读的困难；避免暗示性的特殊限定词，如"经常""可能"；题意正确与错误的数目应大致相等，并随机排列。

（2）参考例题
1）急性阑尾炎发生穿孔时腹痛可以得到暂时的缓解。（正确）
2）实质性脏器损伤主要临床表现为弥漫性腹膜炎。（错误）

3. 填空题（completion item）　是提出一个不完整的陈述，要求考生把空缺的部分填补完整，可以空一处也可以空多处。适用于考核考生对知识的有效记忆，主要用于识记层次学习成果的测验。

（1）填空题编制原则：所空缺的词应是重要和关键的知识点，避免考核无关紧要的内容；每个空缺处应当有明确的正确答案；题目中空白处不能太多，以免句子支离破碎，使得考生无法理解题意；空白处的长度应一样，以免暗示。

（2）参考例题：胃大部分切除术后出现术后梗阻，根据梗阻部位可以分为（输入袢梗阻）、（输出袢梗阻）、（吻合口梗阻）。

4. 简答题（short answer item）　是要求考生对所提出的问题用几个短语或几句话即可回答的试题。适用于考查基本知识、概念、原理的记忆情况。简答题编制灵活，从考查知识的准确度和深度入手，从不同的角度、不同的方向出题。常见的类型：名词解释、列举题、简述题等。

（1）简答题编制原则：试题陈述应准确、明了，使考生理解题意；简答题只能有一个答案，并且答案应简短。试题中避免提供正确答案的线索。

（2）参考例题
1）名词解释：护理学、护理程序。
2）简述急性阑尾炎的病理类型。

5. 论述题（essay item）　是要求学生用自己的语言组织答案，对提出的一些问题进行解答的试题类型。可以用来测量高层次的认知水平，同时体现学生解答问题时的思维过程。

（1）论述题编制原则：题意明确清楚，避免陈述空洞、笼统，影响考生切实理解题意；试题要与所测量的较高层次教学目标有关，选择恰当的行为动词来陈述试题内容，如分析、论述、评价等；教材中有系统陈述的论题，不宜用论述题考核，避免造成学生死记硬背；可以给出答题时间和字数参考值，便于考生合理安排；一般不允许考生自由选择试题作答，因为各题之间难以等值，且学生均会选择自己会的试题作答，从而失去可比性。另外，论述题学生自由发挥的空间较大，教师评分标准不易掌握，因此应对学生出现的各种作答情况做出预测，评分标准应明确详细，给出评分等级，使评分时减少随意性、有充分的依据。

（2）参考例题：胃大部分切除术后出现早期倾倒综合征和晚期倾倒综合征的临床表现有何区别？分析是由什么原因造成的？

四、考核设计

考核是检验学生学业和教师教学质量的重要环节，尤其对学生而言，是一项严肃、严谨的工作，要通过考核真实反映学生的学业水平。考核设计要遵循一定的程序和原则进行。

（一）制订考核大纲

考核大纲是指导考核的纲领性文件，是教学大纲在教学评价中的具体体现。主要包括以下内容。

（1）明确考核目的：是指考核要解决的问题及本次考核结果的使用。如一门课程学习结束，进行的期末考试目的是检验学生是否达到教学大纲的要求，这就属于总结性评价、目标参照性评价。

（2）确定考核目标：考核目标与考核目的不同，是指要测试的考生的能力层次和水平，一般按照布鲁姆提出的教育目标分类进行，如识记、理解、应用等层次。考核目标的层次设定要与教学大纲保持一致，一般不能低于也不能高于教学大纲的要求，但有时根据学科特点可以设置一定比例的超纲内容。

（3）确定考核内容及比例：应确定考核的内容范围，便于考生进行准备。如课程的期中考试考核哪些章节；毕业考试考核哪些课程，哪些操作。还要明确各部分内容所占的比例，应依据教学时数和教学内容的重要性来确定，学时数多、重要的教学内容所占的比例应大。护理学是一门实践性应用学科，既要考查学生的理论知识，也要考查学生的操作技能，见习、实习时还应考查学生对待工作的态度、情感，如某教师设计《护理教育学》课程学生成绩由三部分组成，平时课堂表现及作业占20分，实验成绩（完成授课、教案、试题编写）占30分，理论成绩占50分，其中理论成绩还要列出各个章节的出题比例。

（二）编制试卷

试卷（test paper）是纸张或电子版的问题卷，其上包括为考查考生学习情况而编制的一定数量的试题，要求考生在规定的时间内进行作答。试卷是最常用的教学测量工具，试卷的编制是实施考核的关键环节，高质量的试卷应该与教学大纲符合率高，教学内容分布合理，题量适中，题意清晰，答案无误，具有一定的难度和区分度。试卷的编制应遵循一定的原则和程序。

1. 试卷编制的原则

（1）严格遵守保密制度：不得以任何理由、任何方式向考生泄题。

（2）确定比例：根据考核大纲进行目标层次、内容、题型等的比例设计，与教学大纲的目标要求相符，并达到一定的覆盖率。

（3）确定题量：依据考试的时间、内容、题型、试题难易程度等来确定。教师应注意在监考中观察学生答题速度，经常总结，做到"心中有数"。一般如果考试时间为2小时，应该以中等水平的学生1.5小时能完成的题量为准。试题总量确定后，根据设定的比例即可确定某一目标或内容的试题数，如试题总量为100题，第一章占15%，则试题数为100×15%=15题；识记内容占20%，则试题数为100×20%=20题。

（4）题型不宜单一、也不宜过多，一般不超过五种题型。

（5）题意明确、简要，避免模棱两可的表达。

（6）试题应彼此独立，不能有题意重复、隐含其他试题答案的试题。

（7）编写必要的答题说明，标出试题分数。

（8）合理安排试题的顺序：同一类型试题编排在一起，由易到难排列。

（9）同时编制两套各项指标一致的试卷，考试时可随机抽取一套。

2. 根据考核大纲（考核目标和内容）设计试卷 根据考核大纲编制双向细目表（表9-1），即确定三个要素：目标层次、教学内容、分值比例。进一步确定试题类型和题量见表9-2。

表 9-1 试卷设计双向细目表范例（%）

教学内容（内容维度）	目标层次（目标维度）			合计
	识记	理解	应用及以上	
第一章	2	2	4	8
第二章	1	4	0	5
第三章	3	0	8	11
……	……	……	……	……
合计	20	30	50	100

表 9-2 试卷题型、题量分布表（%）

教学内容	题型			合计
	选择题	简答题	论述题	
第一章	2	0	6	8
第二章	1	4	0	5
第三章	3	0	8	11
……	……	……	……	……
合计	40	20	40	100

3. 命题 根据试卷的设计进行命题，分手工命题和计算机命题两种形式，每一道试题均应根据试题编制原则进行命题。随着标准化考试的应用，越来越多的院校建立题库，进行计算机命题。编制试题的教师应该熟知教学大纲的要求，对教学内容有深入的把握，具有丰富的教学经验，同时还要了解学生的学习情况，掌握试题编制技术。只有这样，才能保证试题的质量。

> **知识拓展**
>
> **标准化考试**
>
> 　　标准化考试也称标准化测验（standardized test），是指根据统一规范的标准，对考试的各个环节按照系统的科学程序组织并严格控制误差的考试。随着教育测量学、教育统计学的发展，尤其是电子计算机的运用，20世纪40年代以后逐渐出现了标准化考试的形式，不仅适用于大型考试（如全国护士执业资格考试、全国大学英语四六级考试），也适用于一个年级、一门课程的期中、期末考试。标准化考试的实施，改变了传统考试存在的弊端，大量采用以选择题为主的客观题作为测量标准，并采用机器阅卷评分。实施标准化考试，主要包括试卷编制、考试实施、阅卷评分、分数组合与解释等主要环节的标准化。

4. 制订评分标准　命题后应给每道试题进行分值分配，给出标准答案及给分点。试题标准答案应易于掌握，做到应科学、没有争议；给分点应明确，根据各个要点的主次配给分数，详细说明每一部分答案或答案要点，有无可接受的其他形式。对于主观题可以在考核结束后根据考生的应答情况进行适当的修改和补充，对于有独到见解的考生应适当加分。

（三）成绩评定

学生学业成绩评定有评分与评语两种形式。

1. 评分　根据评分依据不同，成绩评定有绝对评分法和相对评分法两种。

（1）绝对评分法：是以既定的目标为依据进行成绩评定。有百分制、五级制、两级制三种形式，考查课采用两级制（通过、不通过或者及格、不及格），考试课采用百分制、五级制（90分以上为优秀，80～89分为良好，70～79分为中等，60～69分为及格，59分以下为不及格）。

试卷的评分根据标准答案进行评定，教研室应组织授课教师进行试卷评阅。为了提高阅卷效率、保证阅卷质量，可以采用分题流水阅卷。尤其是主观题，应制订专人批阅，如果试卷数量较大，几人共同批阅同一道主观题，应统一评分标准，必要时进行试判。

还可以采用评定量表进行评分，适用于难以量化的操作技能考核及平时表现、情感态度等方面的考核。

（2）相对评分法：是以同一集体中该课程考核的平均分（即常模）为评分依据，判定每位考生在该集体中的相对位置，也称为标准化分数，通常用标准分数 Z 或 T 表示。标准分数没有单位。Z 分数公式为：

$$Z = \frac{X - \bar{X}}{\sigma}$$

式中，X 为学生的原始分数，$\bar{X}$ 为该集体的平均分，σ 为总体标准差。

例如：某课程年级平均分为72分，标准差为10分，A 考生92分，B 考生52分，则两位考生的 Z 分数为：

$$Z_A = \frac{92-72}{10} = 2 \qquad Z_B = \frac{52-72}{10} = -2$$

A 考生 Z 分数为 2，表示该生超过年级平均水平两个标准差单位，根据正态分布可推算出有2.27%的学生成绩超过他，成绩较好；同理，B 考生落后于年级平均水平两个标准差单位，有97.73%的学生超过他，成绩较差。

为了使标准分数 Z 变成正数，并减少一位小数，可以转换为 T 分数。

T 分数公式为：

$$T = 10Z + 50$$

上例中两位考生的 T 分数为：

$$T_A = 2 \times 10 + 50 = 70 \qquad T_B = -2 \times 10 + 50 = 30$$

标准分数除了表示考生在集体中的相对位置外，还可用于不同课程学习成绩的比较。

例如：某考生课程 A 为 80 分，班级平均分 75 分，标准差 5 分；课程 B 为 85 分，班级平均分 88 分，标准差 9 分。该考生哪门课程成绩的较好。

$$Z_A = \frac{80-75}{5} = 1 \qquad Z_B = \frac{85-88}{9} = \frac{1}{3}$$

$$T_A = 1 \times 10 + 50 = 60 \qquad T_B = \frac{1}{3} \times 10 + 50 = 53\frac{1}{3}$$

A 课程 80 分，低于 B 课程 85 分，但通过标准分数得出 A 课程大于 B 课程，说明该考生 A 课程的成绩考得较好。

2. 评语 适用于毕业论文、实习等的评定，评语应包括多方面的评定内容，如对学生实习情况的评语应包括工作态度、遵守制度、技能操作、理论知识等多方面的情况。

五、考核的结果分析与评价

（一）试题质量分析

难度和区分度是衡量试题质量的量性指标，通过对试题质量的分析，可以对试题进行筛选，为高质量的考试提供基础。

1. 难度（difficulty） 即试题的难易程度，难度指数用 P 表示。一般来说，难度在 0.4 以下为较难题，在 0.4~0.7 为中等难度，在 0.7 以上为较易题。试题难度与难度指数成反比。

（1）0、1 计分试题难度指数计算：0、1 计分用于单项选择题、判断题等，考生要么得 0 分，要么得满分。公式为：

$$P = \frac{R}{N}$$

式中，R 为该题答对的人数，N 为考生总数。

例如：有 200 名考生，其中某道单选题答对的有 112 人，该题难度为：$P = \frac{112}{200} = 0.62$。该题难度适中。

对于单项选择题，存在猜答的可能性，选项数目越少，猜答的概率越大。为了平衡猜测对难度的影响，采用以下公式进行校正：

$$CP = \frac{KP - 1}{K - 1}$$

式中，CP 为校正后的难度指数，KP 为实际的难度指数，K 为选项数目。

当考生很多时，上述方法很麻烦，可以采用极端分组法，即将考生总分从低到高排列，将最低分的 27% 和最高分的 27% 的难度分别计算出来，再以下公式计算该题难度：

$$P = \frac{P_H - P_L}{2}$$

式中，P_H 为高分组的难度，P_L 为低分组的难度。

（2）非 0、1 计分试题难度指数计算：非 0、1 计分用于简答题、论述题等，考生分数分布在 0 至满分之间。公式为：

$$P = \frac{\overline{X}}{W}$$

式中，$\overline{X}$ 为全体考生该题得分平均值，W 为该题的满分值。

例如：某道论述题满分为 10 分，全体考生平均得分为 6 分，该题难度为：$P = \frac{6}{10} = 0.6$。该题难度适中。

同样，当考生很多时，可以采用极端分组法，公式为：

$$P = \frac{X_H + X_L - 2HL}{2N(H-L)}$$

式中，X_H 为高分组所得的总分，X_L 为低分组所得的总分，H 和 L 分别为该题的最高分和最低分，N 为考生总数的 25%。若总分分布符合正态分布，则高分组、低分组各占 27%；若分布较正态分布平坦，则占 33%，一般情况下，在 25%～33% 即可。标准化考试常取 27%。

（3）试卷的难度指数计算：试卷的难度是指一份试卷总体的难易程度，是由试卷中每道试题的难度决定的，用以下公式计算：

$$P = \frac{1}{W}\sum_{t=1}^{N} P_t W_t$$

式中，W 是试卷满分值，N 是试卷题目总数，P_t 和 W_t 是第 t 道试题的难度和满分值。可见试卷的难度不等于各个试题难度的平均值。

简单地说，试卷难度与试卷评卷分之间有这样的关系：

$$P = \frac{\overline{X}}{W}$$

式中，$\overline{X}$ 是试卷平均分，W 是试卷满分，所以，可以认为试卷难度为试卷平均分与满分之比。

2. 区别度（discrimination） 是试题对考生学业水平的鉴别程度。区别指数用 D 表示，区别指数的数值范围为 –1～1。数值越大，试题的区别度越好。一般认为试题区别指数在 0.15～0.30 为良好，>0.30 为优秀，<0.15 则不易采用。

（1）0、1 计分试题区别指数计算：采用极端分组法，公式如下：

$$D = P_H - P_L$$

式中，P_H、P_L 分别为高分组、低分组该题答对的人数比率。

例如：某试题高分组答对的人数比率为 0.86，低分组答对的人数比率为 0.44，该题的区别指数为 $D=0.86-0.44=0.42$。该题区别度为优秀。

（2）非 0、1 计分试题区别指数计算：采用积差相关来表示，计算公式为：

$$r = \frac{\sum XY - (\sum X)(\sum Y)/n}{\sqrt{\sum X^2 - (\sum X)^2/n} \times \sqrt{\sum Y^2 - (\sum Y)^2/n}}$$

式中，r 为积差相关系数（即区别指数），X 为考生在某题上的得分，Y 为考生考试总分，n 为考生人数。一般采用电子计算机进行计算。

3. 难度与区别度的关系 判断试题的质量应把难度与区别度结合起来。

（1）当试题难度 <0.3 或 >0.7 时，试题的区别度急剧下降，所以要保证试题理想的区别度，则其难度要保持在 0.3～0.7，最好是 0.4～0.6。

（2）试题的难度和区别度均是相对于一定群体而言的，较难的试题对水平高的考生区别度高，中等难度的试题对中等水平的考生区别度高，较易的试题对水平较低的考生区别度高。所以，试题难度的分布应该以正态分布为好，所有试题的平均难度以接近 0.5 左右为好，也就是说，以中等难度的试题为主，较难和较易的试题较少。

（二）评价考核质量的基本指标

常用于评价考核质量的指标是信度和效度。

1. 信度（reliability） 即可靠性或可靠程度，指测量结果的稳定程度，即一组相同考生在两次相同测量中的一致性和稳定程度。主要有折半信度、重测信度、复本信度。信度系数为 0～1，在 0.95～0.99 时，考核可靠性很高，但不常见；在 0.90～0.94 是通常能够得到的最好结果；在 0.80～

0.90 也较好；在 0.70～0.79 尚可使用；若在 0.70 以下则表明误差太大，该考核不能使用。

2. 效度（validity） 即有效性，指一次考核能测量到的知识和能力的准确程度。常用内容效度和效标相关效度来表示。效度系数为 0～1，相关系数的正值越大，效度越高；反之就越低。

3. 信度与效度的关系

（1）信度是测量的一致性或稳定性，效度是测量的准确性。考核的信度低则效度也不会高；而信度高时，效度未必高。但是效度高的考核必定有足够高的信度。所以信度是效度的必要条件而非充分条件。

（2）对于一个考核而言，效度是首先要保证的，其次才是信度，要努力提高信度。

（三）考试质量分析

试卷的卷面分析是考试结束后必须要做的一项工作，主要是为了了解：课程教学的总体质量，学生对教学目标掌握的情况，教学中存在的问题，试卷编制存在的问题等。

1. 计算本次考核的平均成绩和标准差

（1）平均成绩 $\bar{X}$ 计算公式为：

$$\bar{X} = \frac{\sum_{i=1}^{n} X_i}{n}$$

式中，$\sum$ 表示分数之和，X_i 表示一个分数。

（2）标准差 σ 计算公式为：

$$\sigma = \sqrt{\frac{\sum (X_i - \bar{X})^2}{n}}$$

2. 计算和绘制本次学生成绩分布表、图 例如：现有某门课程 50 人考试成绩，编制分数频数分布表（表 9-3），并绘制考试成绩频数分布柱状图（图 9-1）。

表 9-3 某门课程 50 人考试成绩频数分布表

分数段	人数	比例（%）
90～100	2	4
80～89	10	20
70～79	30	60
60～69	7	14
0～59	1	2
合计	50	100

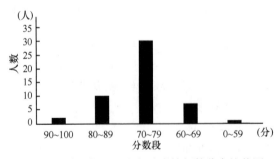

图 9-1 某门课程 50 人考试成绩频数分布柱状图

如果考试设计合理，考试成绩分布应该呈正态分布，如果试题偏难或偏易，则可出现非正态分布，常见的有以下几种。

（1）考分高峰偏左（低分较多）：呈正偏态分布，说明试题偏难或者考生基础差。
（2）考分高峰偏右（高分较多）：呈负偏态分布，说明试题偏易或者考生基础好。
（3）考分高峰两端均多（高分、低分均较多，中等成绩较少）：呈驼峰形分布，说明试题难度集中于过大和过小的两端，或者学生基础较悬殊，俗称"两头尖"。
（4）考分高峰集中在中间，两端均较少（高分、低分均较少，中等成绩较多）：呈陡峭形分布，说明试题中等难度偏多，或者学生基础较为整齐。

3. 计算考核的及格率、优秀率，确定最高分、最低分。
4. 计算试题的难度系数、区别度指数。
5. 根据考试试题作答情况，分析考生水平及存在的问题。例如：选择题失分较多的为第1、5题，第1题考生存在概念混淆，第5题考生对知识点记忆存在偏差；简答题第1题回答完整准确……
6. 根据学生成绩，对教学提出改进建议。

第三节　学生临床护理能力的评价

> **案例 9-3**
> **学生的临床护理实践能力考核**
>
> 护理学专业本科生王强，男，24岁，在校期间学业成绩优秀，现正在某三甲医院进行毕业实习，目前所处的实习科室为重症监护病房（ICU）。护士长和带教教师针对王强的出科考核制订了详细计划，时间安排在本科室实习的最后一周，考核的内容包括：①ICU 收治患者的标准；②ICU 的工作制度；③ICU 设备的管理；④ICU 感染的管理；⑤有创血压监测；⑥中心静脉压监测；⑦气囊漂浮导管监测；⑧心电监护操作。护士长和带教教师对王强的临床护理实践能力通过观察法、床边考核法、模拟考核法、调查法、自陈法等进行评价，并对其做出鉴定评语：熟悉 ICU 的基本理论、基本知识和基本技能，能灵活运用 ICU 所学知识技能，具备从事 ICU 临床护理工作职业素质。
> **问题：**
> 1. 对该学生临床护理能力评价的范围及内容有哪些？
> 2. 对该学生临床护理能力评价的种类与方法有哪些？
> 3. 影响临床护理能力评价的因素及控制方法有哪些？
> 4. 护士长对临床护理教学的授课质量开展自我评价的内容有哪些方面？

护理学是一门实践性很强的学科。一个合格的护士不仅要掌握护理学的基本理论、基本知识和基本技能，还要能灵活运用所学知识技能，从事临床护理工作实践。因此，临床护理能力的考核是评价护理学生综合素质的重要内容之一。

一、临床护理能力评价的范围及内容

临床护理能力是基于对知识的理解和应用，而不是知识本身，属于非认知领域，其范围包括临床技能和专业态度两方面。

（一）课程教学中专项技能达标考核

这是对学生临床操作技能进行形成性评价的阶段，由各任课教师及带教教师在教学中逐项实施，负责落实。

（二）实习前强化训练及考核

学生虽然经过了前一阶段的学习，但随着时间的推移，有些操作又变得生疏，为了使学生进入实习医院后能较快地适应临床护理工作，应在实习前集中进行护理操作技能强化训练与考核。通过这一阶段的训练与考核，可以促进学生对所学的内容重新温习，熟悉操作技能，并且能提高学生对进入实习状态的自信心。

（三）实习阶段的出科考试

实习阶段是课程教学的延伸和补充，是为学生进一步达到技能目标而服务的。出科考核通常安排在各科室实习的最后一周进行，考核的内容除基础知识、基本技能以外，可增加一些专科护理技能，并有计划、有针对性地进行考核。这样经过各科室的轮转后，学生经历分科考核、分项考核的层层把关，加强了护理操作技能。

（四）毕业前综合考核

护理学专业学生实习结束，在即将毕业前要对学生进行全面的护理技能考核，尤其突出整体护理能力的考核。学生经过系统的临床实践，认知水平与操作技能已经有很大的提高，考核内容应将临床知识、操作技能、职业态度、人文素养、健康教育、法律规章制度等融为一体，旨在对学生的专业理论水平、沟通技巧、分析判断能力、解决问题的能力、操作能力、书写能力等方面做出综合评价。

二、临床护理能力评价的种类与方法

观察法、床边考核法、模拟考核法、调查法、客观结构化临床考试、自陈法等均可用于对学生临床护理能力的评价，通常实践中采用如下几种形式。

（一）观察法

观察法是通过观察学生的临床护理行为表现来做出评价，如学生的临床护理操作技能、交流能力、人际关系、工作态度等。一般由教学管理部门设计观察项目及评价标准，由学生所在实习科室负责人和护士长负责实施。观察法较其他考核方法有独特的作用，如对学生政治思想、职业道德品质和对职业态度的评价，只有经过较长时间的观察方可做出较为准确的判断。如能客观地、经常地观察学生行为表现，不但可以随时检查学生临床技能掌握的程度，及时纠正其不足，促进其改进，而且获得的结果比其他方法更有效、可靠。

（二）床边考核法

床边考核法是临床护理技能考核常用的方法，由考核组指定患者，考生完成必需的护理操作后，由考评人按考试提纲或实习大纲的要求提问，然后根据考生的操作和回答问题情况打分。这种考核方法的优点：考评人当场观察学生的临床护理操作技能；灵活地运用患者的实际问题测验学生的临床思维能力；观察和考核学生对临床护理技能的认知和总体反应性；考核学生在多种情况下，区别轻、重、缓、急的能力。缺点：缺乏标准的考核环境，评分容易受考评人主观因素的影响，且由于选择病例和安排教师的问题，这种方法不适合对大批考生进行考核。

（三）高仿真模拟患者模拟考核

高仿真模拟患者模拟考核如同现实环境一样，护理学生从接待高仿真模拟患者开始，按照临床护理过程，询问病史病情、进行护理体检，做出护理诊断和处理，最后从提供的各种选择中做出决定。这种考核技术有许多优点：评分客观，对每一个问题做出的正确选择都是事先商定的标准化的评分规定；可系统观察学生综合临床护理能力，如技能、态度和与患者沟通的能力等。师生均可通过考试得到及时反馈，考试时间的安排不受病种、时间、地点的限制等。

> **知识拓展**
>
> **标准化患者**
>
> 标准化患者（standardized patients，SP）指那些经过标准化、系统化培训后，能够准确表现患者的实际临床问题的正常人或患者。SP 本身不是一种独立的考试方法，它通常是许多临床能力评估方法中的一部分。SP 应用到临床教学中的意义如下。
>
> 1. 在较大程度上克服了重理论轻实践的倾向 SP 通过亲身感受结合实际情况和评分标准，给学生评价，并指出学生的不足之处进行记录，为学生提供了逼真且全面的临床过程和真实感受。
>
> 2. 使考核更加公平、公正 每一名 SP 培训一个内容，使每位学生面对相同的患者，相同的问题，使评价公平、真实。避免了以往不同的学生采集不同患者的病史和体征所带来的偏差。
>
> 3. 利于人文素质及应变能力的培养 医学教育重视理论知识和技能的传授，而人文素质教育存在缺陷。即将走上工作岗位的学生如何与患者沟通，如何处理突如其来的问题，都可以通过对 SP 进行培训，使学生亲身体验对患者的人文关怀，锻炼其发现问题、分析问题、处理问题的能力。
>
> 4. 有利于培养学生的临床思维能力 SP 为培养学生的临床思维提供了平台，通过对 SP 的问诊和体格检查、与 SP 沟通交流、理解患者患病体验、对患者进行健康教育等可以提高学生的临床思维能力。
>
> 5. SP 在教学上扮演极其重要的角色 在医学发展的过程中，患者的隐私权、知情权、选择权、同意权等受到了尊敬与保护，学生在医学学习的部分内容是不可以在患者身体上实践的。SP 在临床教学中减少了学生及医疗单位发生医疗纠纷。由于我国医学院校经费不足、学生众多、SP 需要量大，招募 SP 需要投入的经费多，培训经费问题是制约 SP 在我国推广普及的重要因素。

（四）综合评定法

往往在组织学生毕业考核时采用。评价者首先要根据培养目标和有关护理学专业学生临床护理技能的总体要求，拟定评价指标体系，由教师、临床护理专家组成评价小组依据评价体系的要求，综合采用定量和定性方法、观察法、床边考核法等考核，对学生的临床技能做出综合评判，判断学生是否达到培养目标要求及能否毕业。综合评定法的优点是对学生评价比较全面，缺点是组织比较费时、费力，评价结果受到主观因素的影响。

根据多元智能理论与多元教学评价方法的应用原则，对学生临床护理能力评价宜采用多种评价方法，从多重角度、多个阶段进行评价，实现评价主体的多方参与，注重学生自我评价、自我改进能力的培养。不管采用何种评价方法，都应特别注意评价结果的及时反馈，使评价能更好地发挥导向、调控和激励作用。

（五）客观结构化临床考试

客观结构化临床考试（objective structured clinical examination，OSCE）是英国邓迪大学 Dr.Harden 1957 年提出。OSCE 提供一种客观的、有序的、有组织的考核框架，每一个医学考试机构可根据自己的教学大纲、考试大纲编制相应的考核内容、考核办法，其基本思想是"以操作为基础的测验"，客观评价医学生的临床技能和态度。OSCE 在国外医学教育中应用广泛，国内不少院校开始运用 OSCE 对毕业生进行综合测评。OSCE 是一系列由模拟临床情景的考站组成，受试者在规定的时间内依次通过各个考站，并获得测试成绩，分为标准化患者站点和非标准化患者站点，测试内容包括收集病史、体格检查、运用诊断性辅助检查、诊断能力、决策能力、执行能力、沟通能力、动手操作能力、协调能力、职业态度等。

三、影响临床护理能力评价的因素及控制方法

临床护理能力评价的方法，不同于对认知领域的评价，除了模拟考核法外，常受到各种因素的

影响，主要包括评价人、学生和考核方法的选择等。

（一）评价人

评价护理学生临床护理能力的一些方法，在评分上受评价人主观因素的影响较大。评价人自身素质是影响学生临床护理能力评价效果的一个重要因素，它包括三个方面：一是自身业务水平，如果评价人自己临床能力不强，护理操作不正规，就很难对学生有正确的评价；二是评价人对评价工作的态度是认真负责还是应付了事；三是评价人是否公正、客观。

控制的方法主要是慎重选择评价人和评价组成员。要选择业务水平较高、有临床教学经验、护理操作正规、客观公正、认真负责的教师担任评价人。在考核前应针对考核对评价人进行一定的训练，统一对评价的认识、评分标准、操作步骤，评价人要熟悉评分量表。

（二）学生

影响评价的主要因素是学生对将要考核内容的准备程度及评价时的焦虑水平。这与认知领域的考核是基本一致的，但是由于临床护理技能考核往往是一个考生面对评价人或考核组，学生往往会由于紧张而失去水准，致使考核不能很好地反映学生临床护理技能的训练情况。要控制这个因素，首先要让学生在考核前对考核的内容有充分的准备，对临床护理技能做到准确熟练，胸有成竹；其次是考核组在考核前让学生先稳定情绪，考核中适当的鼓励使学生树立自信，保持从容镇定。

（三）考核方法的选择

不同考核方法考核结果的可靠性、有效性、客观性是不同的，各有其优缺点。如床边考核法在选择病例上很难做到难度相同，考试病例虽然经过精心挑选，但患者病情的轻重程度、阳性体征隐现，需要进行何种护理都极难绝对平衡，这样就存在考生机遇问题，影响考核的结果。因此，应针对不同考核方法的特点，扬长避短，对有缺陷的地方尽量采取一些控制措施予以弥补，使其影响减小到最低程度。评价学生能力是采取间断性评价还是连续性评价，对评价结果也有一定的影响。间断性评价往往有时段上的抽样误差，连续性评价则可以克服这个缺陷，但需要投入更多的时间和精力。

案例 9-3 分析

有许多像王强一样的优秀男生报考了护理院校，他们热爱护理学专业，履行"人道、博爱、奉献"的精神，努力践行学习护理学、实践护理学、研究护理学、忠诚护理学的职业目标。实习阶段是护理学课程教学的延伸和补充，是进一步巩固"三基"（基本理论、基本知识、基本技能）、培养职业胜任力和创新精神的重要学习环节。出科考核通常安排在各科室实习的最后一周进行。在各科室轮转后，学生需接受针对专科护理技能、护理理论水平、评判性思维能力、信息利用能力、沟通能力、决策能力、解决问题能力等方面的有计划的考核。经过出科考核、分项考核的层层把关，在提高护生临床实践能力的同时，亦能够提升临床护理教学水平。王强在 ICU 实习后的出科考核中，护士长与带教教师采用观察法、床边考核法、模拟考核法、调查法、客观结构化临床考试、自陈法等方法对其 ICU 临床护理能力进行评价。

护士长与带教教师对临床护理教学的质量评价是对自己承担临床护理实习教学工作进行自我认识、自我促进、自我估量、自我学习的手段之一。其内容包括对教学目标、教学态度、教学内容、教学方法、教学效果和教学环节等方面的评价。

第四节 教师课堂授课质量的评价

教师是学校办学、专业建设、课程建设及授课等各种教学活动的主要实施者，是最主要的办学因素和条件之一。课堂教学是护理院校教学工作的基本组织形式，教师的授课质量直接关系着学校教学质量和人才培养的质量。因此，教师授课质量评价是教学评价的最基本内容之一，建立护理教学评价制度和开展护理教学评价活动，有利于促进护理教学人员积极主动地开展教学改革，不断提升护理教学水平和质量。

一、授课质量评价的指导思想

在不同社会背景下，人们的教育理念不同，直接影响着教学评价的标准。对护理学专业教师授课质量进行全面、科学的评价，首先要明确以什么样的教学价值观作为评价的指导思想。素质教育、创新教育的理念逐渐深入人心，在护理教学实践中，教学价值观的转变是最根本的。因此，在确定教师授课质量评价的指导思想时，应逐步完成以下五个转变。

（1）课堂教学目标从强化应试转变为提高学生素质。
（2）从以教科书为本转变为以学生发展为本。
（3）从强调学习结果转变为对学习结果和学习过程都重视。
（4）从重视信息的单向传递转变为信息的多向交流。
（5）从重视陈述性知识转变为既重视陈述性知识也重视实践性知识。

二、课堂授课评价的内容

课堂授课评价的内容包括教学目标、教学态度、教学内容、教学方法、教学效果和教学环节等。

（一）护理教学目标

护理教学目标评价内容主要有按照护理课程标准规定的基本理论、基本知识、基本技能的"三基"任务要求，循序渐进地进行教学，保证教学质量。在传授知识的基础上注重培养学生智力、能力。着重评价教学中目标是否明确具体，是否适当，教学是否达到了目标及学生是否明确教学目标等。

（二）护理教学态度

教学态度是搞好护理教学工作，完成教学任务的前提。对教学态度的评价内容主要是考查教师是否做到：忠诚教育事业，热爱教学；教风良好，治学严谨，主动承担教学任务；根据教学目标要求，认真备课，改革教学，了解教学情况，因材施教教书育人；课堂作风真诚、热情、民主，为人师表。

（三）护理教学内容

护理教学内容是保证教学任务完成的关键，组织好教学内容，有利于学生学习知识。对教学内容评价主要考量是否达到以下要求：完成护理课程标准规定的基本理论、基本知识、基本技能的"三基"任务；根据不同的教学层次，合理地选择教学内容，重点突出；目的明确、概念准确、内容正确；立足教材，注重理论联系临床护理实践，并恰当地反映现代护理学的新成就。有的院校还要求每节课介绍一定量的专业英语单词。

（四）护理教学方法

护理教学方法是完成护理教学任务的重要手段。对护理教学方法的评价主要考量是否能达到以下要求：启发、引导学生认真学习与积极思考；发现问题、分析和解决问题，注重能力培养；因材施教，既照顾多数又注重个别指导；合理应用教具，使用现代化教学手段；使各种教学方法最优化组合。应注意评价课堂上师生之间双向交流的情况，观察教师是否能调动学生主动学习的积极性，使护理教学成为多方位、多层次、主动的信息交流过程。

（五）护理教学效果

教学效果是根据教学目的和任务，对教与学两方面效果进行评价。对教学效果评价包括教师授课是否达到预定要求及达到的程度、绝大多数学生是否能理解和掌握教学内容、课堂授课是否有利于培养学生智能等。

将以上内容分解为具体指标，设计成评定量表的形式，由评定者对评定量表中的各个指标按一定的程序赋予权重。每一指标评价等级通常有优、良、一般、差四个等级。需要指出的是，对不同年资的教师进行评价时应采用不同的量表，表示对不同年资护理教师授课的不同要求。对初上岗位的教师应侧重考核其基本功，而对有一定经验的教师，则应侧重其驾驭课堂教学的能力和学术水平，强调师生互助、创新能力的培养等方面。

（六）护理教学环节

课堂教学环节包括兴趣导入、主题探究、强化巩固、扩展延伸及课堂小结。在护理教学评价中，不仅要评价课堂单元中这几个环节是否完整，之间衔接是否流畅不突兀，即做到各环节之间的起承转合，还要考查各个环节的具体设计。兴趣导入环节应注意其是否有临床案例、社会热点、多媒体演示等；探究新知识是课堂教学的主干部分，评价此环节应注意是否转变教师的教为学生的学，正确解决学生接受间接知识和亲身经历的矛盾，正确处理学生的共性与个性的关系，充分发挥学生的能动作用；强化巩固环节注意评价教师是否注重新旧知识联系、强调理解记忆、运用多种方法组织复习；拓展延伸环节应评价教师是否拓展学生的知识视野，发展学生的人文素质；课堂小结应评价教师是否注意总结、整理知识点，运用设置疑问、作业等方法启发引导学生，为后续教学服务。

三、课堂授课效果的评价途径与方法

（一）途径

课堂教学评价有多种途径，主要是专家组或领导评定、同行评定、学生评定和自我评定等。一般护理院校多采用两种以上的途径同时进行，所得评定结果相互补充互相参照，其结果更为客观、科学、可靠。

1. 专家组或领导评定 是指专家组或领导集体对被评教师所做的评定。这种评定影响较大，有一定的权威性。主要由专家组或校、部、院领导通过听课、检查教师教案、召开师生座谈会等形式对教师的教学质量做出评定。一般由学校教务部门组织，选择热爱教学、有教学经验的专家教授组成的考核组进行。正式评价前考评小组要对评价量表中条款的含义进行学习、讨论，取得统一的认识。一般听取被评价教师1~2学时课。评价小组各成员应独立填写量表。

2. 同行评价 即由护理学教研室（组）或学校的其他教师对该教师进行评价。由于同一教研室教师相互之间比较了解，对本学科的课程标准、学术动态、教学意图、内容方法及对师生的背景情况，如教师的专业水平、责任心、工作习惯、教学态度、学生的基本学力、总体水平、学习热情等较为熟悉。因此，容易组织和做出恰如其分的判断，有利于教师之间的相互学习、交流，提高护理师资队伍的整体水平。但是同行评定往往也有所谓"文人相轻"的消极因素，应注意避免。

3. 学生评定 是对护理教师教学质量、教学效果评定的主要依据之一。教学的对象是学生，教师教学质量好与坏，学生最具有发言权。通过学生对教师的教学评定，反映出教师在学生中的威信和受欢迎的程度、师生之间的人际关系；反映出教师的教学方法、教学艺术是否符合学生的要求。由于学生主要是从个人的学习角度评定教学，学生缺乏对教学目标、教学设计、教学内容及教学方法的总体了解，学生的学习方法、学习成绩，甚至师生关系都可能使他们在评定教师的课堂表现中产生一定误差。因此，学生评定应和其他评定参照使用。

参评学生人数不应过少，一般要求为100人左右。主持评价工作的领导和教学部门负责人应在评价前向学生说明学生评价量表的含义，并要求学生正确对待，以便学生在听课时有思想准备，有的放矢。被评教师在授课结束时，有充分的时间（一般为10~15分钟）让学生当堂填写量表，也可在课程结束后针对该课程的全部任课教师进行。

4. 自我评价 教师是教学活动的组织者、引导者,是提高教学质量的关键。护理教师对自身教学活动进行评价,也是护理教学评价的主要途径。根据评价指标、内容、要求,教师对自己工作进行自我认识、自我促进、自我估量、自我学习。把教师被评地位转变成积极主动的参与地位,有利于达到改进教学的目的;被评护理教师按照评价的标准写出教学质量书面总结报告,根据自己的实际情况,严肃认真、实事求是地在自我评定量表上进行自我评价。一方面表现教师本人的自我认识、自我信念;另一方面表现他人对被评护理教师的尊重和依靠。

5. 学生成绩分析 学生学完规定的教学内容后进行测验,通过分析学生成绩情况,评价学生掌握知识和能力提高程度是否达到预定教学目标的标准。如果一个教师所教学生成绩经常高于或低于同年级同类学生平均成绩,则可据此做出其某些方面教学能力的评价。此外,根据学生成绩的分布状态,也可以对教师的教学重点及其价值做出评判。

由于上述四方面人员对授课质量的评价各有其侧重点,所以在对每位教师的授课质量评价时往往结合进行。从目前国内报道来看,一般采用2～3种途径相结合的方法,做出综合评价;其权重根据各方面人员在评价中所处的地位不同而异。若采用四种途径进行评价,其权重建议为:专家组或领导评0.25、同行评0.20、学生评0.45、自评0.10;如采用三种途径进行综合评价则建议权重为:自评0.20、同行或专家组评0.40、学生评0.40。有院校经研究后建议,同行或专家领导评0.40、学生评0.60,自评为独立的分数体系。

(二) 方法

科学的方法对于完成评价任务有着非常重要的意义,有助于科学、客观地评价教师的授课质量,调动教师的积极性。

1. 相对评价法 是选取受评对象集合中的一个或若干个作为基准,然后把各个评价对象与基准进行比较的方法。该方法把评价标准选择在评价范围内,比较个人的得分同团体其他成员的得分情况,从而明确自己在团体中的相对位置。其优点是可以显示每一个人在团体中优劣、高低的位置,易激起团体内的成员相互赶超,但亦不乏一些缺点,如容易降低客观标准。

例如,某校评选优秀授课教师时,首先确定一个大家公认的授课方法好、教学效果好的教师,然后让其他教师自选一节课,请有关人员听课,听后大家将每个教师的授课与优秀教师的授课进行比较,接近或超过优秀教师者都为优秀课。

2. 绝对评价法 是指在受评对象的团体之外确定一个标准,即客观标准,然后把评价对象与客观标准进行比较的方法。该客观标准反映国家对教学的基本要求,比较客观、公正且稳定。其优点是被评价者借此方法找出自己与客观标准的差距,明确今后努力方向,但若标准定得过高,则会使被评价者失去信心。

3. 计分法 是通过分项计分来评价教学质量的方法。根据授课质量的评价指标体系列出分项,规定每个项目的分数与评价标准,要求评价者分项计分,最后得出总分,通过统计计算出被评价教师个体所得分数,根据分数高低显示其优劣。此方法能够区分每位教师的教学质量高低,但必须注意评分的严格与公正,以免造成不良后果。

目前国内大多数院校教师授课质量评价都采用评定等级量表的方法来进行。由考评人员(至少3人)听课,根据教师授课情况在评定量表的指标上打分,然后汇总考评表,统计分析并得出评价结论。评价指标体系的量化方法一般有两种:一种是一次量化,即对指标直接赋值;另一种是二次量化,又称模糊评价法,即对指标先做定性描述,如很好、较好、一般、较差、差,或A、B、C、D、E,再对不同级别的定性描述赋予定量分值。二次量化简便易行、便于统计处理,被广泛使用。

4. 调查法 是通过问卷或座谈会的形式了解教师授课质量的方法。问卷调查即要求学生或教师以笔答的形式对预先设定好的调查题目提供有关信息,问卷题目一般简明扼要,答卷人可以自由评论、自由选择答案,但所获得的资料必须经过统计分析才可使用。座谈会调查要求召集部分学生对教师上课情况进行集体交谈,座谈会前,评价组必须先拟定好问题,明确目的,做到有的放矢,通过调查法可以了解到教师授课的真实信息。

（尹 兵 崔巧玲）

思 考 题

1. 请收集上一学期 2~3 门课程的成绩评定方法，试结合本章所学的知识对其进行分析。
2. 从以往的考试中抽取一个班级同学的试卷，对该班的成绩进行分析。对不同类型的试题各选 2~3 题，分析试题质量。根据本章所学的内容，分组讨论为完成以上任务，需要收集哪些数据？从哪些方面进行分析？
3. 如果请你评价某位护理教师的课堂教学质量，你准备从哪些方面进行评价？
4. 为检查《护理学基础》的教学质量，请选择恰当的评价方法，并说明选择的理由。
5. 评价护理学生临床护理能力有哪些方法？各有哪些优缺点？
6. 影响对学生临床护理能力评价的因素及其控制方法有哪些？

第十章 护理教育与学生的全面发展

【学习目标】

识记
1. 能正确概述德育、美育、体育和个性化教育的主要任务和内容。
2. 能正确概述德育、美育、体育和个性化教育的主要过程和方法。

理解
1. 能用自己的语言正确解释下列概念：德育、德育过程、体育、美育、个体化教育。
2. 举例说明德育、美育、体育和个性化教育的意义。
3. 结合实际阐述德育、美育、体育和个性化教育的原则。
4. 理解德育教育的各种方法的特点和要求。

运用
1. 结合社会实际和护理学专业特点，拟定本科学生德育计划。
2. 运用本章所学知识，论述德育、美育、体育和个性化教育的关系及对学生全面发展的意义。

> **案例 10-1**
>
> 护理操作中的道德缺失
>
> 患者，女，70岁，慢性支气管炎合并肺气肿，收入某医院呼吸内科10病区6床。住院后，经抗感染、对症治疗等，病情明显好转。住院第5天下午3时左右，护士做治疗时，未进行三查七对，误将同房间8床的青霉素80万U给6床患者肌内注射。护士推药大约0.1ml时，发现自己打错针，立即停止注射，未向值班医师汇报，也没采取补救措施，接着到隔壁病房又给别的患者做治疗。3~4分钟后，6床患者家属来反映说患者心前区不适、发绀、呼吸困难，出现过敏反应，该护士立即请来医师抢救。查患者重度缺氧，抽搐，意识不清，血压测不到，给0.1%盐酸肾上腺素1ml皮下注射，吸氧，静脉给强心剂、地塞米松、异丙肾上腺素，并进行人工呼吸、心肺复苏术；5分钟后又给强心剂、洛贝林、多巴胺等。经多方抢救无效，于下午4时死亡。
>
> 问题：
> 1. 该护士的操作存在哪些问题？
> 2. 为了更好地解决护理工作中存在的道德缺失问题，护理教育工作应该注意哪些？

近年来，随着医院医疗服务水平的不断提高和优质护理服务工作的有序开展，临床护理工作面临日益严峻的挑战，对护理学专业人才的需求进一步提高。作为护理教育者，肩负着培养素质全面、个性鲜明的护理学专业人才的使命，要注重学生的全面发展，也就是以身心发展为目的，以培养学生的独立自主性、积极性、创造性等品质为出发点，使学生在思想品德、科学文化、身体和心理方面和谐全面发展，这也是当下教育改革与发展的趋势。

第一节 护理教育中的德育

一、德育的概念和意义

（一）德育的概念

德育（moral education）是指教育者按照一定社会的要求和受教育者品德形成发展的规律与需

要，对受教育者心理上施加影响，并通过其品德内部矛盾运动，使其养成教育者所期望的思想品德的活动。广义的德育包括社会德育、社区德育、学校德育和家庭德育等。狭义的德育专指学校德育。学校德育是根据社会的要求和受教育者品德形成发展的规律与需要，有目的、有计划、有组织和系统地对受教育者施加思想、政治和道德等方面的影响，并通过受教育者的认识、体验与践行，以使其形成一定社会与阶级所需要的品德的教育活动。

（二）德育的意义

1. 德育对社会的意义　思想品德教育是建设社会主义现代化，形成社会主义精神文明的需要。人是社会的支配力量和活动主体，而思想品德作为人个性结构中的核心因素与动力因素，影响着人的聪明才智和行为方式。重视人的思想品德的培养，也就能充分发挥精神力量对社会发展的促进作用。

2. 德育对个人的意义　孔子云"弟子入则孝，出则弟，谨而信，泛爱众，而亲仁，行有余力，则以学文"，即教导学生首先要致力于道德修养，然后才是学习文化。德育是促进个人全面发展教育的重要组成部分之一。所谓德才兼备，就是指思想品德和智力才能均衡发展，其中思想品德决定了我们的人生理想，起着灵魂和统帅作用。

3. 德育对护理学专业的意义　在护理学专业课程中融入德育教育是科学发展观在护生德育工作中的现实体现。护理道德，本质上就是培养护生如何做一名合格的护理工作者，树立全心全意为人民健康服务的思想道德情感，救死扶伤，实行人道主义，为保障人民群众身心健康做出贡献。

护理道德教育在高等医学教育中有着非常重要的地位，对护生来说更是不可缺少的。护理工作有其特殊性，它的服务对象是患者，要求护理人员在有扎实的护理知识和娴熟的护理技能之外，更要有高尚的道德品质，护理人员素质和能力的高低直接影响患者的健康的恢复，甚至会危及患者的生命。因此，护理人员的道德素质是从事护理工作的重要环节，在医学院校中，如何培养高素质的护理人员，在让护生掌握知识能力的同时提高护生护理道德修养是一个非常关键的问题。因此，护理道德教育要求护生将医德修养作为立业之基，学习护理传统美德和近、现代中外护理先驱的高尚品德，逐渐将职业道德规范转化为自身品德结构，努力提高专业素质，成为具有全心全意为人民服务思想的、具有理想人格和全面发展的新型护理人才。

二、德育的任务和内容

（一）德育的任务

德育任务（task of moral education）是教育者通过德育活动在促进学生品德形成发展上所要达到的规格要求或质量标准。

德育任务要与教育目的保持一致。在护理教育中，德育任务既要满足全面发展的社会主义事业接班人在道德品质方面的要求，又要反映职业道德和专业价值观方面的特殊要求，同时，还应顺应学生思想品德形成和发展的客观规律及不同学龄段学生的认知水平和自身发展的特点。目前，护理教育中的德育任务主要包括以下几个方面。

1. 培养学生社会主义道德品质　用马克思列宁主义、毛泽东思想、邓小平理论及科学发展观教育学生坚持社会主义方向；同时，结合社会主义核心价值观的建构，注重中华民族优秀传统文化的传承与发展。培养学生的社会主义道德品质，就是培养学生爱祖国、爱人民、爱劳动、爱科学，培养优良品德、高尚情操及各种文明行为习惯。

2. 培养学生的道德评价及自我教育能力　培养学生道德评价能力，可以识别、抵制各种腐朽思想的侵蚀。学生通过对纷繁复杂的社会道德现象的观察、比较、分析、综合，正确理解道德的社会意义和共产主义道德规范等，可以有效地防止唯我主义及享乐主义的发生。同时，还要注意学生自我教育的能力培养，教会学生提高自我修养的方法，学会自我认识、自我陶冶、自我监督、自我改造，持之以恒地付诸行动，逐渐形成自觉的行为习惯。

3. 培养学生高尚的职业道德 护理职业道德，是在一般社会道德基础上，根据护理学专业的性质、任务，以及护理岗位对人类健康所承担的社会义务和责任，对护理工作者提出的护理职业道德标准和护士行为规范。护理职业道德要求护理工作者以"促进健康，预防疾病，恢复健康，减轻痛苦"为崇高的护理目标，因此，护生的职业道德教育应以此为核心，引导学生认识自己所从事的专业的社会价值及自己对社会、对患者所承担的责任和义务，遵循职业道德准则和规范，树立为保护人类的生命与健康献身的信念和精神。

（二）德育的内容

德育的内容随时代发展而变化，不同年龄、不同专业的学生，德育的具体内容也有所区别。根据中华人民共和国教育部2005年5月颁布的《关于整体规划大中小学德育体系的意见》，结合护理学专业的特点，现阶段的德育内容主要包括以下几点。

1. 思想品德教育 包含马克思列宁主义、毛泽东思想、邓小平理论、"三个代表"重要思想和科学发展观教育、形势政策教育。全面准确把握马克思主义基本原理和毛泽东思想、邓小平理论、"三个代表"、科学发展观重要思想等基本理论，正确认识人类社会发展的规律，坚定走中国特色社会主义道路的信念，提高自觉应用马克思主义立场、观点和方法认识、分析和解决问题的能力，使大学生了解国史、国情，深刻领会历史和人民是怎样选择了马克思主义，选择了中国共产党，选择了社会主义道路，帮助大学生正确处理个人和社会的关系，增强社会主义法制观念，解决成长成才过程中遇到的实际问题。

2. 爱国主义教育 爱国主义是指人们对自己祖国的热爱，是一种为祖国的独立、建设、发展和强大而贡献自己的崇高精神，是一个国家的人民最强大的凝聚力，是促进国家发展的巨大动力。向学生进行爱国主义教育还要加强革命传统教育，加强党的基本理论、基本路线、基本纲领和基本经验教育，加强中国革命、建设和改革开放的历史教育，加强基本国情和形势政策教育，加强民族精神和时代精神教育，增强民族自尊心、民族自豪感。

3. 理想信念教育 是思想建设的"灵魂"，是培养学生具有正确的世界观、人生观和价值观的教育。通过辩证唯物主义和历史唯物主义基本观点的教育，中国革命、建设和改革开放的历史教育，科学发展观教育等，使学生确立实现中华民族伟大复兴的共同理想和坚定信念。

4. 社会道德教育 指以社会主义、共产主义的道德规范和行为准则教育学生，帮助学生形成高尚的道德情操、坚强的意志和优良的行为习惯。主要内容包括以下几方面。

（1）人道主义教育：人道主义一般是指倡导关怀人、尊重人、保护人的权利，宣传以人为中心的世界观。医学人道主义精神是一般意义人道主义精神在医学活动中的具体实践，要求医务人员尊重患者、爱护患者，对患者仁慈、同情、关心；以仁爱精神关注生活、关爱生命；掌握救死扶伤和实行人道主义是医德基本原则。

（2）公民道德和社会公德教育：包括尊老爱幼、孝顺父母和长辈，关心、爱护集体，乐于奉献，自力更生，艰苦奋斗，自觉维护社会稳定。

（3）人际关系教育：教育学生正确对待社会、集体、他人和自己，按照平等、互助、团结、友爱等准则，建立和谐的人际关系。

（4）诚信教育：是中华民族的传统美德，是每个公民的基本道德规范，是个人的立身之本，是社会运行之规。诚实教育的任务是培养学生诚实待人、言行一致、表里如一、实事求是、敢讲真话等。守信教育则是培养学生守时、守信、有责任心；承诺的事情一定要做到，言必信、行必果；遇到失误，勇于承担应有的责任，知错就改。

（5）职业道德教育：国际护士协会规定护士职业道德准则由四项基本原则组成，是护士行为的职业道德标准，主要从护士与民众、护士与实践、护士与专业及护士与合作者四个角度来阐述护士的基本责任和义务。一名合格的护士应具有高度的同情心、责任感，具有慎独修养，爱岗敬业，举止文明；勤奋好学，不断进取，对工作审慎负责，对技术精益求精；尊重、关爱和全心全意地服务于每一位护理对象。

5. 社会法律教育 是为了培养学生具有正确的民主观念、纪律观念和法制观念，主要内容如下。

（1）民主教育：教育学生懂得什么是社会主义民主，怎样发展社会主义民主；在行使自己的民主权利的时候，不得损害国家、社会和集体的利益及人民的民主权利。

（2）纪律教育：引导学生正确理解自由与纪律的关系，养成自觉遵守纪律的习惯。

（3）法制教育：使学生掌握我国宪法和法律的基本精神和内容，增强法律意识，养成自觉遵法、守法和维护法律的行为习惯。对于护理学专业学生，还需熟知本专业相关法律法规，如《国际护理学会护士守则》《护士条例》等，不但要做到遵法守法，还要懂得用法律保护我们的正当权益。

6. 心理健康教育　大学生处于青年期阶段，突出特点是人的生理在经历了从萌发到成熟的过渡之后，逐渐进入活跃状态。经验的缺乏和知识的幼稚决定了这个时期人的心理发展的某些方面落后于生理功能的成长速度。因而，在其发展过程中难免会发生许多尴尬、困惑、烦恼和苦闷。另外，大学生还可能面临各种压力，如父母下岗、家庭变故、成绩不佳、交友失败、失恋等。这些心理问题如果总是挥之不去，日积月累，就有可能成为心理障碍而影响学习和生活。让学生正视现实，学会自我调节，保持同现实的良好接触。进行自我调节，充分发挥主观能动性去改造环境，努力实现自己的理想目标。

三、德育的过程

（一）德育过程的概念

德育过程（process of moral education），教育者按照一定社会或阶级的要求，有目的、有计划、有组织地对受教育者施加系统的影响，以培养和形成教育者所期望的思想品德的过程。德育过程是一个教与学的互动过程，受教育者在教育者的要求、熏陶与感染之下，自觉地将社会的道德规范内化为自身的道德品质；同时，德育过程又是一个管理过程，是教育者运用各种手段，创造各种环境，对影响德育的诸多因素进行调控使之达到最优化的过程。

（二）德育过程的特点

1. 德育过程是对学生知、情、意、行的培养、提高过程　德育过程是培养学生品德的过程。学生品德是由思想、政治、法纪、道德方面的认识、情感、意志、行为等因素构成的。这几个因素简称为知、情、意、行。构成品德的知、情、意、行这几个因素是相对独立的，又是相互联系的。

德育过程的一般顺序可以概括为提高道德认识、陶冶道德情感、锻炼道德意志和培养道德行为习惯。德育工作可以总结概括为晓之以理、动之以情、持之以恒、导之以行四句话，这是符合德育过程规律的。知、情、意、行四个基本要素是相互作用的。道德认识，是人们确定对客观事物的主观态度和行为准则的内在依据；道德情感，伴随道德认识产生发展并对道德认识和道德行为起着激励和调节作用；道德意志，是解决思想道德生活中的内心矛盾与支配行为的力量；道德行为，受道德认识、情感和意志的支配、调节，同时又影响道德认识、情感和意志。其中，道德认知是基础，道德行为是关键。

2. 德育过程是促进学生品德内部矛盾斗争的过程　学生的品德是在不断产生和不断解决其主体品德内部矛盾斗争中形成发展的。因此，教育者的任务是自觉地运用主体品德内部矛盾运动的规律，根据学生已有的品德状况和内部矛盾，根据学生的社会生活经验、兴趣、爱好、能力、气质及性格，有目的、有计划地提出系统的德育要求，以引起学生主体品德内部的系列化的和不断深入的矛盾运动，并充分发挥学生的积极性和主动性，启发引导，说服教育，长善救失，因材施教，掌握其矛盾转化的时机和条件，促进、加速学生品德内部矛盾斗争及其顺利转化，发挥其自我品德教育的作用，使其向着德育要求的方向发展。

3. 德育过程是组织学生的活动和交往，统一多方面教育影响的过程　学生的思想品德是在社会交往活动中形成的，没有社会交往，就没有社会道德。德育过程中的活动与交往应在教育者指导下，根据德育的任务组织、开展，使之始终具有正确的思想方向性，保证学生的思想品德按社会主义方向健康成长。德育过程中的活动和交往还应根据教育学、心理学原理，遵循学生思想品德形成规律加以组织，才能更有效地影响学生思想品德的行程。

4. 德育过程是教育与自我教育的统一过程 思想品德的形成，从根本上说，是受外部影响形成的，但学生不是消极地、被动地接受影响。任何外在的教育都必须经过受教育者的内化才能发生作用。另外，思想品德一经形成，就具有相对的独立性，赋予个体自我教育的能力，使之能自觉地提高自我品德修养，对自己的思想行为做出选择、控制、调节和评价。因此，教育与自我教育相结合，就是要发展学生的自主意识，激发学生自我教育的要求，培养学生自我教育能力。

5. 德育过程是一个长期、反复、逐步提高的过程 思想品德作为一种稳定的心理特征，其形成必然要经过长期的、反复的教育和培养。一个人的良好思想品德的提高和不良品德的克服，都要经历一个反复的培养教育或矫正训练的过程，是一个无止境地认识世界、认识自我的过程。特别是道德行为习惯的培养，是一个需要长期反复培养、实践的过程，是逐步提高的过程。

四、德育的原则

（一）德育原则的概念

德育原则（principles of moral education），是有效进行德育教育所必须遵循的基本要求，是德育实践经验的科学概况，也是处理德育过程中的各种关系和矛盾的基本准则。

（二）德育的基本原则

1. 共产主义方向性和社会主义现实性相结合的原则 在德育过程中，要以马克思主义为指导，既要用共产主义思想体系教育学生，又要从社会主义初级阶段的现实出发，实事求是，讲求实效。护理教育中的德育必须坚持马克思主义的指导，使德育的内容、形式和方法都符合共产主义的思想方向，还要考虑社会发展现状、学生思想实际。引导学生把实现共产主义的远大抱负同自己的日常点滴联系起来，成为推动学生学习及自我教育的强大动力，把共产主义方向性落到实处。

2. 知行统一的原则 德育过程中，要做到既要重视对学生进行正确的理论教育，又要理论联系实际，引导他们参加社会实践锻炼，使他们成为言行一致的人。这一原则要求在理论教育的基础上，组织学生参加各种社会实践、专业实践活动，使学生在实践中加深认识，磨炼意志，形成言行一致、知行统一的优良品质。

3. 正面教育与纪律约束相结合的原则 指在德育过程中，既要讲道理，启发自觉，疏通引导，又要进行必要的纪律约束，督促其严格执行。在护理德育中贯彻这一原则，首先要尊重事实、讲道理、以理服人，启发自觉；其次要把正面教育与建立必要的规章制度结合起来，使学生的行为有章可循。

> **案例 10-2**
> **不近人情的哈佛**
> 　　当年，一个名叫哈佛的英格兰牧师在遗嘱里，将其拥有的一块地皮和 250 本书赠给了一所学校，这所学校后来发展成闻名于世的哈佛大学。哈佛大学一直将这有纪念意义的 250 本书珍藏在学校的图书馆里，并规定学生只能在馆内阅读，不得私自带出馆外。
> 　　1764 年的一天深夜，一场大火烧毁了图书馆，250 本珍贵的哈佛遗赠，只有一本侥幸保存下来，这是因为它被一名学生私自带出了图书馆。大火发生后，这名学生立即意识到，手上这本书是唯一幸存的稀世珍品了。经过一番思想斗争，他终于将书交还给学院。收到书的校长深深地感谢了他。但也正是这位校长，立即下令将这个学生开除，理由很简单：他违反了校规。
> 问题：
> 　　看了这则案例，您有何感悟？你赞成校长的处理方式吗？

4. 尊重、信任和严格要求相结合的原则 严格要求是指要求学生遵循德育提出的各种要求，同时又在学生已有的思想和道德水平的基础上不断提出更高的要求，促使学生产生心理内部矛盾。尊重信任学生是对学生的真诚关怀与爱护，相信他们能够通过自己的努力，不断求得进步。护理德育过程中，教师要与学生建立平等、互信的新型师生关系，尊重学生的人格、兴趣和爱好，信任学生的能力；根据护理德育目标和学生已有的品德水平，提出正确、合理、具体的严格要求，及时进行批评教育，达到尊重信任与严格要求的有机统一。

5. 发扬积极因素，克服消极因素的原则　要一分为二地看待学生，既要对学生进行道德教育，发掘学生思想品德中积极向上的一面，又要限制他们思想品德中消极落后的一面，长善救失，因势利导，提高学生的政治思想觉悟。护理德育中贯彻这一原则，要求全面客观地评价学生，理性分析学生积极因素和消极因素；启发学生发扬积极因素，克服消极因素；并针对学生特点，因势利导，使他们的兴趣、特长获得正确的发展，把旺盛的精力投入积极的、有意义的活动中，并通过这些有教育意义的活动，逐步形成优良品质。

6. 集体教育与个别教育相结合的原则　指在德育过程中，教育者努力组织和培养良好的集体，并通过集体的活动、风气和传统教育个人；又通过个别教育影响集体的形成和发展，把集体教育和个别教育辩证地统一起来。护理教师贯彻这一原则，首先要培养、建立一个优秀的学生集体，依靠优秀学生代表的带头作用，团结同学，开展集体活动，培养优良的班风和健康的班级群体心理。其次，护理教师要加强个别教育，因材施教，通过学生个人的优秀事迹来影响集体，推动集体前进。

7. 教育影响一致性与连贯性的原则　教育影响的一致性指来自各方面的教育要求能够统一起来，形成教育的合力；教育影响的连贯性指学校德育要按照一定的目标有计划、有系统地进行。德育系统是一个开放的系统，学生受到来自多方面的影响。这些影响往往是不一致的，相互矛盾的，以至于抵消教育的影响。为此，护理德育首先要力求保持校内各方面教育要求的一致。在此基础上，密切联系家庭和社会，使之与学校教育紧密配合，形成统一的教育力量。

8. 教育与自我教育相结合的原则　指在学校德育过程中，既要发挥教育者的主导作用，积极地对受教育者进行品德教育，又要发挥受教育者的主观能动性，使其自觉主动地进行自我教育或自身修养的提高。从受教育者品德形成和发展的影响因素来分析，教育者的教育是外部影响因素，受教育者的自我教育是内在影响因素，二者缺一不可。德育的最终目的是使受教育者能自觉主动地进行自我品德教育和自我品德完善，亦即所谓"教，是为了不教"。因此，护理教育工作必须发挥教育者和受教育者双方的积极性，把教育和自我教育结合起来。

上述各项原则是相互联系、相互影响的，在德育过程中必须整体把握、综合运用。对任何一项原则的运用，都要从具体的对象、时间、地点和条件出发，以增强教育效果。

五、德育的途径

德育途径是实现思想品德教育任务和内容的具体渠道，是思想品德教育的组织形式。

（一）学科教学

理论教学是学校实施全面发展的教育的主要途径，也是学校德育最基本、最经常、最有效的途径。各科教材中都包含丰富的德育内容，充分发掘教材本身具有的德育因素，把教学的科学性和思想性统一起来，就能在传授知识的同时，使学生受到科学精神和人文精神的熏陶，形成良好的品德。同时，教育方法、教学形式和教师的榜样作用等都具有教育意义。

1. 专门学科教学　高等学校开设的德育性质的学科课程，如《马克思主义哲学》《毛泽东思想概论》《邓小平理论概论》《思想道德修养》等，是对学生进行系统的思想品德教育的专业、显性课程，在培养学生良好思想品德方面具有指导性的作用。医学院校护理学专业开设的《护理伦理学》也是培养和提高学生职业道德和规范的主要途径和手段。

2. 渗透在其他课程教学中的德育　任何专业课的教学，都不仅仅是单纯地传授专业知识，还应有更丰富的内容，思想品德教育就是其中之一。教师在传道授业的同时，还要注意教书育人，即充分挖掘教材内容的思想性，达到科学性与思想性的统一。例如，在《护理学基础》课程的实践教学环节，教师在讲授或示范护理操作时，要强调与患者的沟通交流和对患者的人文关怀、强调工作的责任感和慎独等品质的意义和方法。

（二）课外活动

课外活动是指课堂教学以外的各种教育教学活动，根据学生的兴趣、爱好、特点等方面，指导学生开展丰富多彩的科技、文娱、体育等活动（包括课外兴趣小组和各种社团活动），发展学生的个性特长，培养学生良好的道德、情操意志品质和生活情趣，提高他们的审美能力。将德育融入课外活动中，必须遵循以下基本要求：①活动要有明确的德育目标；②活动要做到思想性、趣味性及知识性相结合；③活动要发挥学生的主动性和创造性。

（三）劳动和社会实践活动

学生品德是在活动和交往中发展形成的，鼓励学生融入社会，劳动与社会实践是进行德育不可缺少的一个途径。组织学生参加一定的生产劳动和公益劳动，在劳动中培养学生热爱劳动、热爱劳动人民、珍惜劳动成果的思想感情、行为习惯和艰苦奋斗的作风。社会实践活动的主要形式包括组织学生参观、访问、社会调查、社会公益活动、勤工俭学、志愿者活动等，通过社会实践，学生开阔眼界，认识国情、了解社会，增长才干，把理论和实践结合起来，增强辨别是非的能力。

（四）临床学习活动

护理学专业学生参与临床见习和实习，也是德育的重要途径。在临床带教教师的指导下，学生通过参与各项临床护理工作，了解服务对象的独特性及需求，理解护理工作的意义和性质，明确护士权利与义务，养成慎独、严谨的工作作风，尊重、爱护患者的职业道德情感，为形成良好的职业道德品质打下坚实的基础。

六、德育的方法

德育方法是为达到德育目的，在德育过程中采用的教育者和受教育者相互作用的活动方式的总和。它包括教育者的教学方式和受教育者的学习方式。德育方法主要有以下几种。

（一）说服教育法

说服教育法（persuasion method）是通过摆事实、讲道理，启发引导学生，使之心悦诚服地接受或改变某种道德观念或信念，进而指导行为实践的教育方法。通过言语说理，就是大家常说的"动之以情，晓之以理"，使学生明晓事理、分清是非，提高品德认识的方法。这种方法是学校教育的基本方法，可以简单地分为两大类。

1. 运用语言文字进行说服的方式 主要包括讲解、阅读、谈话、讨论、指导阅读等方式。这种方式既可以是口头语言，也可以是书面语言。具体方式的需要根据具体条件选择，如学生的性格、时间空间的允许等。运用语言说服法的注意事项：①要有针对性，说服教育是为了解决某一问题，因而在进行教育之前要明确目的，切忌空洞无物，废话连篇；②要注意学生的接受能力，各种形式的教育都应该深入浅出；③要进行总结，说服教育的最后要再次明确对学生的要求。

2. 运用事实进行说服的方式 就是组织学生接触社会，用各种生动具体的事实来说服学生，使学生获得直接经验、形成正确认知的方法。进行说服教育的方法，主要包括参观、访问和调查。事实说服法的注意事项：①明确目的，制订计划，事先要让学生明确活动的目的和要求；同时要制订周密的计划，做好组织工作；②认真准备，对于被参观、访问、调查的对象，必须认真选择，事先联系，保证其做好准备；③加强指导，在活动中，教师必须加强对学生的指导，以免活动流于形式；④做好总结工作，活动结束后，要指导学生做好总结。

（二）榜样示范法

榜样示范法（method of example demonstration）是指运用以他人的模范行为和先进事迹影响受教育者的思想、感情和行为，以达到德育要求的方法。了解护理学发展的历程中优秀护理人员的事迹及高尚的道德情操，有利于学生热爱护理事业，激起学生对护理事业献身的职业信念。护理学专业学生的榜样既可以是为护理事业呕心沥血的老前辈、为专业发展做出卓越建树的护理学者,也可以是学生中先进典型、优秀的临床护士、护理教师等。现代护理事业的创始人和现代护理教育的奠基人南丁格尔,以自己毕生的心血研究和开创了现代护理事业,为护理学的发展指明了方向,对于护理学专业的学生来讲,这就是最好的道德教育素材。

运用榜样示范进行品德教育时,应着重注意以下几个方面:①选择的榜样与学生的生活、学习贴近,对榜样的宣传应该实事求是、恰如其分,让学生感到真实可信;②和讲解、讨论等方式相结合,指导学生明确了解学习榜样的什么,怎样学习;③狠抓落实,学习榜样的关键是落实到行动上,要开展必要的活动,引导学生把榜样与自己的思想行为联系起来,落实到行动上。

(三) 实践锻炼法

实践锻炼法 (practical tempering method) 是有目的地组织学生参加各种实践活动,以培养他们优良思想品德和行为习惯的教育方法。通过实践锻炼,学生可以把理解了的思想、道德观点转化为行为并逐步养成习惯。培养学生的道德行为,以达到知行合一的目的,必须要依靠各种实践活动。

实践锻炼的方法包括两种形式:①常规锻炼:教师指导学生按照一定的规章制度进行经常性的行为练习,以形成优良的品质和良好的行为习惯。常规训练的内容和方式多种多样,主要有学生守则训练、课堂常规训练、卫生常规训练、礼貌常规训练等。②实践锻炼:是让学生参加各种实践活动,在活动中培养道德意志和道德行为习惯。实践锻炼的形式很多,主要有社会公益活动、生产劳动和课外文娱、科技活动等。

(四) 情感陶冶法

情感陶冶法 (method of emotional moulding) 是指通过创设和利用有教育意义的情境对受教育者进行积极影响的教育方法。教师利用教育环境和自身的教育因素,对学生进行潜移默化的熏陶和感染,使其在耳濡目染中受到感化的方法。情感陶冶主要是运用以境染情、以境触情、以境陶情的原理对受教者进行耳濡目染、潜移默化的影响,使受教育者在认识上和情感上逐渐完善。

情感陶冶法主要有三种方式:①人格感化:指教育者以自身的高尚思想品德和对学生真诚的爱来陶冶学生的心灵;②环境熏陶:即充分利用环境中的有利因素,并有意识地组织和创建良好的环境;③艺术陶冶:是充分利用各种艺术形式的教育作用,借助艺术的感染力量,如音乐、美术、诗歌、文学、戏剧、电影和舞蹈等来培养学生的思想品德。

(五) 自我修养法

自我修养法 (self-discipline method) 是指在教师指导下,学生对自己的思想品德行为进行自我教育、自我提高的方法。自我修养在德育中具有特殊的意义和作用。德育的根本任务首先是将社会意识转化为个体意识,这个转化过程必须依靠受教育者的自觉能动性。其次,德育的目的,不仅是培养学生具有一定的思想品德,更重要的是培养他们成为具有独立自我修养能力的人。

护理教师在指导学生自我修养时应注意以下几点:①激发学生自我教育的愿望,培养自我教育的自觉性;②指导学生掌握科学的自我修养标准,并运用标准对自己的行为进行道德评价,以提高自我评价的能力;③创设有利于自我修养的情境,让学生进行道德情感体验;④创造机会让学生广泛接触社会,积极参加社会活动和护理学专业实践活动,在实践中增强自我修养的信心和自我修养的能力与习惯。

(六) 品德评价法

品德评价法 (appraisal of moral character) 是通过对学生品德进行肯定或否定的评价而予以激励或抑制,促使其品德形成和发展的方法。它包括奖励、惩罚、评比和操行评定。

奖励是通过对学生的思想和行为进行肯定的评价,以引起学生愉快的经验,进而强化学生的健康品德和优良行为的方法。奖励的方法可以用于个人,也可以用于集体,其形式包括赞许、表扬和欣赏三种。惩罚是通过对学生的不健康思想和行为进行否定的评价,以引起学生内疚、悔恨的体验,进而纠正学生不良行为的方法。合理的惩罚能引起学生的痛苦体验和认真反思;有助于学生及时终止和纠正自己的不良品德和行为。惩罚的方法主要有三种,包括否定、批评和处罚。操行评定是指按照一定的标准，对学生在一定阶段的思想品德行为表现做出评价，帮助学生正确认识自己的进步与不足，明确进一步努力的方向。

在使用品德评价这一方法时，教师应做到：①符合实际，客观公正，具体有度；②要得到集体舆论的支持，重大的奖励或惩罚，应先让全体学生进行充分讨论，形成集体舆论后再施行；③奖罚要适当，奖励为主，抑中带扬，要有教育意义，不得滥用。

以上德育方法各有其特点和作用，既相互联系、相互渗透，又相互结合，从而构成了德育方法的完整体系。在具体的德育实践活动中，应根据实际情况综合应用不同的方法，使德育收到最理想的效果。

第二节 护理教育中的体育

一、体育的概念和意义

（一）体育的概念

广义的体育的含义与体育运动相同，它包括体育知识教育、竞技运动、身体锻炼三个方面。狭义的体育（physical education）是指学校体育，是一个发展身体、增强体质、传授锻炼身体的知识、技能，培养道德和意志品质的教育过程；是对人体进行培育和塑造的过程；是教育的重要组成部分；是培养全面发展的人的一个重要方面。

（二）体育的意义

1. 是学生完成学习任务和健康成长的重要条件 俗话说"身体是革命的本钱"，学生在学习生活和临床实践中，承受着大量繁重艰苦的学习任务。要完成这些任务仅靠满腔热情是不够的，还依赖于健康的体魄。增强体质对帮助学生提高学习与工作效率，顺利完成学习任务，并成为全面发展的合格人才提供了保障。

2. 促进智力发育 科学的体育锻炼不仅可以强身健体，而且还能增强记忆，提高学习和工作效率。研究证明，体育锻炼可以促进呼吸和改善血液循环，给大脑提供丰富的氧气和营养物质，从而提高智力水平。

3. 促进学生道德品质的发展 通过各种体育活动，可以向学生进行热爱团体、积极向上、遵守规则、公平公正的教育；还可以培养学生乐观、坚强、勇敢、自信、奋勇向前、坚韧不拔等优良品质。

4. 提高学生沟通与交流能力 在体育运动过程中，能增强人与人之间的交流和交往，增加人与人之间相互了解，改善人际关系。

5. 促进学生审美能力的发展 学校体育对于美育也有积极作用。它以自己丰富的内容和形式，不仅塑造体形的外在美，而且能培养学生的审美情趣。通过提高学生在体育运动中感受美、表现美、创造美的能力，更好地培养学生认识和表现自身在运动方面的美，使自我身心得到更加充分、自由、全面的发展。

二、体育的任务和内容

（一）体育的任务

体育的根本任务是指导学生掌握体育的基本知识和技能、提高学生的身体素质、培养学生良好的品德作风。护理教育中体育的任务（tasks of physical education）包括以下几项。

（1）教育学生学习体育基本知识、技术和技能，掌握锻炼身体的基本原则和科学锻炼身体的方法，养成自觉锻炼身体的习惯，提高自我锻炼的能力，使之终身受益。

（2）促进大学生身体正常发育，全面发展身体素质，增强对自然环境的适应能力。护理教育中的体育要有针对性地培养学生的身体素质，如力量素质、速度素质、耐力素质和灵敏素质等。力量素质是从事护理工作的基本素质，特别是在灾难救护、抢救危重症患者过程中尤为重要；速度素质要求学生反应迅速、动作敏捷、干练，以便在护理实践中能使患者得到及时、有效的救护；耐力素质要求学生具有在特殊环境中，能坚持长时间的连续护理工作的体魄和精力；灵敏素质，是学生在脑力劳动和体力劳动过程中的综合表现，它要求动作准确、思维敏捷，在工作中能灵活、准确和协调地处理各种情况。

（3）培养学生成为有道德、有理想、守纪律、有文化的合格人才。对学生进行思想品德教育，促进个性的发展，提高道德素质和心理健康水平，培养学生团结、勇敢、顽强、创造力、竞争力、社会公德和较高的体育修养等优良品质。

（二）体育的内容

护理教育的体育内容（content of physical education）是根据学校体育的目的、任务和学生的年龄特点确定的，主要包括以下几项。

1. 田径 或称田径运动，是田赛、径赛和全能比赛的全称。"田"是指广阔的空地，在跑道所围绕的中央或邻近的场地上举行的跳跃、投掷，统称为田赛，"径"是指跑道，在跑道上举行的竞走和各类形式的赛跑都属于径赛。田径运动能促进人体的新陈代谢，增强内脏器官的功能，全面发展身体素质，有助于培养学生勇敢顽强、坚韧不拔、克服困难等优良品质。

2. 健美操 是在音乐的伴奏下，运用各种不同类型的动作，融体操、舞蹈、音乐为一体的身体练习。健美操是一种有氧运动，特征是持续一定时间的、中低程度的全身运动，主要锻炼练习者的心肺功能，是有氧耐力素质的基础。经常进行健美操，不仅可以强健学生的体质，培养学生的身体控制能力，而且可以塑造学生良好的体形，增添工作活力，培养学生认识美、鉴赏美、表现美直至创造美的能力。

3. 球类运动 是综合运用各项基本技能的运动，主要包括篮球、足球、排球、羽毛球、乒乓球等项目。它不仅要求学生具备良好的跑、跳、投等基本活动的能力，而且要求熟练地掌握和运用各项球类的专门技术。球类运动竞赛性强，而且变化多端，有利于提高人体功能和基本活动能力，促进身体素质的全面发展。加之大多数球类运动都是集体性项目，能有效地培养学生的集体主义、自觉纪律和机智果断等品质。

4. 游泳 是人在水的浮力作用下产生向上漂浮，凭借浮力通过肢体有规律的运动，使身体在水中有规律运动的技能。游泳对人体的肌肉、骨骼及内脏器官的生长发育和各种身体素质的提高都有重要作用，有利于培养学生不畏艰险、勇敢顽强的意志品质。在一些特殊的护理环境中，如急救艇、战舰、医院船上的护理和抢救溺水患者中，游泳这一技能的特殊作用就更加明显。

5. 武术 中国传统武术，通过武化流传，以"制止侵袭"为技术导向，引领修习者进入认识人与自然、社会客观规律的传统教化方式，是人类物质文明的导向和保障。武术不受场地、季节、年龄、性别、设备等条件的限制，易于在学校开展。通过武术教学，可以增强学生的身体素质，提高内脏器官和中枢神经系统的功能，培养勇敢顽强、机智果断、坚韧不拔的意志和热爱祖国和民族的情感品质。

6. 军事体育和训练 是对学生进行军兵种一般常识、一般战术原则和一般技能的教育，主要包括队列训练、射击、跳竿、障碍跑、匍匐前进等。护理学专业应结合专业特点，学习有关战地救护和核武器、化学武器、生物武器的损伤与防护知识及操作技能。

三、体育的原则

体育的原则（principles of physical education）是实施体育时必须遵循的基本准则。

（一）自觉主动原则

体育锻炼过程中必须通过多种方式和手段使参与者形成一种内在的、积极的体育锻炼心理需求，产生内在激励机制和外在行为机制。体育作为对人生物体的改造，要求人体必须克服自身惰性，而强制的、被动参与的体育锻炼只能短期产生积极影响，难以持久。

（二）循序渐进原则

要按照一定的步骤深入或提高。一方面，体育锻炼和学习过程类似，都是由浅入深、由易到难的过程，不能凌级、躐级等；另一方面，人的生理功能有自身的阶段性特征。在锻炼过程中，必须依据人体基本规律及生理功能变化发展的阶段性特征,合理地安排锻炼行为和运动负荷,通过科学合理的安排,逐步打破人体原有的内在平衡,逐步实现由量变到质变的过程。

(三) 持之以恒原则

体育锻炼对人体的积极改造,不是一朝一夕就能实现的,而且,人体有着"用进废退"的自然法则约束,已有的锻炼效果如果不进行强化巩固就会慢慢消退。无论是从锻炼行为、锻炼意识还是从健身效果的保持来看,都必须持之以恒。

(四) 全面锻炼原则

人的构成既有生理层面的,也有心理和社会层面的;单以生理层面看,人体的形态、功能及各器官系统的功能是一个相互影响的负载系统。体育锻炼要从各方面对人加以改造,改造对象的多样性要求改造方法的多样性与改造过程的全面性。

(五) 具体针对原则

在体育锻炼中,我们必须根据综合情况考虑参与者个体的体质基础、身体功能状况、健康水平、体育文化素养、所处环境等,综合选择锻炼方法,安排锻炼内容,确立运动负荷,使体育锻炼做到因人而异、因地制宜。

四、体育的途径和方法

(一) 体育课

体育课是学校对学生实施体育教学的基本组织形式,一般分为室内和室外教学两种方式。通过体育课教学,使学生系统地掌握体育运动与保健的基础知识、基本理论和基本技能,促进学生身心素质的全面提高。

(二) 课外体育活动

课外体育活动是在体育课以外的时间里运用各种身体练习和多种组织形式,结合自然能力和卫生保健措施,以增强学生体质、提高运动技术水平、丰富课余文化生活、养成良好生活习惯为目的的一种有组织有计划的体育活动。它对巩固和提高体育课所传授的体育知识和技能,提高学生的运动能力和对体育知识的运用能力,提高学生学习和生活的质量,培养学生自觉锻炼身体的意识等都有着重要的意义。狭义的课外体育活动一般指课间活动、课外活动、体育俱乐部等,广义的课外体育活动还包括学校运动会、运动训练、班级体育联赛等形式。

(三) 学生自我锻炼

学生自我锻炼是指学生在课余时间或节假日自发进行的个人或结伴的体育活动,如健身、骑行及登山等。自我锻炼反映了学生对体育活动的需求和兴趣,对学生锻炼身体、增强体质、养成文明健康的生活方式、实现个体社会化等方面都有良好的作用。

第三节 护理教育中的美育

一、美育的概念和意义

(一) 美育的概念

美育 (aesthetic education) 也称审美教育或美感教育,即培养学生健康的审美观,发展学生鉴赏美和创造美的能力的教育,在人的全面发展教育中,美育占有重要地位。

(二) 美育的意义

美育是为建设社会主义精神文明和培育学生心灵美、行为美服务的。它用现实生活中的美好事物和反映在艺术形象中的先进人物的思想感情和活动来感染受教育者。它广泛而深入地影响着学生的情感、想象、思想、意志和性格。它能丰富学校的文化精神生活，激起学生的情绪体验，有助于培养高尚情操，提高社会主义觉悟，鼓舞学生为实现共产主义理想和创造一切美好的事物而奋发向上。

美育对德育、智育、体育都有积极的影响。美育用优美感人的艺术形象，可以帮助学生认识人们的生活、理想和斗争，使他们受到生动的思想品德教育，促进他们的政治品质、道德面貌和思想感情健康的成长。美育不仅可以帮助学生认识现实、认识历史，同时可以发展他们的观察能力、想象能力、形象思维能力和创造能力；还能调剂他们的生活，提高学习效果。在美育中要求整齐清洁，美化环境既有利于健康，又有助于体育的开展。

1. 美育与德育的相互促进作用　　美育与德育的关系，从理论上讲就是美与善的关系，虽然美育与德育的研究对象与任务各不同，实施的方法与效果也各不相同，但是，美是以善为前提的，二者又相互联系与相互渗透。在德育中运用美育的方式，可以使理性的灌输变成生动的形象，使道德说教真正转化为道德情感，使人的思想道德在潜移默化中得到净化与升华。与此同时，德育对美育同样具有积极的促进作用，美育可以通过以美引善，提高人的精神境界，陶冶人的情操，净化人的心灵。从这个意义上讲，善是美的灵魂，美是善的光辉。

2. 美育对体育发展起促进作用　　体育运动是健与美有机结合的艺术。自古以来，健与美就是相互联系的，体魄的健美是全面和谐发展的人不可缺少的重要部分，体育中包含了许多美育的因素，美育也可以促进体育的发展。有的体育项目更是体现出体育与艺术的有机结合，如艺术体操、冰上芭蕾、健美操等。特别是当代教育中，身心健康也包含心理健康，美育在这方面更是大有可为。美育应当通过以美怡情，疏导人的情感，令人怡神悦态，促进身心健康发展。

3. 美育对智育发展起促进作用　　美育对智育的作用是有深刻的生理学、心理学根据的。脑生理学认为，人脑的两半球有不同的功能，左半球主管逻辑思维，右半球主管形象思维。目前的教育内容和方法大都侧重于左半球，右半球的开发远远不够，学生的形象思维能力、空间知觉和时间知觉的辨认系统未能得到充分发育，从而阻碍了学生智力的全面发展。因此，美育对开发学生的大脑右半球，促进学生形象思维能力的提高有着十分重要的意义。美育还能够有效地培养智力发展所必需的审美情感和想象力。实践证明，在审美活动中，人们的感受能力、想象能力、空间和时间知觉的能力都能得到有效的发展，这些对于人们学习和研究起着巨大的推动作用。

4. 美育在护理学专业中的特殊意义　　护理工作具有美的性质。护理人员应用美学的基本理论指导护理工作，充分利用各种美的因素，促使患者尽快提高战胜疾病的能力，如优雅的环境，能使患者减轻心理压力，积极配合治疗。同时，护理人员本身应具备美的素质，掌握一定的美学知识，具备美好的职业道德和优雅的举止风度。美的仪表常给人以亲切、端庄、纯洁、文明的印象，对护士而言，良好的行为举止，无疑可以唤起患者的美感，使患者有信任感并能很好地配合各项治疗与护理，以便早日康复。护士的语言，既可治病，也可致病。美好关怀的语言，能给人以温暖、安慰、鼓励，排除患者心理负担及不良的心理刺激，使身心处于最佳状态，促进其早日康复。因此，护理教育应加强对学生的审美教育。

二、美育的任务和内容

（一）美育的任务

美育的任务（tasks of aesthetic education）一般包括以下三个方面。

1. 培养学生充分感受现实美和艺术美的能力　　要求在培养他们敏锐的感觉能力的同时，发展他们高尚的审美情感；还要求培养学生审美的比较及分析能力，以区别真善美与假丑恶；培养他们审美的想象和联想能力，以掌握艺术形象。学生一般已经具有一定的审美感知力，需要通过适当的审美教育使它得到锻炼而活跃起来。通过各种各样美的模式的陶冶，使学生将这些美的模式内化为自身的感性知识、自身倾向或习惯，形成敏锐的审美感知力。审美理解力是在感知美的基础上，把握自然事物的意蕴或艺术作品的意义和内容的能力,它是一种有意识的教育和文化熏陶的结果。

2. 使学生具有正确理解和善于欣赏现实美和艺术美的知识与能力　形成他们对于美和艺术的爱好。为了使学生具有艺术修养,就要使他们掌握各门艺术的基本知识,逐步形成马克思主义的文艺观点和审美标准;还要让学生分析和评价艺术作品和社会上的美好事物,以培养他们审美的能力;更重要的是激发他们对艺术的兴趣,培养他们爱美的情感,抵制各种精神污染。还要注意引导学生正确认识自己的专业。通过教育和实践,去发现护理工作的美,理解护理学专业的美,进而深深地热爱这种美,致力于追求专业美的完善。

3. 培养和发展学生创造现实美和艺术美的才能和兴趣　要使学生学会按照美的法则建设生活,把美体现在生活、劳动和其他行动中,养成他们美化环境及生活的能力和习惯。要注重组织学生参加各种艺术实践活动,发展他们创造艺术美的才能和兴趣,尤其要注重发展有艺术才能的学生的特长。这对于学生在今后的护理工作中,进一步丰富和创造护理工作中的科学美、艺术美都有着重要的意义。

美育的各项任务是相对独立的,是一个反复培养、训练及不断提高的过程。美育的各项任务又是相互联系的,感受美的能力的发展,是鉴赏美的能力的基础,而鉴赏美的能力的提高,又能使人更自觉地去感受美。如果感受美、鉴赏美是认识美的世界,那么美的创造才能则是按照美的规律去改造世界。

(二) 美育的内容

美育的内容(content of aesthetic education)是为实现一定的美育任务而选择和组织的。护理教育中美育的内容如下。

1. 自然美　指自然物体和自然现象蕴含的美。春天生机蓬勃的秧苗、秋日金黄的硕果、绿色的山林、雪白的羊群等,都能激发人们愉快的情感,产生热爱自然、热爱生活的美好情怀。

2. 社会美　指人类社会关系的美,如个人行为举止的文明、待人接物态度的谦和,与家庭、学校、社会等各种集体之间关系的融洽,以及个人与个人之间、个人与集体之间的良好关系等。护理人员与医生、患者、家属建立和谐的医护、护患关系,也是一种社会美。帮助学生理解并创造美的社会关系、美的护患关系,有助于学生体验和获得个人生活和事业生活的美好幸福。

3. 艺术美　指通过艺术形象反映的自然美和社会美,并集中这些现实的美,创造出更典型、更美好的艺术,以满足人们审美的需要。艺术美的内容包括各种艺术形式,如音乐、图画、舞蹈、文学等。帮助学生学会鉴赏艺术美,进而学会创造艺术美,有助于学生形成丰富的精神世界,激发崇高的人生追求。

4. 专业美　指护理人员作为职业形象所特有的外在美,如仪表美、形体美、举止美、语言美等,以及为实现提高人类健康水平这一崇高目标必须具备的内在美,如人格美、情感美、行为美等。因此,帮助学生认识专业美,形成美的专业形象是护理教育中美育的重要内容。

三、美育的原则

美育的原则(principles of aesthetic education)是实施美育过程中所遵循的基本准则,包括以下3个。

(一) 乐中施教的原则

根据教育的目的结合大学生的审美特征,有的放矢地对学生进行审美教育,把大学生单纯的生理愉悦转变成渗透着理性的高尚情操。这种寓教于乐、以乐促教的教育方式是审美教育得天独厚的优势。贯彻乐中施教的原则,应培养大学生的审美趣味。应引导大学生参加不同种类的文化活动,琴棋书画、诗歌辞赋尽可能有所了解。同一类审美媒介,也应使他们接触不同题材、不同形式和不同风格,从不同的审美经验中受到不同的陶冶,形成不同的审美趣味。

(二) 美育内容和实际生活相结合的原则

美和美感的产生、形成、发展都不能离开实践,审美教育同样也离不开实践。美育的目标主要是培养和提高学生的审美能力,形成健康的审美趣味。这一目标,必须借助于具体生动的美的形象,诉诸学生的感觉、情感，激发起他们的主动性、自觉性，这样才能够实现。离开了实践，审美活动的形象性、情感性、愉悦性、主动性等都无从谈起。在审美创造中，学生初步掌握审美创造的一般规则，领略到确认自身创造力的自我实现的喜悦，将会更强烈地感受美、理解美。因此，美育中不仅要求美育的内容符合社会需要，更要求教师引导学生在实践中创造美并服务社会。

（三）统一要求和因材施教相结合的原则

统一要求是指美育要使全体学生都学一些绘画、唱歌和其他艺术，有一般的艺术修养；此外，审美教育还要注意学生的气质、性格、能力、兴趣爱好等个性差异，以便因材施教。因材施教的原则是指美育中应注意到受教育者的年龄、个性、审美兴趣和爱好的差异。审美是最富于个体性的一种心理活动和实践活动，应当充分尊重学生的个性和兴趣，坚持因材施教。因为只有诱发学生的兴趣，才合乎美育的本性，发挥美育的优势，达到美育的既定目标，使大学生的审美情趣和审美能力得到自由、和谐的发展。

四、美育的途径和方法

美育的途径和方法（ways and methods of aesthetic education）是指审美教育中所采用的教育方式和手段。

（一）通过理论教学进行美育

通过理论教学培养学生审美能力，主要是依靠专门课程教学和其他课程教学中美育的渗透。

1. 专门课程的美育 指护理院校开设的美学及相关课程，包括《护理美学》《护理礼仪》《人际沟通》《形体训练》等。这些课程向学生提供了护理美学的基本知识、技能，使学生从理论上认识专业美，并具备基本的专业美的规范和行为。

2. 渗透于其他课程中的美育 将美育有机地渗透到护理学专业各学科课程教学中，内容包括教师自身人格美、课程内容的科学美、教学活动的动态美、课堂氛围的和谐美等，都会对学生产生良好的美育效果。

（二）通过接触自然进行美育

自然被称为"审美感受的文化学校"。自然美变幻无穷，是一种最容易被学生接受的审美对象。与自然美相接触，可以身临其境地感受到最质朴的美的形态，并受到多方面的感受和熏陶。通过接触自然进行美育，提高学生的审美能力的同时，还可以增长知识，发展想象力、观察力，激发学生改造世界的自信和自豪感。

欣赏自然美的形式很多，如组织学生爬山、参观名胜古迹等，并可结合自然景观、名胜古迹、风土人情、历史典故等，帮助学生从不同角度认识和理解自然美，加深对美的感受和理解；还可以指导学生摄影、写生、采集标本，提高其鉴赏美和创造美的能力。

（三）通过课外艺术活动进行美育

与自然美相比，艺术美更加直接地体现了人的审美创造能力，因而通过艺术手段进行美育，不仅能增强学生对美的感受能力、培养美的鉴赏能力，而且能发展美的创造才能。

通过课外艺术活动进行美育是课堂艺术教学的延伸和补充。护理教育可以有针对性地对学生开展各种艺术活动，如开展文学、音乐及美术方面知识的讲座，培养学生对音乐、美术作品的鉴赏能力，获得更大的审美享受；组织各种艺术节、文艺比赛等活动，提供学生感受美、鉴赏美和创造美的机会。

（四）通过日常生活进行美育

日常生活中的美是美育的又一重要源泉。生活中的美集中体现在人类改造自然和社会的劳动实践中。

护理工作者所从事的工作就是对美的创造性实践。因此在护理教育中，进行美育的重要形式是组织学生参加一定的社会活动和护理工作实践。例如，组织学生参加社区卫生服务或者义诊活动，使学生通过与不同的患者接触和为他们提供护理服务，感受平凡工作的美，体验救死扶伤、无私奉献的美；组织学生到农村和少数民族地区进行社会调查，开阔学生眼界，体验劳动人民思想感情的美；此外还可通过创建优美的校园环境、营造良好的文化氛围、建立和谐的人际关系等措施陶冶学生的情操，培养学生创造生活美的能力。

第四节　个性化教育

随着教育改革的不断深入，高等教育人才培养个性化问题日益引起人们的重视。联合国教育、科学及文化组织的报告《学会生存》一书指出"教育即解放"，教育的任务是"培养一个人的个性并为其进入现实世界开辟道路"。2001年8月，经教育部门批准，以"个性化教育与学生全面发展—为每个学生提供适合的教育的实践、理论与创新"为主题的国际会议在北京召开。这是改革开放以来，我国第一次以个性化教育为主题召开的国际会议。其后，我国政府2012年颁布的《国家中长期教育改革和发展规划纲要（2012—2020年）》（以下简称《纲要》）指出教育要关注学生的个体差异，激发每个学生的优势潜能，为每个学生提供适合其发展的教育。《纲要》为个性化教育指明了方向。

一、个性化教育的概念和意义

（一）个性化教育的概念

1. 个性　从心理学来说，个性是一个具有多层面心理成分、结构复杂的整体，是一个系统。它是人的需要、动机、兴趣、理想、信念和世界观等心理倾向，能力、气质、性格等心理特征，认识、情感、意志等心理过程和心理状态等综合的心理结构。哲学则将个性定义为"个体区别于其他个体的本质特征的总和"。两种定义共同的本质就是承认人的独特性和差异性。

2. 个性化教育（individuality education）　是培养个性化人的教育，是引导个体独特的内在潜能和资质发展的教育。它以尊重差异为前提，以提供多样化教育资源和自主选择为手段，以促进个体形成以主体性、创造性为本质特征的完美个性为目的。通过个性化教育，能使学生显示自己的独特价值，树立起自信心，形成创造性人格，以适应时代发展的需要。

（二）个性化教育的意义

1. 对个体的意义　世界上没有完全相同的两个人，一切成熟和成才的人都是个性充分发展的人。现代生物学人脑科学研究成果证明，人类至今只不过利用了自己潜能的不足10%。要使人的潜能得到充分的挖掘和发展，就必须依赖于对人的个性的培养，依赖于人的素质的全面提高。所以，教育的任务就在于使每个学生都能充分发挥其特长和爱好，最大限度地培养其个性品质。

2. 对社会的意义　社会的进步从根本上来说取决于每个人最大限度地发挥其特有的潜力。歧异的存在、个性的发展，是社会文明不断进步的动力。个性的发展对于一个充满活力的社会是不可缺少的。个性的多样化和无数个人的独特性发展，才能构成五彩缤纷的社会文明。

二、个性化教育的原则

（一）全面性原则

全面性原则也称整体性原则。个性化教育并不是发展某一方面的特长，也不是只发展个体某一方面的个性，这都是对个性化教育的误解。个性化强调针对不同个体的全部方面，是要针对所有的不同之处，采用适合这些特点发展的不同手段，使每个人的优势充分发挥出来，促进个体全面的发展。全面发展的教育不是平均的、整齐划一的发展，而是和谐的发展。这里的全面性包括3个方面：

第一是指教育对象全面,即教育要面向所有学生,而不是个别尖子生或者特长生;第二是指内容全面,个性化教育应涵盖个性的各个层次和维度;第三是指范围全面,无论家庭、社会、学校三位一体的宏观教育,还是单纯学校教育中的德、智、体、美等,都要渗透个性化教育,以促进学生个性品质全面发展或整体发展。

(二)自主性原则

个性化教育的自主性原则是相对于强制性教育而言的,自主性原则是指在设计个性化教育中一定要以学生的个性发展为本,突出学生的主体地位、自主地位,充分发挥其主动性和积极性。长期以来的教育剥夺了人的精神发展的主动权,压制了人的主动性。课堂教学要教什么、怎么教全都由教师来决定,学生只能跟随。教育不是基于学生的需要,而是基于教师的需要;不是"生本"教育,而是"师本"教育,这种教育的模式抹杀了学生的主动性。对此,教育必须转换长期形成的"师本"教育观念,树立"生本"教育和主体教育的观念,教师要适应学生,帮助学生去发现、组织和管理知识,引导他们而非塑造他们。通过学生自身的积极性,促使他们以主动的态度接受教育,使学生的潜能得到最大程度的开发,成为具有自尊、自信、自强、自律、自立等自主性品质的一代新人。

(三)独特性原则

个性化教育尊重个体的独特性与差异性,针对这些差异性采取不同的教育手段,使每个个体的生命潜能得到充分的发挥,促进个体生命自由发展。个性化教育体现学生的主体地位,充分尊重学生的个性特点。其最大特点就是突出个体的差异性,这种差异性既包括个体身体、心理、素质等方面的遗传因素,也包括个体后天通过教育和环境的影响所发展的程度不同。在此基础上,通过适合个体发展的不同手段,激发个体的主观能动性,调动个体的积极性来主动地获取知识、增强能力,促进个体的发展。

(四)活动性原则

活动是个性发展的基本途径。活动性是个性化教育最显著的特征。个性化教育要求学校为学生提供良好的活动环境,提供丰富的实践机会;校内校外、课内课外要相结合,使学生的个性品质在实践活动中得到培养。

(五)适量性原则

适量性原则指在发展优良的个性和纠正不良的个性方面要做到适度。一旦出现发挥过多或矫枉过正的情况,就失去了个性化教育的意义。例如,因人而异是差异教育,一方面要大力鼓励发展特长,采取积极的态度,让学生走向社会,获取尽可能多的参与的机会,展现自我,发展特长;另一方面又要强调学生的自我约束和自我规范,在自由选择的基础上规范自身的言谈举止。

(六)发展性原则

个性化教育不仅重视学生现有个性品质的全面形成,更强调学生未来的发展。通过培养学生的认知能力、发现能力、自我教育能力、学习能力和创造能力,促进学生自我发展,让他们掌握自主学习、终身学习的能力,以适应未来社会发展的要求。

三、个性化教育的内容

个性化教育的内容包括诸多方面,但最主要体现在以下几方面。

(一)培养学生独立的人格

人格是指人的尊严和权利。独立人格的形成,首先意味着对法律、道德、权利和义务的确认与恪守。主要表现为一个人的社会责任感和义务感,其次意味着人的独立性。人只有有了独立意识、独立品质才能形成独立人格,进而形成个性。对于未成年的青少年,从小培养独立的人格,使得每一位学生,不论是后进生,还是"灰色儿童",都能够找到自己的人格权利和尊严,找到自己在集体的位置,从而培养学生自尊、自爱、自信、自强的精神风貌。这是个性教育真正目的所在。

(二)培养学生的主动性

人的主动精神是个性赖以形成和发展的内部动力机制,是个体的态度、兴趣、愿望、需要和能力的集中表现。一个人只有作为主体独立自主地支配自己的意识和活动,才可能是有个性的人,才能发扬人的积极性和创造性。个性化教育就是要培养这种主体精神。个性化教育强调人的价值、需要,强调学生既是受教育者、也是自我教育的主体。在个性教育过程中,教师要尽可能地创设各种各样的教育情境,激发、调动学生的内部动机,指导学生在操作活动中主动地学习,使其成为能动的、开放的、自由的、自律的和负责的人。

(三)培养学生的独特性

个性是一个人不同于他人的特点,是人与人的差异性,而人的差异性又源于个体的独特性,没有独特性就无所谓个性。学校教育的实质,就是让每一个学生都找到自己个性才能发展的独特领域和生长点,这可以说是个性化教育的基本含义。发展人的个性才能,就是要在先天个性倾向性和个性心理特征的基础上,最有效地、最大限度地开发人的个性潜能,使其良好的个性品质、兴趣、爱好能够得到充分的表现和发展,形成独特的个性才能。

(四)培养学生的创造性

注重创造性能力培养是个性教育的根本特征和重要标志。学生的创造性能力主要表现为敢于怀疑、求新求异的态度,强烈的求知欲,穷追不舍的钻研精神,敏锐的观察力,丰富的想象力,标新立异的思维和行为方式,富于亲自实践的动手操作能力等,让学生在独立思考、讨论中寻找答案,让学生在活动中发现问题、提出问题、解决问题。创造性能力的培养重点要注意强化创造意识、培养创造性思维能力和培养丰富的想象力。

(五)培养学生和谐、丰满的个性

个性是一个多层次、多维度的整体结构,包括动力结构、特征结构与调节结构,如需要、兴趣、动机、理想、信念、世界观、气质、性格、能力、自我意识等。这三个结构及具体内容彼此关联,相互制约,相互渗透。因此个性化教育要求三个结构要素的发展并重,培养学生个性的完整性和丰富性。

四、个性化教育的途径和方法

(一)制订发展学生个性的教育目标

个性化教育的第一步是制订个性化教育的目标,即在教学目标上的个性化设计。教育目标决定着课程设置、教学方法、教学组织等各方面。日本将"重视个性的原则"作为第三次教育改革最基本的原则,特别提出了尊重个性、发展个性和施行个性教育的原则,即发展个人能力。美国提出个性化教育的目标是培养社会需要的体力、智力、情感和伦理等各方面得到全面发展的人,同时又是个性鲜明、富有创造性的人。教育管理者和专家应参考借鉴国际的先进做法,制订适合我国国情及各学校实际情况的个性化教育目标。

(二)设立适宜的课程管理模式

1. 课程设置 总原则是注重个性化发展。在我国,基础课程由国家课程、地方课程、学校课程三部分构成。这三级课程主要考虑的是共性要求,而忽略了对于学生个性特点和需要的关注。为了满足学生个体化发展的需求,可以考虑在原课程基础上,进一步开发第四级课程,即学生本位课程。学生本位课程指的是依据学生个体特点和需要而设计的课程。充分尊重学生教育的自主权,本位课程的设置主要是由学生在教师指导下自己设计,或者与教师共同设计。

2. 实行导师制与学分制 导师制就是给每位学生配备辅导教师,实行一位教师对若干个学生的指导。导师针对学生的个体差异,对学生的选课、专业发展方向、职业生涯规划等方面给予指导,是个体化教育顺利实施的可靠保障。学分制的核心是选课制和弹性学制,有利于因材施教,培养良好个性。学校要增大选修课程的比例,增强课程的多样化、弹性化和灵活化,以达到规定的学分为目标,学生根据自己的兴趣领域自由选择学习的课程。弹性学制是指学生可以自己决定完成学业的时间。

(三)实施个体化的教学方法

个性化教育是对传统教育理念和模式的巨大冲击,教学方法应该"以学定教""因材施教",教什么,怎样教,教多久,这些都应该根据学生的意向、需要、兴趣和能力水平变化而变化。个别化的教学形式强调对个人的判断和进行自我教育,每个学生有一定的时间按照个人进度进行学习。教师在教学过程中要更多地进行指导,充当一个指导者和顾问,而淡化"教"的意识。具体的教学模式包括下列几种。

1. 实施小组教学 小组教学有两种具体的形式,即分组教学和合作学习。

(1)分组教学是同质的:把有同样学习兴趣、学习需求、学习水平的人分在一组,使差异性较小的学生共同学习。在分组教学的过程中,教师可以对小组放松管理,针对不同层次的学生采取不同的教育手段。

(2)合作学习是异质的:一种互助性学习,就是由分工明确的一些同学,为了完成共同的任务而组成的。合作学习鼓励学生为其他成员的学习和自己的学习一起努力,在完成共同任务的过程中实现自己的发展。合作学习具有培养合作精神、交往能力、创新能力等优势。由于合作学习是异质分组,学生的兴趣和能力等都不一致,他们之间的交流和思想的碰撞会出现新的视角,这样知识不断生成、不断建构、具有创造性的过程更有利于学生素质的提高。

2. 个别化教学 就是使用个别化的教学方法进行教学,由于能力、兴趣、需要等因素的不同,学生面对统一教材和教学方法进行的学习是有差异的,那么,教师就要在教学过程中设计不同的教学计划。个别化教学面对的是不同的学生,所以有明确的教学目的,能够根据学生的个体差异调整教学进度,来适应学生的差异,打破传统的固定模式,使学生能够自己根基自己的能力来决定学习步调。

进行个别化教学可以采用小组教学和计算机辅助教学的方式。小组教学人数少,允许学生根据自己的实际情况学习不同的知识,也允许学生学习不同的教材。其次就是采用人机对话的计算机辅助教学。几乎我国所有的高校都已建立多媒体教室,这是当下科技发展进步的优势。计算机辅助教学在学生的学习过程中提供资源,是学生能够更好地学习不同的教材,为个别化教学提供便利条件。

(四)充分利用网络资源

随着科学技术的飞速发展,各种专业知识浩如烟海,专业、著述汗牛充栋,而互联网的资源更是取之不尽、用之不竭。网络的最大贡献就是整合资源,这个优势也应该运用到个性化教育当中。近年来,远程教育、网络教育等教育方式发展迅速,其中网络教育的代表——慕课(大型开放式网络课程,即 MOOC:massive open online courses)影响力最大。在我国,清华大学、复旦大学、上海交通大学等很多学校也都加入 MOOC,推动课程教学改革。

(五)建立多元化的教学评价方法

个性教育的教学评价方式应突出学生的主体地位,明确教师的主导地位,根据不同的对象、不同的学科、不同的要求,采用不同的考核方式。可采取形成性评价,平时考核与期末考核结合、笔试与口试结合、论文与试卷结合,以及用能力展示代替传统考核等。常见评价方法有以下几种。

1. 个性分析法 是在学习活动前,通过学生的自我介绍及教师的综合考查,确定学生学习起点的评价方法。个性分析法一般采用描述性报告,它以文字形式对学生已有的发展状况进行清晰描述。这种报告的优点是能够使教师具体地把握每个学生的个性特征和个别差异,为每个学生的个性化教学设计提供基础。

2. 契约评价法 是在学习活动前，教师简单陈述学习内容或学习任务，通过对学生的引导与鼓励，使学生主动接受学习任务的评价方法。契约评价是通过师生之间的约定进行的。教师提供几种学习任务，学生可以选择其中一项任务，然后签约，进行学习，在一段时间的学习后，教师根据先前的契约给予评定。契约评价法的优点是最大限度地减少了学生之间对学习竞争和分数的焦虑，使学生人人都可以获得学习成功的成就感。

3. 自我评价法 是引导学生对自己的学习进行自我反思，鼓励学生多动脑，思考自己学习的长处和短处的评价方法。

4. 卷宗评价法 是给每个学生准备一个卷宗，教师就每个学生的学习进步情况、风格特点、兴趣爱好、优缺点等进行追踪式记载与评析，以便整体把握学生发展的全过程，及时调整教学计划的评价方法。

5. 同伴互评法 是鼓励学生对同伴的行为、态度和学习状况发表意见，培养学生初步的民主的批评与自我批评意识的评价方法。

6. 成果展览法 是经过一段时间的学习后，每个学生以各种形式展现其学习成果，体验成就感的评价方法。

（六）重视校园环境文化

除了学校正式的教学之外，校园文化建设也是实施个性化教育的重要途径和方法。当前，校园的个性化建设受到了越来越多的学校的重视，传统的校园要保持原有的特点，新建设的校园要强调个性化，为学校今后的发展奠定基础。个性化的校园文化包括很多方面，如自然环境、人文历史、地理环境、办学理念等方面，占主导地位的可能不是一种特色。

在个性化校园建设过程中，学校在深度开发、充分实现优质环境资源教育价值的同时，有机整合、优化拓展、高效利用种种优质教育资源，为学生的个性化成长营造广阔的天空。校园物质环境建设是一个学校"个性化校园""品质教育"的有机组成和直接体现。增值历史赋予的得天独厚的宝贵财富并使之发挥更大的效用。在校园物质景观环境建设中获得的对物质环境本身及其蕴含的更为丰富的背景信息的感知等，是学校个性化校园建设和品质教育打造过程中着力研究、探索和实践的重要课题。

（于海静）

思 考 题

1. 结合护理学科发展特点，联系实际，讨论德育、体育、美育和个性化教育的关系及对培养现代护理人才具有什么样的重要意义。

2. 以小组的形式，调查学校的护理教育中德育、体育、美育和个性化教育的开展情况。教育包括哪些内容？运用了哪些途径和方法？是否完成了相应的任务？还存在哪些问题，应如何改进？

3. 结合学校实际情况，设计一份校园文化建设的提案。

参 考 文 献

范秀珍,2009. 护理教育学. 北京:人民卫生出版社.
傅建明,2007. 教育原理案例教材. 杭州:浙江大学出版社.
郭瑜洁,李惠萍. 2015. 护理教育学. 2版. 北京:人民卫生出版社.
姜安丽,2012. 护理教育学. 3版. 北京:人民卫生出版社.
焦锋,2014. 教育学基础与案例教程. 北京:国防工业出版社.
李丽萍,2014. 护理教育学. 杭州:浙江大学出版社.
李小寒,2013. 护理教育学. 2版. 北京:人民卫生出版社.
刘冰,吴之明,2013. 护理教育学. 南京:江苏科学技术出版社.
刘新平,张运良,2013. 教育统计与测评导论. 2版. 北京:科学出版社.
孙宏玉,孟庆慧,2015. 护理教育学. 2版. 北京:北京大学医学出版社.
王道俊,郭文安,2009. 教育学. 6版. 北京:人民教育出版社.
郑日昌,2011. 心理与教育测量. 北京:人民教育出版社.